新 ナーシングレクチャー

坂田三允＝監修

精神疾患・高齢者の精神障害の理解と看護

中央法規

そうした現状を踏まえ、今回の「新ナーシングレクチャー」企画にあたっては、まず、精神分裂病を「統合失調症」に、痴呆症を「認知症」と名称を変更しただけでなく、内容を一新しました。気分障害に関する新たな医学的考え方や、高齢者に多くみられる精神障害に対する看護、さらに看護実践の基本的な考え方や技術、看護を展開するにあたって大切にすべきキーワードや、倫理原則に関する説明を加えました。精神科で使われることの多い薬物に関しても最新の情報に稿を改めております。また、読者の方々の理解を得やすいように、カラフルなイラストや図表を多用するなど、制作上の工夫にも努めました。

　変化する状況のなかでは、変わっていかなければならないものと、どのように社会が変化しようとも変わらないもの、変わってはならないものがあります。本書が皆さまの視野をよりいっそう広げ、看護実践のなかで受け入れるべき変化を受け入れる柔軟さと、守らなければならないものを守り抜く勇気をもっていただく助けとなれば望外の幸せです。

　最後になりましたが、今回の「新ナーシングレクチャー 精神疾患・高齢者の精神障害の理解と看護」の出版にあたってご尽力をいただいた中央法規出版の編集担当者澤誠二さんに心から感謝申し上げます。

坂田三允

新ナーシングレクチャー
精神疾患・高齢者の精神障害の理解と看護

目次

[監修]
坂田三允　新新会 多摩あおば病院

[執筆]
小林美子　東京工科大学
　　　　　〔第3章Ⅲ、Ⅳ、Ⅵ〕
坂田三允　新新会 多摩あおば病院
　　　　　〔第1章Ⅰ、Ⅱ、Ⅲ、第4章Ⅰ、Ⅱ〕
菅原　誠　東京都立中部総合精神保健福祉センター
　　　　　〔第3章Ⅱ〕
関根　正　群馬県立県民健康科学大学
　　　　　〔第1章Ⅳ、第3章Ⅰ、Ⅱ、Ⅴ〕
中島　直　新新会 多摩あおば病院
　　　　　〔第1章コラム、第2章Ⅰ〕
堀田英樹　国立病院機構 下総精神医療センター
　　　　　〔第2章Ⅱ、Ⅲ〕

（所属は第1刷発行時）

第1章
精神科における看護実践の基礎

Ⅰ 精神科看護の原則

精神的健康とは　10
人間の生活と精神科看護　10
精神科における看護実践の目的　10
アセスメントする技術　11
看護上の問題点（看護診断）を考える　16
看護計画の立案　16
具体的な援助技術　18
その他の注意事項　21

看護に関わるキーワード

自律　22
QOL（quality of life）　22
リカバリー（recovery）　22
ノーマライゼーション（normalization）　23
エンパワメント（empowerment）　23
アドヒアランス（adherence）　23
スティグマ（stigma）　23
アドボカシー（advocacy）　24

Ⅱ 看護活動の基盤となる倫理原則

原則の倫理　25
専門職集団独自の倫理規定　25
日常の看護活動と倫理　27

Ⅲ 患者─看護師関係の構築

人と関わるということの前提　32
患者と看護師という関係の特徴　32

心を病む人々との関わりの特徴　32

患者との距離のとり方について　32

患者―看護師関係の展開　36

看護師に求められる能力　40

Ⅳ 行動制限を必要とする患者の状態と看護

身体の拘束　42

隔離室（保護室）への隔離　44

看護師の患者さんとの接し方について考える

患者さんの訴えをどうとらえるか　46

精神科病院における患者さんの行動制限について　46

精神科病院では治療と生活のバランスに配慮が必要である　48

医学・看護学がこれから構築していかなければならない課題　48

第2章
薬物療法、SST、作業療法の理解

Ⅰ 精神科における薬物療法の理解

看護師による薬の管理と副作用の早期発見の重要性　50

薬物療法の目的　51

向精神薬の種類と使われ方　52

抗精神病薬　52

抗不安薬（睡眠薬を除く）　59

抗躁薬　60

抗うつ薬　60

抗てんかん薬　62

抗パーキンソン病薬　63

睡眠薬　63

抗認知症薬　65

中枢刺激薬　65

抗酒薬　66

その他　66

向精神薬の剤形と用い方　66

頓服薬の効果、注射の効き目　67

終わりに　67

Ⅱ SST（生活技能訓練）の理解

SSTの目的と展開　68

SSTの構成　69

SSTと集団活動、生活場面　71

まとめ　71

Ⅲ 作業療法の理解

作業療法とは　72

作業療法士と看護師との連携　74

作業場面における看護師に求めたいこと　75

集団活動の運営と作業療法士の関わり　76

地域生活支援と作業療法士の役割　76

第3章
精神疾患の理解と看護

Ⅰ 統合失調症の理解と看護

▶統合失調症の理解　78

1. 症状　78

陽性症状　78

陰性症状　82

認知機能障害　82
2. 経過　84
前駆期　84
急性期：2〜5週　84
消耗期（臨界期）　85
回復期　85
3. 検査・診断・治療　85
検査　85
診断　85
治療　86
4. 予後　87

▶統合失調症で入院した患者の看護　88
1. 急性期のケア　89
行動制限による精神的混乱の鎮静　89
汚れた着衣の更衣を介助する　91
入院時のフィジカルアセスメント　92
身体面の体調の回復を図る　92
排泄障害の改善を図る　93
日常生活行動を介助する　98
精神的な混乱の鎮静化後の援助　102
2. 消耗期（臨界期、休息期）のケア　103
この段階の患者の特徴と看護　103
患者の状況を把握する　104
安全・安心な環境を提供する　104
十分な睡眠を確保する　104
継続的な服薬を促す　105
無為・自閉状態からの脱却を図る　107
患者とのコミュニケーションを続ける　108
デイルームへ出るように援助する　109
セルフケアの自立に向けて援助する　111
対人関係の形成を促し、社会性の維持を図る　112

陽性症状の再燃に対応する　114
3. 回復期のケア　115
この段階の患者の特徴と看護　115
患者の状況を把握する　116
SST（生活技能訓練）への参加を促す　116
病棟からの外出を促す　116
服薬の自己管理を指導する　117
退院への意欲を高める　117
外泊へ向けて援助する　118
患者を受け入れる家族を支援する　119

Ⅱ 気分障害の理解と看護

▶気分障害の理解　122
1. 症状　122
情動の変化　122
興味や関心の低下、易疲労感　123
思考、認知の変化や異常　123
身体症状の出現　124
2. 発症頻度　126
3. 診断基準　126
4. 分類　128
躁の状態を体験したことがあるタイプ　128
抑うつ症状だけを体験する中核的な
うつ病タイプ　130
比較的軽い症状が長期間続いているタイプ　132
5. 発症に関わる要因　134
個体要因　134
生物学的要素　136
環境要因　139
他の精神疾患が原因のうつ病　140
他の身体疾患が原因のうつ病　141

薬物因性のうつ病　141
6. うつ病の一般的な経過　142
　　急性期　142
　　継続期　144
　　維持期　144
7. うつ病の治療　145
　　休養　145
　　薬物療法　146
　　心理療法（精神療法、心理カウンセリング）
　　　149
▶うつ病で入院した患者の看護　150
1. 急性期のケア　151
　　この段階の患者の特徴と看護　151
　　患者の状態を把握する　151
　　入院直後のケア　153
　　自殺を予防する　153
　　服薬を促す　154
　　良質な睡眠を確保する　154
　　栄養の補給、水・電解質バランスの補正
　　　155
　　日常生活の基本的なニーズを充足する　155
　　生活リズムを整える　156
　　微小妄想に対応する　156
　　家族を援助する　157
2. 継続期のケア　159
　　この段階の患者の特徴と看護　159
　　生活リズムを正しく保つ　159
　　焦り、自殺を予防する　159
　　生活パターンの見直しを促す　161
　　活動範囲の拡大を促す　162
　　家族を援助する　162

3. 維持期のケア　163
　　この段階の患者の特徴と看護　163
　　服薬の継続を促す　164
　　再発の徴候の自己理解を促す　164
　　サポート体制を確保する　164
　　生活・職場の環境整備を図る　164

Ⅲ 不安障害の理解と看護
▶不安障害の理解　165
　　パニック障害　165
　　広場恐怖　166
　　全般性不安障害　166
　　強迫性障害　166
　　心的外傷後ストレス障害（PTSD）　169
　　社会恐怖（社会不安障害）　169
　　特定の恐怖症　170
▶不安障害をもつ患者の看護　172
　　不安障害に共通のケアのポイント　172
　　パニック発作時のケアのポイント　173
　　強迫性障害のケアのポイント　173
　　心的外傷後ストレス障害のケアのポイント
　　　175

Ⅳ 身体表現性障害の理解と看護
▶身体表現性障害の理解　177
　　身体化障害　177
　　転換性障害　177
　　疼痛性障害　178
　　心気症　178
　　身体醜形障害　178

▶身体表現性障害をもつ患者の看護　179
　　患者の気持ちを理解する　179
　　身体症状の訴えに関する注意　179
　　家族を援助する　180

Ⅴ 境界性パーソナリティ障害の理解と看護
▶境界性パーソナリティ障害の理解　181
　1. 概念、分類　181
　　分類　181
　2. 病因論とメカニズム　183
　　前頭前野機能の脆弱性　184
　　母子関係の愛着形成不全　184
　　障害の表面化のきっかけ　185
　3. 特徴　185
　　思考面　185
　　行動面　187
　　対人関係　187
　　精神症状　188
　4. 治療　189
　　精神療法　189
　　薬物療法　190
　5. 予後　190
▶境界性パーソナリティ障害の患者の看護　191
　　治療観を保持する　191
　　治療契約・制限設定を明確にする　192
　　自己機能の回復に働きかける　193
　　家族を支える　193

Ⅵ 摂食障害の理解と看護
▶摂食障害の理解　196
　　神経性無食欲症　196
　　神経性大食症　197

　　摂食障害の治療　197
▶摂食障害のある患者の看護　198
　　栄養状態の改善を図る　198
　　身体状況を把握する　198
　　食事・体重へのこだわりを軽減する　199
　　不安を軽減する　199
　　日常生活上の困難を補う　200
　　家族への働きかけ　200

第4章
高齢者の精神障害の理解と看護

Ⅰ 高齢者の特性と心理・社会面の特徴
　　高齢者の特性　202
　　高齢者の心理的特徴　204

Ⅱ 高齢者の精神障害の理解と看護
　1. 睡眠障害　207
　　睡眠と加齢　207
　　睡眠障害の概念と定義　207
　　症状　208
　　原因　208
　　影響　208
　●睡眠障害のケア　211
　　ケアの基本的な考え方　211
　　ケアの方向性　211
　　具体的なケア　211
　2. 抑うつ状態　215
　　症状　215
　　原因　216

影響　216

●抑うつ状態のケア　218

　ケアの基本的な考え方　218

　ケアの方向性　218

　具体的なケア　218

3. 幻覚・妄想状態　221

　症状　221

　原因　223

　幻覚・妄想の対象　223

●幻覚・妄想状態のケア　224

　訴えに耳を傾け、患者の信頼を得る　224

　妄想や幻聴が生じる気持ちに寄り添う　224

　相手のペースに合わせる　225

4. 心気症（ヒポコンドリー）　225

　症状　225

　原因　225

●心気症（ヒポコンドリー）のケア　226

　訴えを聞く　226

　日常生活を整える　226

5. せん妄　227

　症状　227

　原因　228

　影響　228

●せん妄のケア　230

　環境の調整と睡眠の確保　230

　栄養の確保　231

　不安の軽減　231

　危険の防止　231

6. 認知症　232

　病態　232

　中核症状　233

MMSE（Mini-Mental State Examination）検査　238

　周辺症状　240

●認知症のケア　246

　看護師の関わり方の基本　246

　具体的な接し方　247

　問題行動への対処　250

索引　257

第1章 精神科における看護実践の基礎

Ⅰ 精神科看護の原則
コラム：看護に関わるキーワード
Ⅱ 看護活動の基盤となる倫理原則
Ⅲ 患者─看護師関係の構築
Ⅳ 行動制限を必要とする患者の状態と看護
コラム：看護師の患者さんとの接し方について考える

I 精神科看護の原則

精神的健康とは

世界保健機関（WHO）や、厚生労働省の定義では、

①精神障害がなく
②不安や苦悩が強くなく
③社会に適応して
④自己の役割を果たす努力をして
⑤自己実現を目指している

とされている。

このことは、

①悩むべきときに悩み、悲しむべきときに悲しむ力をもっている
②自分にふりかかった問題に、自分の力で対処できるかどうかを判断できる
③必要なときには、他の人に「助けてください」と頼める

ことと、言い換えることもできる。

人間の生活と精神科看護

「1人」の人間は、その人を取り巻くさまざまな環境のなかで生きているのだが、心を病むということは、その環境との関わりがうまくいかなくなっているということでもある。

看護は、そうした「心を病む患者」とともに活動し、患者が抱えている問題に効果的に対処し、環境との関わりが順調に進むように援助する役割を担っている。

その役割を果たすためには、看護師はまず患者の気持ちに寄り添い、患者のペースに**合わせる**ことが大切である。そのことを基盤に、心身の症状によって障害された日常生活を**補い**、患者が自分のもっている健康な側面を十分に**活かす**ことができるように支援する。そして、自分の力で歩き始めた患者を**支え**、患者の自立への新しい試みを**励まし**ていくことが求められる。

精神科における看護実践の目的

精神科看護の対象は、精神障害によって日常生活に困難が生じている人々である。そして、精神科における看

■ 看護を成り立たせる5つの柱

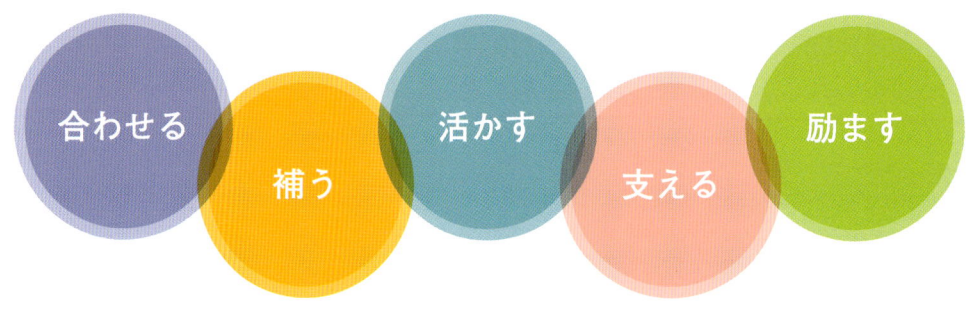

護実践の目的は、精神障害をもつ人々に、知識に基づいたアセスメント技術や対人関係技術を活用して、患者が精神的健康をできるかぎり回復し、生き生きとその人の望む生活を送ることができるように援助することである。

看護の対象	精神障害によって日常生活に困難が生じている人々
看護実践の目的	対象者が精神的健康をできる限り回復し、その人の望む生活を生き生きと送ることができるように援助すること
用いる技術	知識に基づく対人関係技術（コミュニケーション技術）・アセスメント技術

アセスメントする技術

アセスメントとは、患者を包括的に理解する過程そのものである。患者や家族を含む周囲の人々が、今どのようなことに困っているのか、何に苦しんでいるのか、患者の現在の状態はどのようなもので、どのようになればよいのか、あるいはどうすればよいのかを明らかにすることである。

そのために、必要なことは、まず情報を集め、得られた情報を整理し分析すること、そして何が問題となっているのかを考えることである。

情報の収集

看護を展開する際にまず必要になるのは、その人がどのような人なのかをできるだけくわしく知ることである。

病棟などでの最初の出会いで、ある程度のことは把握できるし、想像することもできるが、それでその人を理解したことにはならない。看護の視点から患者の全体像を把握するには、さまざまな角度から患者の姿を見ることが大切である。

ところが、私たち人間は、誰でも自分に興味があることや、知っていることに関しては、よく見たり、聞いたりして把握することができるが、そうでないことは、どちらかといえば見落としたり、聞き間違えたり、誤解したりしやすいという性質をもっている。したがって、私たち自身のものの見方や、思い込みを反映した患者像をつくらないようにするために、必要な情報に関しては、その項目を系統的に整理して、見落としや聞き漏らしのないようにしなければならない。

(1) 情報の種類

情報の種類には、患者の主観的データと客観的データがある。主観的データは、文字通り患者の主観であり、患者自身が感じていることや、考えていることが言語化され、表出されたものである。それは、たとえば妄想のように、事実と異なる場合もあるが、それは患者にとっ

主観的データの収集の意味

▶入院時のデータは患者との関係づくりの第1歩
▶患者が自分の病気や健康について、どのようにみているか、知る手がかり
▶患者の関心事、心配事を知る手がかり
▶より深く調べる必要があること、確認しなければならないことを知る手がかり

客観的データに含まれるもの

▶検査結果：バイタルサイン、心電図、胸部X線写真、MRI、CT、脳波、血液検査、尿検査、心理検査など
▶身体診査：身長、体重、視力、聴力、皮膚の状態、外傷の有無、アルコール臭、義歯の有無、身体障害の有無、眼鏡やコンタクトレンズ使用の有無
▶観察：外観、言動、姿勢、表情など
▶家族が把握している患者の状態：日常生活行動の変化など

ての真実であり、そのような主観に基づく行動を理解する際に重要な手がかりとなる。

ただし、主観的データは、患者が自ら自由に話すことを前提として収集するものであり、患者が話したくないことを無理して聞くものではない。そのため、情報収集に時間がかかることもあるが、患者との関係を築きながら収集していけばよい。

一方、客観的データは、身体的観察や、各種検査の結果得られた患者の状態や、家族、あるいは周囲の人々が把握している最近の患者の状態や生活背景などである。

看護に必要な情報

生活背景	▶入院までの暮らし方 退院の計画を考える際の手がかりとなる ▶本人や家族の病気に対する考え方 治療への取り組み方や再発因子が明確になる ▶家族の状況 家族構成、家族との関係、キーパーソン、家族の期待など ▶社会背景・社会とのつながり 経済状態、職場や学校での状況、友人関係など
精神状態	▶幻覚・妄想、感情、意欲、自殺企図、不安 ▶自尊心、役割意識、対人関係、現実検討力 ▶コミュニケーションパターンなど
身体機能	▶自覚されにくく訴えが少ない(異なる表現)ので注意が必要 ▶客観的データ(検査結果など)を見逃さない ▶薬物の副作用の早期発見 ▶身体諸機能の低下と、日常生活能力の低下の関連に注意
日常生活行動	▶食事、睡眠、清潔、排泄、身だしなみ、整理整頓など
現在の治療	▶使用中の薬物、治療への反応、病気への理解など
潜在能力	▶趣味、特技、人柄、対処能力など

(2) 身体診査と観察

精神科病棟では、精神症状や問題行動に目が向けられやすく、身体的な変化や問題には、無頓着になりがちという側面があり、そのため、重大な身体合併症の発見が遅くなる場合が少なくない。

しかし、精神科領域では、疾患そのものがもつ特徴として、あるいは薬物療法の影響、さらに隔離・拘束、閉鎖病棟という治療環境そのものに、身体的な問題が生じるリスクがあるうえ、近年は長期入院患者の高齢化が進むとともに、認知症やうつ病などの診断で、新たに入院する高齢者も増加している。

2008年の患者調査によれば、精神科病院の入院患者は、全国平均で65歳以上の人が48%である。このデータからも、すでに生活習慣病に罹患している患者や、嚥下機能の低下に関連する誤嚥性肺炎のリスクの高い患者などが多数存在しているであろうことは想像に難くない。しかも、患者の多くは、自分の身体に生じている異変に気づきにくく、気づいてもそれを言葉で訴えることが苦手である。

したがって、看護師には、患者の身体的異変を早期に発見し、適切な医療につなげるために、身体面を観察する能力が求められる。小さな変化を見逃さず、身体的側面のアセスメントを行い、何事もなければ、そのとき初めて精神症状の可能性を考えるのが原則である。

具体的には、日常生活のなかで食事・排泄・清潔・活動・睡眠などに関する直接的な援助を行いながら、あるいは生活場面のなかで、他の患者との交流や日常の過ごし方を観察しながら、

・活気がない
・いつも全量摂取の患者が食事を残した

- 朝、起きてくるのが遅くなった
- いつもいっしょに話をする患者と関わる時間が少なくなってきた
- 横になっている時間が増えている
- ご飯をこぼすことが増えた

など、何となくいつもと違うような気がすると感じたときには、重篤な疾患をイメージしつつ、意図的に身体診査を継続していくことが必要である。

全身状態

全体	▶体型、体重、姿勢、動作、服装（清潔、更衣、季節に合った着衣）、食事の摂取状況、皮膚の状態（乾燥、清潔、荒れ）、外傷の有無、意識障害の有無、疼痛の訴え、入浴・洗髪状況
頭部	▶頭髪（汚れ、悪臭、異常な抜け毛の有無） ▶頭皮（ふけ、傷、発疹の有無）
顔部	▶顔貌や表情、およびその変化、化粧とその変化 ▶口周囲と口腔内（口渇、不随意運動、舌の異常、流涎、口臭、歯肉の異常、口唇の乾燥、口周囲の食べカスの有無）義歯、嚥下困難、う歯、歯磨き、洗面 ▶鼻（鼻閉、鼻声の有無） ▶耳（耳垢の有無、におい、疼痛、異物挿入の有無、難聴の有無）
手指	▶爪の手入れ、指の間の汚れ、爪の色、温度、振戦、浮腫、関節の拘縮
腹部	▶腹部膨満、排泄状況（便秘、下痢、頻尿、尿閉）、過食、多飲、放尿、弄便、失禁、月経異常
下肢	▶清潔（汚れ、におい）、爪の伸び、皮膚疾患、歩行状態（前かがみ、小走り、ゆっくり、ふらつき）、関節の拘縮

対人関係

ひきこもり	▶周囲の人をすべて避ける（挨拶、近づくと離れる、自室で過ごす） ▶他者の存在や会話を気にする：他者の話は聞いていていっしょに笑ったりはするが、自分からは関わりがもてない、話しかけると「はい」「いいえ」程度の返答はする ▶他者といっしょにいることができる（自分から話したり、自分の考えを他者に伝えることはできないが、他者の輪のなかにいることは可能）
表面的な関わり	▶日常的な会話に問題はないが、患者自身のことや病気の話になると話をそらす ▶特定の人とだけ表面的に関わる ▶特定の話の内容にだけ表面的に反応する ▶他者と関わるとき表情が硬い、落ち着きがない ▶徘徊、空笑、独語
他者を拒絶する	▶他者が接近すると緊張して身構える（話しかけても答えない、場を離れる、隠れる、相手をにらむ） ▶言語表現が攻撃的、易怒的、口調が荒い、声の調子が高い
他者に依存的	▶日常のことをすべて他者にまかせる ▶看護師がいっしょなら行動するが、援助なしでは行動しない ▶自分でできることも他者に援助を求める ▶判断・決定が人任せ
他者と共生関係をもとうとする	▶自分の要求を受け入れてくれる人を選び、要求が受け入れられないと攻撃する ▶相手と同一行動をとろうとする ▶自分と相手の所有物を区別する認識が乏しい

言語的メッセージ

話の内容	▶非現実的な話、1つのことに対するこだわり（それで患者が苦しんでいる）、同じ内容の繰り返し、自己中心的な判断
まとまり	▶会話後結局患者は何が言いたかったのか、看護師が理解に苦しむ、話がとぶ
言葉遣い	▶話す相手との関係で妥当性がない、目上の人を「お前」と呼ぶ、必要以上に丁寧、言葉は聞き取りやすい、1つの言葉に患者独特の意味をもたせている
関連性	▶会話のなかで言葉や単語に関連性がある、単に頭に浮かんだものの羅列
歪曲	▶事実をまげて解釈する（他者を悪く思う、怒りの感情、自罰的）
会話の仕方	▶目の前にいる相手に焦点を合わせて話す

非言語的メッセージ

会話の仕方	▶会話のスピード（早口・ゆっくり）、TPOに合わない話題、突然に話し出す、一方的に話す、自分から話さず、相手にだけ話させる、沈黙
声の調子	▶声の大きさ・リズム（一本調子、抑揚）、嗄声、媚びるような甘い声
相手との距離	▶話相手との距離（近すぎ、離れすぎ、意味もなく相手に触れる、タッチングを嫌う）、位置（相手の目を見ることができる位置、背を向ける）
表情	▶明るい・暗い、しかめっ面、ぼーっとしている、冷たい、かたい、口をゆがめている
姿勢	▶まっすぐ・うつむき加減、胸を張る、緊張や硬直
動作	▶身振りや手ぶりの表現が多い、大げさなジェスチャー、機敏・遅い、落ち着きがない、貧乏ゆすり、指で机や膝を叩く、あくびが多い、チック、声をかけると反応する
身体反応	▶呼吸促迫、動悸、ふるえ、悪心・嘔吐、めまい、汗、涙、失禁

情報の整理と分析

情報の分析とは、集めた情報の意味を患者の立場で考えることである。

そのためには

①患者の生活背景や病歴をもとに、患者の全体像を豊かにイメージすること

②患者の現在の状況を全体像と対比し、その人らしさの反応として把握するという視点をもつこと

が大切である。

(1) 患者の生活背景や病歴が意味するもの

人間は、人として生まれ落ちるわけではない。また、自然に人になっていくわけでもない。私たちは気がついたときには、すでにある一定の生き方をしているが、立ち、歩き、知覚し、食べ、排泄し、話すというような一見何気ない行為も、自然に身についていくのではない。人間は人との関わりのなかで真似る、学ぶなどのことを通して初めて人になっていくのである。

私たちの最初の人との関わりは母親から始まる。そして、家族、友達、先生や隣近所の人々などの社会との関係へと広がっていく。その人の現在のありようは、過去の生き方に大きく影響を受ける。したがって、その人の現在の姿を理解し、その人の気持ちに添っていくためには、その人のそれまでの生活に目を向け、その人はどういう人なのかをイメージしていくことが大切なのである。

Ⅰ 精神科看護の原則

①どのような時代に、どのような場所で生まれたのか
②両親はどのような人で、どのように患者を育てたのか
③患者はどのように育ったのか
④どのような教育を受けたのか
⑤どんな仕事をしているのか
⑥現在、どこに住んでいるのか
⑦経済状態はどうなのか
⑧何を好み、どんな趣味や特技をもっているのか

などの情報を集め、それらが患者にとってどのような意味をもっているのかを考えていく。

たとえば、高度経済成長期（1955～73年、昭和30～48年）の前に成人期を迎えた人と、それ以後に生まれた人では、価値観も生活習慣も異なるだろう。学歴1つをとっても、高齢者のなかには、中卒という人がまだまだたくさんいるはずである。現在、60歳代後半の人々の当時の高校進学率は50％に満たなかった。地方の中学校を卒業したての人の多くが、「就職列車」で都会に出てきた時代に、高校に入学できたという事実から、学校での成績や、実家の経済状態、親の期待度などがイメージできる。また、長期にわたって入院中の高齢者の好きな歌が軍歌であれば、その患者にとって、最良の時代が、軍歌の流行したころであったことを意味しているかもしれない。こうした、時の流れからとり残されてしまった患者が、退院後、現代社会に適応していくのは、容易ではないだろうという推測も成り立つ。

このとき、注意しなければならないのは、自分がイメージしたことを、そうであると思い込んだり、決めつけないことである。「このようなところで、こんな風に育てられたら、こうなってしまうかもしれないなぁ～」と考えることと、「こうなるに違いない！」と決めつけることはまったく異なる。

決めつけや思い込みは、その人に対する先入観となる。私たちは不安定な世界をそのまま知覚するのは難しく、曖昧な状況におかれると不安になりやすい。その不安を解消しようと、自分がわかりやすいものにあてはめてとらえようとする傾向がある。そして、いったん自分のなかで枠組みをつくってしまうと、あいまいな状況に戻ることに抵抗を感じ、枠組みを崩すことが難しく、最初の枠組みに固執しがちになる。

たとえば、「銀行員は几帳面」など、自分の所属する社会集団のなかで広く受け入れられている単純化、固定化した観念や、イメージ（ステレオタイプ化）からも影響を受けるし、ある人から親切にされると、「その人を温かく信用できる人だ」と思ってしまう、光背効果と呼ばれるような間違いも犯す。

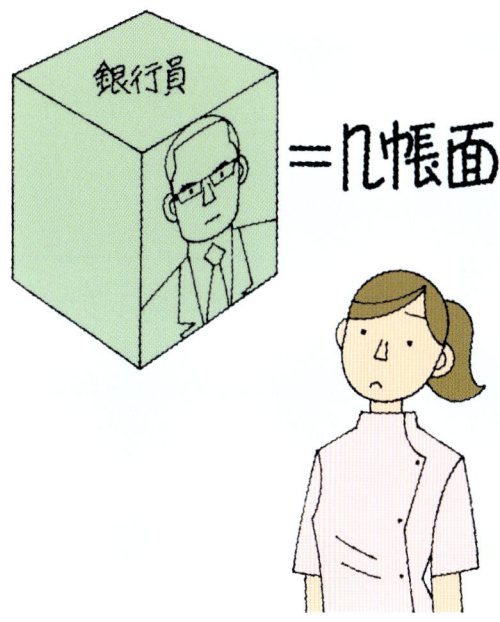

一部分にしかすぎない情報から、いったん「この人はこういう人だ」と決めてしまうと、その人のすることなすことのすべてが、そのように見え、患者のありのままの姿が見えなくなってしまう。そうならないためには、さまざまな可能性を柔軟に豊かにイメージすることが大切である。

そして、私たちに豊かなイメージをもたらしてくれるのは、社会や歴史への関心であり、人間そのものへの関心であろう。また、患者への理解を深めるためには、イメージしたことを、患者との関わりのなかで確かめていく必要もある。

15

(2) 患者の状況をその人らしさの反応として把握する

　私たちは、他者を知覚したり、判断したりする際に、自分が過去の生活のなかで培ってきた人生観や、価値観、興味、関心、欲求などを反映させてしまう。

　人間には、

> ①自分が関心をもっていることは、よく目に入るが、関心のないことは見逃してしまいがちである
> ②自分の価値観や人生観に一致するものは、受け入れやすいが、そうでないものは受け入れにくい

という傾向がある。

　もし、看護師が自分の関心や価値観だけで患者の状況を判断し、情報に意味づけをしてしまうと、それは偏ったものになってしまい、次のステップである看護上の問題点（看護診断）を考える際の妨げにもなりかねないので注意したい。

看護上の問題点（看護診断）を考える

　看護上の問題点（看護診断）とは、理想的な健康状態と比較して、何らかの障害があり、看護援助が必要な状態である。

　ゴールがわかっていて、そこに到達する手段が不明のとき、あるいは現在の状態が期待される状態と同じではないとき（問題状況という）、看護上の問題点がどこにあるかを考えるときには、まず、看護の目標を決めておく必要がある。

　ゴールを決めておかないと、無意識のうちに自分の都合によって、「問題」をスクリーニングしてしまう可能性があるからである。

　看護の目標を決める際は、理想的な健康状態がわかっていることが大切である。理想的な健康状態とは、総体的にニーズが満たされている状態で、

> ・生理的には、全身の臓器・器官・組織が十分に機能し、他の機能とのバランスがとれている
> ・心理的には、苦痛や不安がなく、あるいはあったとしても、それに対処する力をもち、安定して前向きに生き生きと生活できる
> ・社会的には、他者と十分に意思の疎通が図れ、親密な関係が保たれ、社会にうまく適応している

と言った状態である。

看護計画の立案

問題解決の過程

　問題解決の過程は、

1 問題の成立	「問題」は、その人に問題と受け止められなければ問題とはならない
2 問題の分析	問題がどのようなものであるかのおおよその見当がつくと、それまでの経験や知識を参照しながら、目標や現状、与えられた条件、解決手段などの分析に入る
3 孵卵期	問題が難しい場合、考えてもなかなか解決が得られない。そのようなとき、いったん、その問題から離れて休んだり、ほかのことをしたりする
4 開明期	やがて解決へのひらめきが与えられる。これを開明という。ひらめきが解決そのものである場合もあり、解決へのヒントである場合もある

というように進行する。

　ここで重要なのは、問題はその人に問題と受け止められなければ、問題として成立しないということである。

　たとえ、看護師が大きな問題だと思っても、患者自身がそれを問題だと考えなければ、次のステップに進むことはできないのである。

理想的な健康状態からのズレがわかるために必要な知識

- それぞれの発達段階の心理的特徴と発達的危機
- 危機理論：クライシスインターベンション
- 防衛機制
- 心の構造と機能：心の働きと脳、神経細胞、神経伝達物質
- 主たる精神疾患
- 検査法：脳波検査、CT、MRI、知能検査、記銘力検査、心理検査など
- 精神医療、看護の歴史的変遷、精神保健福祉法（患者の人権、倫理）
- 治療法と看護：薬物療法・副作用、精神療法、作業療法、電撃療法
- 症状アセスメントと援助方法
- 疾病の経過と看護
- 生活の場と看護（社会資源の活用）
- 家族への働きかけ、家族システム論、家族アセスメント、家族療法
- チーム医療、コンサルテーション
- 事故、リスクマネジメント
- 人間関係論、患者－看護師関係、コミュニケーション（対人認知、対人行動）

たとえば、朝起きられないことや、起きても歯磨きや洗面をほとんどせず、1日中目脂がついたままであったり、口臭があったりすることを問題だと思っても、患者自身が気にしなければ、朝起きることや、洗面・歯磨きをしないことは問題にはならないのである。

つまり、病棟で1日中テレビを視たり、寝転んだりするだけの生活が続いていれば、なぜ朝早く起きるのか、誰に会うわけでもないのに、顔を洗う必要があるのかという思いが、患者にあっても不思議ではない。

それでは、そういう患者が、何を自分の目標と考えているのか、看護師はそれを患者とともに考えていく必要がある。

さらに、看護師からみて、患者の行動が奇異であったとしても、それは患者にとって、問題を解決するための重要な手段なのかもしれないということもある。

たとえば、被毒妄想のある人が拒食をするのは、危険から自分を守る手段であるし、誰もいないのに大声で怒鳴っているのは、頭のなかから聞こえてくる声を打ち消す手段であったりするのである。

こうした場合であっても、看護師は、患者の行動から二次的に問題が派生しないように（たとえば、拒食で栄養状態が悪くなるなど）、患者の行動が適切ではないことを、患者とともに考える必要がある。

目標の設定

患者としては、病院の生活に不満があるわけではないが、「たまには、夜遅くまでテレビを視ていたい日もある」というような、ささやかな願いが、生活を変えるきっかけとして作用する場合がある。つまり、これからどうやって生きていきたいかを、患者が自分の言葉で語れるように支援することから、看護実践を始めることが大切である。

看護師が1人で空回りしても意味はない。常に患者とともに考えなければならない。そして、目標がみつかったら、それに向かって進む手段を考えればよい。

適切な手段を選ぶことは、意志決定過程である。どのような解決法があるかを考え、できそうにないものを捨てる。方法を吟味し、最善のものを選ぶようにするが、未来のことはわからない。確率論的未来予測に立って、決断をするのである。

「たまには、夜遅くまでテレビを視たい」という患者の願いをかなえるために、「退院して、アパートで1人暮らしをする」という目標を選択してもよい。それを実現するためには、何が必要かを考え、目標が具体的に到

達可能になっていくようにするのである。

当然、選んだ決断に失敗もありうるというリスクはある。しかし、十分に検討した判断に基づく決断は、次の機会に生かされるはずで、失敗自体が価値をもつといえよう。

具体的な援助技術

精神障害に基づく生命の危機に対する援助

幻覚や妄想、あるいは抑うつ的な気分などによって、自ら、あるいは他者を傷つけたり、抹殺しようとする可能性が高い場合、私たちの**第一義的な責任**は、たとえ、そのことが患者自身の言語化された意思や、気持ちを無視することになっても（それが本当の患者の意思ではないと信じて）、**対象の生命の安全を優先する**。

看護師は、その人にとっての危険物（刃物、紐、ベルト、洗剤、電気製品のコード類、ライター、シーツ、針金のハンガー、タオルなど）を、その人から遠ざけることや、刺激を削減し、静かで落ち着ける環境を提供すること、他者を傷つけるのを避けるために、隔離する処置などが必要になる。

また、急性期には、患者のサーカディアンリズム（概日リズム）は崩壊し、現実検討力が著しく低下し、幻覚・妄想により混乱していたり、激しい興奮状態にあったり、あるいは逆に「蛇ににらまれた蛙」のように身動きできない状態で、痛みや違和感、不快感などの身体的な異常はもとより、空腹感や尿意、便意などの基本的な感覚さえも感じる余裕がない場合も少なくない。

こうした場合、本人の訴えの有無にかかわらず、看護師は患者が十分に睡眠と休息をとれるように配慮し、かつ必要な水分や栄養を補給すること、排泄や清潔を保持するための行動がとれるように援助することが大切である。

精神障害に基づく生活上の困難に対する援助

前述のように、急性期には激しい症状によって、生活のリズムの乱れや食事、排泄、清潔保持など、日常生活全般にわたって困難が生じるし、急性期を脱し、とりあえず通常の生活を送れるようになってからも、①残遺症状としての自己認識の乏しさや判断力の弱さ、②失敗に対する恐れなどに基づく対人関係のぎこちなさ、③日常生活上の課題に対する解決能力の弱さ、④ストレス耐性の低さなどが、生活に困難をもたらす。

さらに、精神障害への偏見が、就職や収入など、広い意味での生活に影響が及ぼし、生活を困難にさせていることも忘れてはならない事実である。

そして、これらの困難は個人差が大きい。看護師は患者1人ひとりの、1つひとつの問題と丁寧に向き合い、**個々人が自ら手段を選択し、解決する力を獲得できるように**支援していくのである。

医療に基づく困難に対する援助

心を病んでいる人々のなかには、病気であるにもかかわらず、そのことを認識できない人たちがいる。そのような人々は、現実の状況を理解し、自分にとって必要なことと、必要でないことを判断できない場合が多く、精神科病院では、患者自身の意志とは関係なく、強制的に入院治療を行うことがしばしば生じる。

したがって、精神科における医療には、ある程度のパターナリズム（父権主義的介入）が存在することは避けられないが、そのような強制的な治療のあり方は、患者の自律性を損ない、人権を侵害するという側面が大きい。

そうしたことが、拡大解釈されたり、行きすぎたりすることがないように、「精神保健福祉法」によってルールが定められているが、私たちは、たとえ**患者のためになると考えて行ったケアであったとしても、それが結果として患者の基本的人権を侵害してしまうという危険な状況のなかで、日々の看護を展開しているのだ**ということを忘れてはならない。

また、精神科で使用される薬物には、強い副作用のあるものも少なくない。しかも、どちらかといえば、副作用が出現したからといって、その薬物の使用を中止するということはあまりなく、副作用止めの薬物を使用しな

がら、服用し続けてもらわなければならない場合も多い。

患者にとって、副作用は不快な症状であると同時に、手指の振戦や流涎など、日常生活に支障をきたすため、拒薬の原因にもなりやすい。さらに悪性症候群（54頁参照）のように放置すれば重篤な事態をまねくものもある。

副作用の出現に最初に気づくのは看護師が多いので、患者の小さな変化を見逃さず、早期に発見するとともに、重篤な事態に至らないように、適切に対処しなければならない。

また、不快な気分を緩和し、困難を軽減するように工夫することで、患者が薬物の服用を受け入れてくれる可能性も高まる。

精神障害に基づく身体的・精神的苦痛への共感的理解と、その軽減

精神障害の有無にかかわらず、誰にとっても身体的な苦痛、あるいは自分では処理しきれないほどの悲しみや、悩み、恐れ、不安などの精神的な苦痛は、生きる力を減退させてしまう。したがって、繰り返しになるが、看護師はできるかぎりその苦痛に寄り添い、可能であれば、除去もしくは軽減できるように支援する。

ときに心を病む人々は、私たちが生活している「現実の世界」に存在しながらも、その世界を私たちと同様に認知できないことがしばしばある。

いわゆる、幻覚や妄想に支配されているときである。このようなときに患者がとる行動は、第三者からは「問題行動」ととらえられやすい。たとえば、多くの人がいる場所で、頭のなかから聞こえている声に対し、怒鳴り返したり、自分の悪口を耳元で囁く声に対抗しようと、テレビのボリュームを最大にすることは、患者の心のなかに生じていることを理解しないかぎり、異常な行動ととられてしまうだろう。

患者の行動には、必ず患者なりの理由があるということを前提にして、患者がそうした理由や、そうなってしまったことを、患者の立場に立って考えてみると、それは患者に起こった異常な事態に、必死で「何とかしよう」とした対処行動であるとわかってくるはずである。

たとえば、「拒薬」という問題行動のもとにあるのが、誰かはわからないけれど、自分の敵が「毒を飲ませようとしている」という考えにあるのだとしたら、それ

事 例

訪問看護師のＡが、患者のＢさんを初めて訪問したときのことである。Ｂさんが食事をしている部屋のカーペットには干からびたご飯粒が大量に散らばっており、歩くと足の裏に当たって痛かった。

ＡはＢさんが「掃除できないのだろう」と思い込み、「こんなにご飯粒があったら痛いでしょう」と言いながら、ご飯粒をせっせと拾いきれいに掃除をした。その間、Ｂさんは無言でＡの傍に立っていたが、Ａが掃除を終え「あ～、きれいになったわね」と言った途端、硬い表情で「早く帰ってください。もう、来ないでください」と言った。ＡはＢさんがなぜそんなことを言うのかわからないままに、追い出されるようにＢさんの家を出た。

Ｂさんは、その後別の訪問看護師に「ご飯粒は、自分の身体の一部なのに、全部捨てられてしまって耐えられなかった」と話したという。Ｂさんにとって、ご飯粒は足の裏に当たって痛いものではあったが、自分の一部であるために、それを「捨てる」などということは考えられないことだったのである。

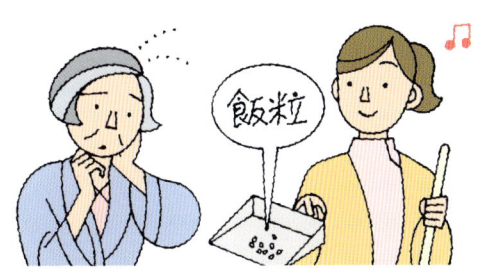

は自分を守るための大変重要な行動であることがわかる。

逆にいえば、そのような「毒を飲みましょう」と言う私たちは、患者にとって大変恐ろしい敵であるということにもなろう。敵から何とか逃げようとして、私たちを突き飛ばしたり、殴ったりする場合があって不思議ではない。

患者の言動を異常な行動、あるいは問題行動として対処するのではなく、そこから何らかの意味を見出す努力を惜しまないことが大切である。とはいえ、状況によっては患者の言動の意味を考える余裕のない場合もある。

そのようなときには、事態を収拾した後でもよい、患者が落ち着きを取り戻せるよう支援しつつ、可能であれば患者に確かめて理解する必要がある。

回復意欲の支援

前述のように、精神科では病気であるにもかかわらず、それを病気とは思っていない人がいる。そのような人々にとっては「回復」などという考えもまた存在しない。

治療は、必要のないものである以上に、むしろ害になるものとしてとらえられることもしばしばある。したがって、**「現在は病気の状態である」と理解してもらう**ことが回復意欲をもってもらう第一歩となる。

精神疾患に対する患者の理解が深まれば、アドヒアランス（23頁参照）も高まり、微妙な症状の変化や、副作用の出方もわかるようになって、治療チームの一員として治療を進めることが可能になる。

ただし、実際に回復段階に進み、心身に蓄積した疲れが十分にとれ、社会復帰に向けての意欲が高まったときは、注意深く接しなければならない。

ともすれば患者は、

- 早く仕事に戻りたい
- 元の生活に戻って友人関係を復活させたい
- 取り残されないようにしたい
- 頑張らなくっちゃ

などと、焦る気持ちが強くなりがちで、頑張りすぎて新たなストレスを抱え込みやすいのである。患者の**焦る気持ちを抑えつつ、意欲をなくさないように支援すること**が大切である。

もてる力の活用

もてる力とは、患者の得意なこと、興味のあること、好きなことをさす。あるいは人柄そのものや、課題への対処能力なども含まれる。

看護師は、**実行能力の有無にこだわらず、患者が生き生きと取り組めるものをみつけて、それを最大限に表出できるように支援すること**、あるいは人柄や対処能力に関して、それを肯定的に認められるようなフィードバックをすることが大切である。

医療従事者は、どちらかといえば、患者の問題点、できないところに目を向けがちである。もちろん、それはそれで社会参加を考えるうえで不可欠であるが、患者のもっている力を活かすことも、また、患者の自信や自尊心を高め、回復への大きな力になるのである。

サポートシステムの構築と活用

精神疾患の急性期の激しい症状は、濃厚な治療によって比較的速やかに治まるが、患者の生活はめちゃめちゃになっており、その混乱の結果を修復するには、それなりに時間がかかる。**生活を再構築**していかなければならないからである。それが狭い意味でのリハビリテーションということになる。

さらに、慢性期と呼ばれる病態の安定した時期であっても、急性期の激しい症状をもたらした問題が、すべてすっきりとなくなったというわけではない。

そのエネルギーは減弱しているかもしれないが、問題は温存されたままであり、再燃しないともかぎらない。再燃を防ぐために、薬物療法や精神療法が行われるが、患者自身も**生活を調整**していかなければならない。

患者が健康を回復し、地域で充実した生活を円滑に営めるようにするには、経済、住居、就労、アフタケア、人間関係、生活技術などの保障が必要である。

これらの保障がなければ、患者は社会に戻ることは可能でも、その人らしく生き生きと生活していくことは難

しい。これらの保障を実現するためには、医師や看護師のみならず、精神保健福祉士や心理療法士、作業療法士、あるいは地域の保健師、さらに家族やボランティアも含めた人々が、お互いに**専門性を活かしつつ連携・協力**して患者を支援することが大切である。

その他の注意事項

欲求と必要性の違い

個人がしたいことと、個人がしなければならないことは異なる。

たとえば、塩辛い漬物を食べたいと思うのは欲求である。しかし、もし、その人の血圧が高い、あるいは腎臓が悪いなどの場合には、塩分を制限しなければならない。それがその人の必要性である。

欲求と必要性が一致していれば、何も問題は起こらないが、えてして欲求と必要性は一致しない。

看護師は、患者がしたいことを尊重しつつ、しなくてはならないことも理解してもらえるように関わっていくことが大切となる。

受容と許容の違い

私たちの行動は、常にある程度までは許容されているが、何でも許されるというわけではない。それに対して受容に限界はない。受容とは、純粋に気持ちのレベルで行われるものだからである。

また、自分の価値観で患者を判断したり、評価したりすることなく、患者のありのままの姿を、言ったんは受け止めることでもある。たとえば、「殺してしまいたいほど憎い人がいる」としても、殺すことは決して許容できない。しかし、「殺してしまいたいほどに憎い」という気持ちは、受容できるのである。

自分の辛い気持ちを受け止め、わかってくれる人がいることで、人は憎んでいる人を殺さないでいられるのであり、そういう気持ちがあるにもかかわらず、何とか踏みとどまっていたから、その気持ちを受け止めてもらえるともいえる。

つまり、受容と行動の関係は、気持ちを受容してもらえるから行動化しないですむのであり、行動化しないで頑張って我慢しているからこそ、その気持ちを受容してもらえるのだということである。

〔坂田三允〕

■ 受容と許容

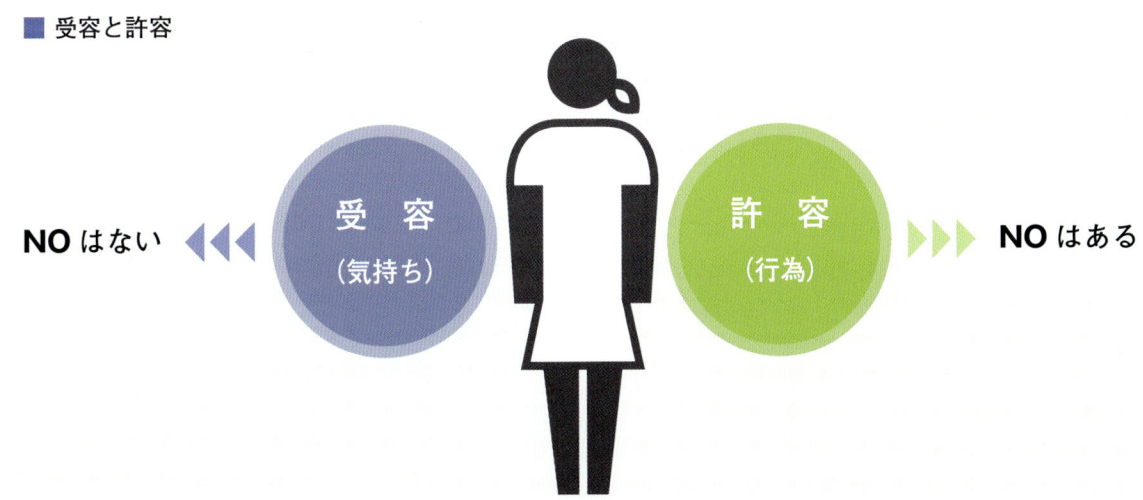

看護に関わるキーワード

自律

　1人ひとりの人がもつ基本的人権としての「自由」、あるいは「自由意思による判断と決定」は、最大限尊重されるという思想を基礎とした倫理上の基本原則であり、人を自律した「個人」として尊重することは、個人的な価値観や信念を基本に、その人の選択を認めるということである。

QOL（quality of life）

　QOLは一般に「生命の質」「生活の質」「人生の質」などと訳されているが、"life"の意味するところは、生命、生活、人生など奥深く、そこには生きがいや信念、安寧、宗教などのスピリチュアルなものが含まれ、その"quality（質）"は個人や社会の価値観に依拠する。それゆえにQOLという言葉は、基準が多岐にわたる途方もなく漠然としたものとなりがちである。

　そのため、実際にQOLを評価する際は、その概念を明確にする必要がある。

さまざまな議論がなされた結果、

①身体的状態
②精神的状態
③（人間関係や経済面を含む）社会的状態
④（活動性などを含む）社会的役割

という側面が、相互に関連しつつQOLの中核をなしており、これらの根底をスピリチュアリティが支えていると考えられている。

リカバリー（recovery）

　リカバリーの概念は一言では定義されにくいが、あえて定義づけるなら、病や障害によって失ったものを回復することである。

　失ったものは原因によって異なるが、①機能、②自尊心、③生活、④人生などであり、リカバリーとは、第三者によって判断される回復の結果としての「治癒」や「症状の改善」とは異なり、当事者自身に自覚できる生活を再構築していく、あるいは充実させていく回復の過程をさす言葉である。

　つまり、構造や機能が回復していなくても、活動の制限がなく、社会参加に充実感がもてるなら、それはリカバリーしている状態といえる。

　リカバリーの概念は、リハビリテーションのゴールを見定める際に役に立つといわれる。

　リカバリーに必要な要素として、

①自分の人生に希望を取り戻す
②生活を維持していく動機を見出す
③自分には長所があり、周囲に貢献できる力をもっていると認識する
④人生や生活に意味を見出し、主体的に生活を続けることができる

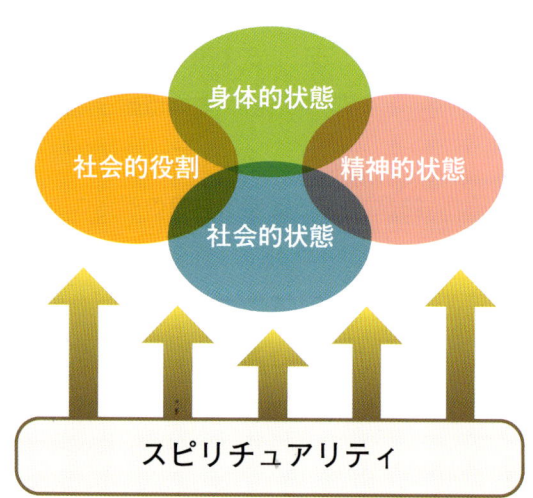

■ QOLの概念構造

などのことがあげられている。

ノーマライゼーション（normalization）

　障害のある人が、障害のない人と変わらない普通の生活を送ることができるように、社会を改善することであり、地域社会が障害者を同じ市民として受け入れ、人権を擁護し、成熟した社会をつくっていこうとする思想であり、運動である。

　この考え方は、デンマークで知的障害者の親たちが脱施設を目指して起こした運動から始まった。ノーマライズとは障害がある人たちをノーマルにすることではなく、障害者の住居・教育・労働・余暇などの生活の条件を可能なかぎり、障害のない人のそれと同じようにすることであると説明される。

　つまり、ノーマライゼーションは、障害者を社会のなかで受け入れ、障害のない人と障害者が同じ社会でともに暮らす（共生）を目指す理念である。

　この理念は「障害者の権利宣言」（1975年）の採択にも大きな影響を与えた。

エンパワメント（empowerment）

　エンパワメントとは、個人や集団が、より力をもち、自分たちに影響を及ぼす事柄を自分自身でコントロールできるようになることを意味する。

　これはもともと黒人、女性、移民、障害者などのマイノリティが、自分たちを差別、無力化する社会状況と対決する当事者運動のなかから出てきた概念で、知識や技術を得て周囲の状況を変え、主張する力をもつのみでなく、自分たち自身への自信のなさ、希望のなさを変え、自己や仲間の人生、自分たちが現在あることを肯定的に受け入れることを重要な要素として含んでいる。

　専門職に援助してもらうのではなく、あくまでも自分自身が知識や技術を習得し、自分で問題解決する能力をもつということが強調され、専門職は当事者のパートナーとして働くことが強調される。それは言葉を換えれば、当事者は保護され指導される対象ではなく、自分の人生についての「専門家」であるということでもある。

アドヒアランス（adherence）

　患者自身が治療の重要性を理解し、治療方針や治療計画の決定に参加するなど、積極的に治療に取り組む姿勢のことである。

　これまで、医療者は、「医療者の指示に、患者がどの程度従うか」というコンプライアンス概念のもとに患者を評価し、医薬品の服用を規則正しく守らない問題は患者側にあると強調していた。

　しかし、臨床場面では治療の成否に関しては、コンプライアンス概念だけでは説明できない状況があり、患者自身の治療への積極的な参加が「治療成功の鍵」という、アドヒアランスの概念が生まれた。

　これには、治療内容や患者側の因子、医療者側の因子、患者－医療者の相互関係などが影響を及ぼす。たとえば、服薬アドヒアランスを良好に維持するためには、患者にとって、その治療法が実行しやすいものか、服薬を妨げているものがあるとすればそれは何か、それを解決するには何が必要かということなどを、医療者が患者といっしょに考え、相談して決めていかなければならない。

スティグマ（stigma）

　人間はお互いに支え合って日々の生活を営んでいる。「あなたは病気だから」とか、「あなたは人と違っているから」と、他者を排除することは誰にもできず、他者がこの社会で当たり前に生きるという権利を奪う権限は誰ももっていないはずである。しかしながら、精神障害者は、その病へのスティグマによって、社会から差別され排除されてきた長い歴史がある。

●スティグマ（烙印）について

　私たちの社会には、烙印があることで、他者の信頼を失うような重大な属性がある。そのような属性を「スティグマ」という。

ギリシャ時代、スティグマは、公の場所には出られない犯罪者などを、他の人々にわかるように肉体上の徴（烙印）を表す言葉として用いられていた。

その後、医学の領域で、身体的な異常を意味する言葉として用いられ、さらに精神的な特異性にも用いられるようになった。何の根拠もなく、精神障害者についたスティグマは、「何をするか予測がつかない、怠け者で信頼できない、働けない、不治の病である」などのイメージである。

昔から、社会にはこれらのスティグマに影響を受けた障害者観が存在したが、障害者自身や、家族などを中心とした世界的な動きのなかで、こうした考え方も変化してきている。

アドボカシー（advocacy）

かつて、障害者は「特異な存在」であった。そのような見方から出てくるのは、「排除の思想」である。障害者は社会の邪魔者であり、排除の対象とする考え方である。

歴史的にこのような考え方は、世界中に存在していた。ことに初期の資本主義社会や、軍国主義が盛んであったころには、障害者は社会の「お荷物」であり、ナチスドイツで行われた断種法で、最初に標的にされたのが精神障害者だったし、わが国の「国民優生法」〔1940（昭和15）年〕も遺伝性精神病、遺伝性精神薄弱などの人々に、優生手術を認めるものであった。

また、かつての座敷牢はもとより、精神保健法以前の劣悪な環境での医療体制にも、排除の思想が影響していなかったとはいえないだろうし、このような考え方は、現在でも、一部の人々に根強く残っている。

しかし、1960～1980年代にかけて、精神医療における患者の権利に対する関心が高まり、精神病を患者個人の医学的問題として対処する医学モデルの批判が盛んに行われた。

この動きは、法的な権利擁護活動（リーガルアドボカシー）やユーザーの運動（治療を受ける権利、拒否する権利に関する訴訟）など、アメリカの公民権運動と連動し、1970年代後半～1980年代にアメリカの連邦政府レベルでの権利保護・擁護政策がとられることとなった。

そして、1986年、Protection and Advocacy for Mentally Ill Individual Act of 1986（精神病者のための権利の保護と擁護に関する法律）が制定され、精神保健施設とは、独立したアドボカシー機関が設置されることになったのである。

●アドボカシーに関すること

- アドボカシー「権利擁護」：弁護、支持、主張
- アドボケイト「権利擁護者」：代弁者、擁護者、主張者

本人の財産の保護、法的な手続きの適正化、医療・福祉や日常生活の権利獲得など、多岐にわたって、本人の利益を図る活動、およびその担い手

■ 障害者観の変遷

排除の思想	同情の思想	ヒーローの思想	共生社会
障害者は「特異な存在」	障害者は「かわいそうな人」	障害者は「偉い人」	障害者は「ほか人と同じ欲求や権利をもつ人」

II 看護活動の基盤となる倫理原則

原則の倫理

看護師は、国家資格をもつ専門職として、社会に対する責務を担っている。したがって、看護師として、ある場面でどのようにすることがよいことなのかを判断するとき、1個人として自分の考えで善悪を判断するのではなく、看護師としてどうすればよいのかを判断する必要がある。さらに、それがなぜ看護師としてとるべき行動なのかを他の人に説明する義務がある。

原則の倫理は、医療従事者としてよい、あるいはよくない態度や行為を検討し、医療従事者がそのように行動する（した）根拠を説明することに役立つ体系的な知識でもあり、それぞれの専門領域のなかで重要な意味をもつ価値（倫理原則）を明らかにし、それを判断のよりどころとするものである。

専門職集団独自の倫理規定

次頁の表に示したような一般的な倫理原則のほかに、看護のような専門職集団には、行為基準として独自の倫理がある。倫理規定、あるいは倫理要綱と呼ばれるものである。このような行為基準は、専門職として期待されていることを示すものである。

これらの行為基準には、看護師が行うケアそのものに

事例

看護師のCさんはとても優しい。患者の訴えによく耳を傾け、いつも一生懸命に患者の苦痛を取り除こうと頑張っている。ある日患者のXさんが不安で落ち着かずリストカットを繰り返したため、精神安定剤の点滴を施行することになった。

たまたま、日曜日で勤務する看護師の数が少なかったこともあって、処置室で拘束したうえで、点滴を実施することになった。Xさんは緊張もあったせいか、頻繁に尿意を訴えるため、そのつど、誰かが拘束をはずしてトイレに付き添っていた。しかし、あまりに頻繁であったので、「そんなにおしっこはたまっていないから、30分我慢してください」と、別の看護師が患者に伝えた。すると看護師Cは指定医に電話して「かわいそうなので拘束をはずしたいんですけどいいですか」と言ったのである。

他の看護師は、とても驚いて「やめてください」と伝えたのだが、看護師Cは「だってかわいそうでしょ」と言うばかりだった。

処置室には、さまざまな薬品や器具があり、患者によっては大変な危険物となりうるものである。したがって、処置室に患者がいるときには必ず誰かが傍にいること、付き添えないときには拘束することが基本的なルールであったし、Xさんは、拘束を解除したら危険な行動をとることがないと保証することができない状態でもあった。

かわいそうというレベルの問題ではないことを、看護師Cは考えなければならないのである。

看護師C個人として、患者がかわいそう、患者を自由にしてあげたいと思うことは、悪いことではないが、「看護師は患者の安全を守る」という立場から、看護師Cの行動はよいとはいえないのである。

倫理原則の例

ビーチャムとチルドレスによる原則
- 自律の尊重、無害、善行、公正

フライによる原則
- 善行と無害、正義、自律、誠実、忠誠

アンによる原則
- ①自律性、あるいは他者の尊重
- ②無害性と善行
- ③公正さ
- ④正直（真実の告知）と忠誠（約束の厳守）
- ⑤最大多数の最大幸福

清水による3つの原則と4つの準原則
- P1：医療行為を通して、行為の相手（患者）のよい状態を目指せ
  - R1-1：患者の今後のQOLと生の長さの積をできるかぎり大とすることを目指せ
  - R1-2：患者が充実した人生を送ることを妨げるな
- P2：医療行為において、行為の相手（患者）を人間として遇せよ
  - R2-1：患者と共同で医療行為をせよ
  - R2-2：患者の傍らにあれ
- P3：受益者（患者）に与える益を上回る害を第三者に及ぼすと予想されるような行為をしてはならない

[解説]

　表に示したうち、アンによる原則は、自分のあげた原則は、西洋の哲学的伝統に由来するものであり、日本においては個人の自律性がそれほど強い倫理原則ではないため、他の倫理原則もそれに影響され、危害や善の概念も異なるであろうと指摘している。

　また、清水が提案した原則は、アンの原則と矛盾するものではなく、アンの指摘する日本的な要素を取り入れて具体的に展開したものといえる。

　清水の説明によれば、P1は「患者の利益になるようにせよ」「害を与えるな」ということをあらわすものであり、アンのいう原則の②に相当する。また、R1-1とR1-2は患者のよい状態ということの、より具体的な内容を示しており、一般的な市民の医療に関する価値観である「元気で長生き」という表現を医療の言葉に置き換え、さらに個別の価値観の尊重をも含めたものである。

　R2-1は、「医療側と患者・家族が情報を提供しあって、これを共有し、どうするかという選択を合意に基づいてしていく、ということを核とする」ものであり、R2-2の言葉は、「現実には患者は（家族も）いつも自律したあり方をしているわけではない（中略）通常の対応ができないことも想像に難くない。そうした相手の状況や、患者の弱さを理解し、受容して、その傍らに在る者であれと看護師に司令する」ことを意味する。

　これらのことは、アンの原則①の自律性、および原則④の正直と忠誠に関連するものといえるが、アンの指摘する日本的な伝統が取り入れられ、日本における「家族などの集団が個人よりも大切にされ」「悪い知らせから本人を保護することは善とされる」という特徴を含んでいると考えられる。

　P3は「医療・看護活動が第三者に与える影響」と「かぎられた医療資源をどのように分配するか」というような問題について検討するための基本となる原則であり、アンの示す原則③、および⑤に相当するものと考えられる。

関する基準のほかに、看護ケアの質を保証するための教育水準の設定や、継続学習の必要性、あるいは制度の確立への参画など、看護環境の整備に関連した事項が含まれている。看護師はこれらの行動基準を十分に理解したうえで、日々のケアにあたる必要があるのはいうまでもないことだが、その基本にある倫理原則にも注意深くあらねばならない。

自らの判断や行為についての根拠を、常に意識していること、また、看護師の役割や、負わなければならない責任を自覚し、日常の看護活動のなかで生じている倫理的問題への感受性を高めていくことが大切なのである。

長い精神科看護の歴史のなかで、当然のことのように行われていた看護ケアには、一般の倫理感覚と照らし合わせた場合、問題があるものも多く、今なおその過去の影響から完全に抜け出せていない側面が残っていることを、完全には否定できないであろう。

日常の看護活動と倫理

たとえば、私たちは滅菌ガーゼを素手で扱うことはない。それは感染のメカニズムについての知識（科学的根拠）があり、患者に害を与えてはならない（倫理原則）という姿勢に基づいて行われる行為だからである。したがって、倫理というのはある意味では、医療従事者が本来とっているケアに臨む姿勢を意識化したものにほかならず、すでに医療従事者のなかにあるものであり、自らの内に見出せばよいものでもあるのだが、日常の看護活動のなかでは見落としがちなこともないわけではないし、2つの原則のなかで葛藤が生じる場合も少なくない。

基本的人権の尊重

倫理原則以前の問題として、精神科看護には、一般的には考えられないような、患者に対する行動制限や、身体的拘束を行わなければならないという側面がある。

日常の業務のなかで、たとえ善意から出た行為であっても、結果的に患者の人権を侵害していることは珍しくない。

私たちは、こうした立場にあることを常に念頭におきながら、患者の人権に万全の配慮をしなければならないのである。しかし、残念なことに、この理念がすべての看護師に十分に理解されているとは言い難い。患者の人権に無頓着であったとしかいいようがない事件が、今なお生じているからである。ただ、人権という問題に関し、無頓着なのは、医療・看護の世界の特殊性ともいえるのかもしれない。

(1) パターナリズム

医療・看護の世界は、パターナリズム（父権主義的介入）が過剰になりやすい世界であるといわれる。

ことに精神科では、医療者側に「判断能力が欠如、あるいは低下している患者に対して、あなたにとって一番よいことをしてあげている」という意識が強い。けれども「あなたのため」という思いは、独善的になりやすいのも事実である。

「精神科医療ではある程度のパターナリズムが存在することは避けられないが、（中略）無制限なパターナリズムは許容されない」（中島：2000年）のだということを忘れてはならない。

(2) あなたのために

「あなたのため」という言葉は、「私のため」という本音を巧妙に隠してしまう危険性を秘めている。「あなたのために」、私たちがお金を預かり、「あなたのために」よいと思われるものを買ってきてあげることによって、患者が（不必要なものを買ってしまって）後悔することや、（お金が足りなくなって）悩むという機会を奪っていないとはいえない。あるいは（あなたが眠ってくれないと私が困るから）「あなたの生活リズムを崩さないために」、患者が要求する前に追加の眠剤を勧めて、眠れない夜を悶々として過ごすという経験を奪っている場合もあるだろう。

患者は、ときとしてお金がなくなって不機嫌になったり、他の患者に貸したお金を返してもらえないからと、看護師に泣きついてきたり、眠れない患者が病棟内を歩き回ったり、大きな音を出し他の患者を起こしてしまう。

そうなっては面倒なので、そうならないように、先回

りして手を差し伸べているとしたら、それは看護師のための行為にほかならない。

また、（あなたは単独では外出できないし、あなたに付き合って売店まで行く時間はないから）「あなたのために」私が買ってきてあげることによって、（看護師といっしょに出かけて）自分で選ぶ楽しみを奪っていることはないだろうか。

看護師は、日常的に忙しい。患者1人のために、時間をかけて売店まで行き、さらにどれにしようかと、長時間迷う患者に付き合う時間がないのが現実であるかもしれない。しかし、患者の変化や成長に気づかないまま、この患者はこうすることが必要なのだ、と思い込んでいたり、何とか工夫して患者の自律を支援することはできないかと考えることを忘れているとしたら、それは患者中心ではなく、看護師中心のケアということになろう。

ここにあげたようなことは、小さな問題かもしれない。しかし、幸福は、日々のささやかな喜びや、苦しみのなかで見出され、積み重ねられていく。

自分の都合、病棟の都合を「患者のため」という言葉にすりかえて、患者のささやかな幸福を奪わないようにすることが大切である。

患者のよい状態を目指すということ

倫理原則で、清水が第1にあげた、「患者のよい状態を目指せ」ということを、精神科看護の役割に則して考えるなら、よい状態を目指すというのは、その人の生活上の困難や生活のしづらさを、できるかぎり解消し、社会的に大きく逸脱しないかぎり、その人が「自分の力」で、その人のやり方、その人の好みに合わせて生きていくことができるように支援するということである。

(1) 害を与えない

害を与えるという言葉からイメージされるのは、毒と知っていながら、その服用を勧めるというような、積極的な害であるかもしれない。しかし、患者にとっての害は、そのような積極的なことだけではない。薬物は毒として与えられるわけではないが、副作用は害であるし、誤投薬などのミスは、重大な害になることはいうまでもない。さらに、患者が自分でできることを、看護師がやってしまうこと、あるいは糖尿病や高血圧を合併している患者が、食事制限を守らないことを見逃すことなどは、患者にとって十分害になっているはずである。

たとえば、精神科病棟では、時間になるとスピーカーから流れる「お薬の時間ですよ〜」という一斉放送は、どうだろうか。もちろん、急性期の混乱状態にある患者には、呼び出しや、看護師が病室へ薬を持って行き、服薬を勧めなければならない場合も少なくない。しかし、自己管理には、必要な薬物を自ら求めるという行為が含まれるはずである。一斉放送がなければ、服薬できないという行動パターンが確立されるような援助は、自分の生活を自己管理するという点では害になるはずである。

また、合併症をもつ患者の行動制限や食事制限はとても難しい。しかし、食事療法を受けている患者の食事には気を配る必要がある。間食を止めたり、注意をすると精神状態が悪くなると考えている看護師もいるが、きちんと説明すれば、了解してくれることも多い。相手に理解してもらえるように話すことも、私たち精神科でケアする看護師に求められる大切な能力である。

もちろん、注意をしたからといって、すぐに受け入れてもらえるわけではないが、「わかっちゃいるけど止められない」のは、誰にも起こりうる現象である。丁寧な説明、根気よい指導を続けることが重要なのである。

なお、患者にわかりやすく説明するためには、その疾患や状態についての新しい知見などを学習し続ける必要があることはいうまでもない。それは感染管理看護師など、専門職集団が独自に定めている専門職能者として、「自らの責任において継続的学習に努める」ことにほかならない。

(2) 個別性を尊重する

倫理原則を説いた清水は、R1-2について、「患者個々のオプションに対応するということである。ただ、この場合は、患者の個別の価値の実現に向けて積極的に手を貸すというよりは、それを妨げないように協力する、というのが医療者の務めであろう」と述べている。

人間は、1人ひとりかけがえのない存在である。しか

し、病院という集団生活の場では、ともすれば病棟の規則、看護師の価値観が優先され、このことが忘れられてしまいがちになる。病院は小さな社会であり、秩序を保つためにさまざまな規則が必要であることはいうまでもないが、運用は個別性に応じて柔軟であってよい。

個人のそれまでの生活リズムやパターンを抜きにして、一律に規則通りの枠のなかに入れようとすれば無理が生じる。たとえば、出勤前の朝にシャンプーすることを習慣としていた若い女性と、ゆっくり湯船で温まってから就寝するという行動パターンが身についた高齢の患者の入浴に関する希望は異なる。

それは、それぞれの患者にとっての入浴の意味の違いでもある。入浴の目的は、清潔を保つということだけではなく、眠りにつく前に身体を解きほぐし、リラックスするためであるかもしれない。許容できる範囲で入浴日や時間、あるいはその方法を患者とともに考えることができればよいのではないだろうか。

患者・家族と共同で問題に取り組むということ

この原則には、患者の意思決定についての問題や、強制的な医療・看護にまつわる問題などが含まれる。

(1) 患者の意思を尊重する

私たち看護師は、常に患者のそばにいて、患者の抱えている問題を解決するために、患者と共同作業を営む役割を担っている。共同作業にあたっては患者の意思や気持ちが尊重されなければならないが、実際に看護計画を立案し実行する際しては、私たちが本当にそのようにしているかどうか、自分の人生観や価値観から発した患者不在の一方的な働きかけをしていないかを、常に振り返ってみる必要がある。

たとえ、看護師の価値観からみて問題だとする状況でも、患者自身が自分のことを、どのように考え、どのように生きていきたいと思っているのか、ということから出発して、それができるようになるまでに、何をどのように解決していかなければならないのかを、ともに考え

> **事例**
>
> Yさんは30歳の男性。統合失調症だが、陽性症状はあまり目立たず、疎通性も悪くない。引きこもっているわけでもなく、仲間と喫茶店に行ったり、レクリエーションや作業のときには笑顔で参加して、楽しそうに過ごしているように見えるが、何もないと、看護師のところにやってきて「看護師さん、苦しいんですよ」と訴える。しかもその訴え方に、深刻さはなく口先だけで、何が苦しいのか、どんな風に苦しいのか尋ねても「苦しいんです」と言うだけである。
> 日常の洗髪、ひげ剃り、洗濯など、清潔行為にはまったくといってよいほどせず、勧めると「苦しいんです。そんなことできませんよ」と答えるという状況であった。
> ところが、看護学生が実習に来るようになると、洗濯はともかく洗面、歯磨き、洗髪はもとより、髪型まで整えて看護学生をつかまえて、あれこれ話し込むようになったのである。
>
> Yさんは、初めて出会う看護学生に「かっこ悪い」自分を見せたくなかったのかもしれないし、自分の話を熱心に聞いてくれる看護学生には、少しでもよく見てもらいたかったのかもしれない。いずれにしても、誰も言わないのに、Yさんは自分を清潔にする行為を行ったのである。Yさんは自分の必要性に合わせて、自分をコントロールする力をもっていたということなのかもしれない。
>
>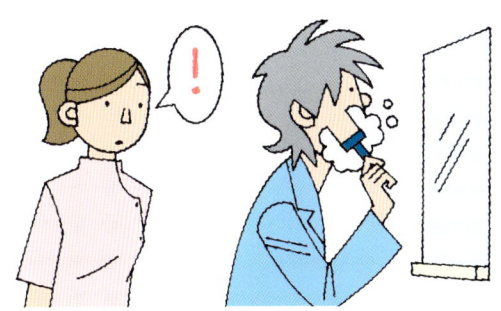

る姿勢をもっていることが大切なのだといえよう。

(2) 患者の意思を尊重できないとき

精神科においては、患者の意思や気持ちをそのままの形では尊重できないときがある。たとえば、「死にたい」と訴える患者の意向を尊重し、それを手伝うことはありえないし、あるいは食事を拒否する患者に、私たちが何とか食べてもらえるよう、さまざまな工夫を試みる。結果として、無理強いになってしまうような場合もある。このようなとき、私たちは、患者の意思や意向よりも、生命の維持を優先させているのである。

また、激しい躁状態に対して、刺激を少なくするために保護室を利用している患者が、そこにいろいろなものを持ち込みたいと訴えても、その意向を尊重することはできないし、薬物依存の傾向のある患者が、その薬を求めても、すぐに渡すなどということはありえない。それは、患者の意向を尊重することが治療上マイナスになるからである。

しかし、拘束中の患者がトイレに行きたいと訴えたとき、トイレに行く間なら、拘束を解除してもよいのではないかと思う反面、トイレから戻って再度拘束することが可能だろうかと、心配になってオムツを当ててしまうこともあるだろう。

このような事態は、状況に左右されて生じる。たとえば、スタッフ数が多ければ可能なことが、人手が足りないために不可能になることがある。患者の意向に反する行為を行う場合、大切なことは、その決定が状況に左右されたものであると認識していることにある。また、カロリー制限と、食べたい気持ちの対立のように「害を与えない」という原則と、「患者の意思を尊重する」という原則が対立し、ジレンマに陥る場合もないわけではない。

行為は、そのときに、最もよいと思われるものが選ばれるのであり、正解はないのだが、ジレンマに陥ったときには、多くの方法を考慮し、そのなかから最適と思われるものを選び取っていくプロセスが大切なのである。

(3) 患者の意向と家族の意向が相反するとき

日本では、病気などのときには、家族の意向が尊重される傾向がある。しかし、そのような状況は患者にとってよい方向に働くとはかぎらない。

たとえば、医療保護入院は、家族の同意があれば、患者自身の同意がなくても、患者を入院させることができる制度である。しかし、そのような形で入院させることが、実際には家庭内葛藤の処理に安易に組みすることになり、結果として、社会復帰に重要な役割をもつ家族という資源を破壊していると指摘する意見もある。

事 例

Dさんは統合失調症の患者である。強迫観念が強く、入浴時にシャンプー1本、石けん1個を使い切らないと入浴が終わらない。そのため、時間がかかることはもとより、洗いすぎのためと思われるのだが肌が荒れていて痛みを伴っている。Dさんはその痛みを何とかしてほしいと訴える。軟膏が処方されてはいるが改善しない。

あるとき「石けんやシャンプーのせいかもしれないから変えてみよう」と提案し、1回分の試供品を渡すことにした。2～3回はそれでしのぐことができたのだが、結局Dさんは満足できず「もっと大きい石けんと、シャンプーをください」と言うようになった。

時間をかけて肌荒れの原因が、石けんやシャンプーの使いすぎであることを説明しても、Dさんの強迫的な行為を止めるのは難しいと思われ、Dさんの希望通りにすることがよいのか、小さなサイズのままにするがよいのか看護師は迷っている。

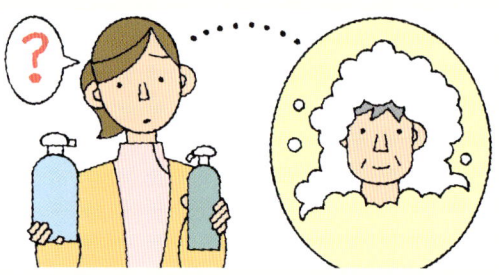

入院させた家族を恨む患者、患者の常軌を逸した行動に疲れ果て、入院させてほっとしている家族、退院したい患者、帰ってきてほしくない家族など、患者の意向と家族の意向が相反する状況は多く、それぞれの言い分を別々に聞いていると、看護師はお互いの言い分の伝言係になりかねない。正解はないのだろうが、どこにどのような食い違いがあり、それはどうすれば歩み寄りが可能なのかを考えつつ、少なくとも患者と家族が場を共有し、語り合えるような支援を試みるところから出発する必要がある。

(4) 約束を守る

前出のアンは、医療従事者が守るべき約束について述べているが、その1つは具体的な処置や援助に関する約束であり、もう1つは看護師という専門職に対する信頼から生まれるものである。患者は、看護師が渡す薬は毒ではないと信じて服用するのだし、通常の社会的な関係では話さないような事情も話してくれる。つまり、この約束は、専門職の集団として、私たちが自ら定めた倫理規定に対し、忠実でなければならないということである。

基本的には、守れない約束はしないのが原則である。約束を破られれば、誰でも少なからず腹を立てたり、怒ったりするであろうが、精神科の患者は、自我が確立されていないために、自己の存在そのものが揺らいでしまう可能性がある。

「個人情報保護法」の制定以来、個人のプライバシーに関しては、倫理の問題というよりは、法律の問題に変化した感があり、部外者に改めて尋ねられた、というような場合には、おそらく誰でも意識して対応するに違いないし、第三者がいる場で、患者について話すことにも注意深くなっている。けれども、患者から打ち明け話をされた後、「誰にも言わないでね」とクギを刺されたとき、どうするかは倫理の問題として残る。医療はチームとして、患者に関する情報を共有するのが普通である。このようなとき「私たちは、みんなであなたをケアしているのだから、ここにいるスタッフには知らせたい」と説明して、患者の同意が得られれば問題はないのだが、なかなか同意が得られない場合も少なくない。

約束をさせられてしまったら、よほど重大な、あるいは切迫した情報でないかぎり、約束は守ったほうがよい。そして、気長に患者の同意を得られるように働きかける。重大な内容の話なら、「約束はできない」と宣言する選択肢もないわけではない。一時的に患者に拒否されるかもしれないが、約束をしたにもかかわらず、情報をチームのメンバーに伝え、そのことが患者にわかってしまうことに比べれば、患者を傷つける程度は少ないはずである。

公平であるということ

「公平」ということを説明するのは難しいが、私たちが、日常的に最も頻繁に直面する限られた資源をどのように分配するかという点から考えてみよう。

たとえば、6人の受け持ち患者がいたときに、自分の時間をどのように使えば、6人の患者に公平に関わることができるのかを判断するというようなことである。

もとより公平という問題は、ケーキを切り分けるように簡単に解決できるものではない。重症度が高い患者に、多くの時間を必要とすることは事実である。

平等と公平は異なるので、必要なところに多くの時間を費やすことは間違いではない。しかし、必要性を判断するにあたって、公平であろうとする姿勢をもち続ける努力を忘れないようにすることが、看護師として大切なのではないだろうか。

〔坂田三允〕

＜参考文献＞
1. デービス AJ、太田勝正：看護とは何か―看護の原点と看護倫理、照林社、1999
2. ビーチャム TL、チルドレス JF 著、永安幸正、立木教夫（監訳）：生命医学倫理、成文堂、1997
3. フライ ST、ジョンストン MJ 著、片田範子、山本あい子（訳）：看護実践の倫理、第2版、日本看護協会出版会、2005
4. 清水哲郎：看護に求められる倫理．月刊ナーシング、19（3）、1999
5. 小西美恵子編：看護学テキストシリーズ NiCE．看護倫理、南江堂、2007

III 患者―看護師関係の構築

人と関わるということの前提

　人は1人ひとり異なった存在である。初めて出会った人と人の間には、物理的にどうであれ、大きな隔たりがある。そして、人は外的体験は共有できるが、内的体験を共有することはできない。つまり、人は同じ物を見、同じ話を聞いても、同じように感じたり、考えることはできないのである。そういう点からいえば、人が人と関わるというのは、異なった人同士が、お互いに近づいていくということにほかならない。したがって、関わりの初めには、お互いの間にズレがあって当たり前なのである。

患者と看護師という関係の特徴

　患者と看護師の関係は、人と人との関わりではあるが、個人的な関わりではない。
　援助するという役割と、されるという役割を担った人による関わりである。したがって、人としては対等であるが、役割としては傾斜した関係であり、当然のことだが、お互いの間にあるズレを埋めていくのは、看護師の役割である。

心を病む人々との関わりの特徴

　心を病むということは、他者（外的環境）との関わりがうまくいかない状況になることでもある。
　したがって、心を病む人々と関わるときは、お互いの間のズレがより大きくても不思議ではない。看護師や周囲の人々がそのズレに驚いたり、混乱したりしてしまうと、患者の保護や看護する位置には立ちにくい。ズレて当然という基本的な位置に立ったうえで、その関係のどこで、どのようにズレているのかを理解し、そのズレを少しでも埋めるよう、あきらめずに対応し続けるのが、看護師の役割なのである。
　表面的には、ズレているように見えても、「よりよく生きたい」という願いは、誰もがもっているものであると信じることが大切である。

患者との距離のとり方について

　通常、人は自分を他者、または他の対象から区別する、あるいは自分の内面で生じている現象と、外界で起こっている現象の区別をする機能をもっており、自分と他人はどんなに似たところがあったとしても、別の存在であることを感覚的にわかっている。
　このような区別する機能は、自我境界と呼ばれるが、生後間もない乳児には自我境界がなく、外的な刺激は自我の一部として体験される。それが知覚や運動機能の発達とともに、現実を検討する力が出てくると、次第に自我境界が形成され、青年期に確立するとされる。

不安定で動揺しやすい心

　心を病む人々は、自我が未熟で、自他の境界があいまいではっきりしないという特徴があり、そのことが他者との関わりを難しくしている。
　患者は「自分」という意識が、はっきりしていないために、心のなかが不安定で動揺しやすい。また、自分で自分をコントロールすることに慣れていないため、他者からの影響を受けやすく、他者の動揺が自分の動揺になりやすい。
　他者から働きかけられると、もともと不安定な心がいっそう動揺し、働きかけを自分を脅かすものと感じ

■ 患者と看護師の関係

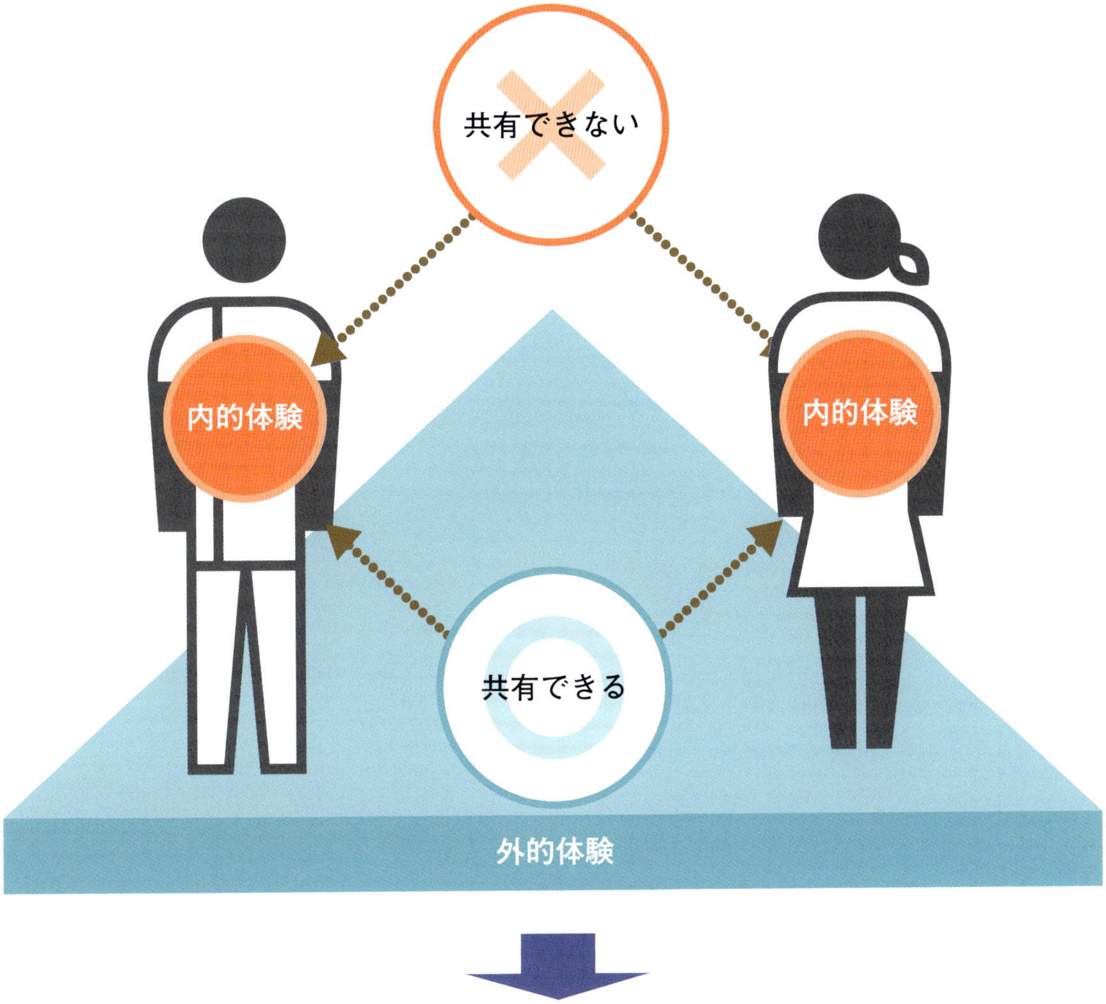

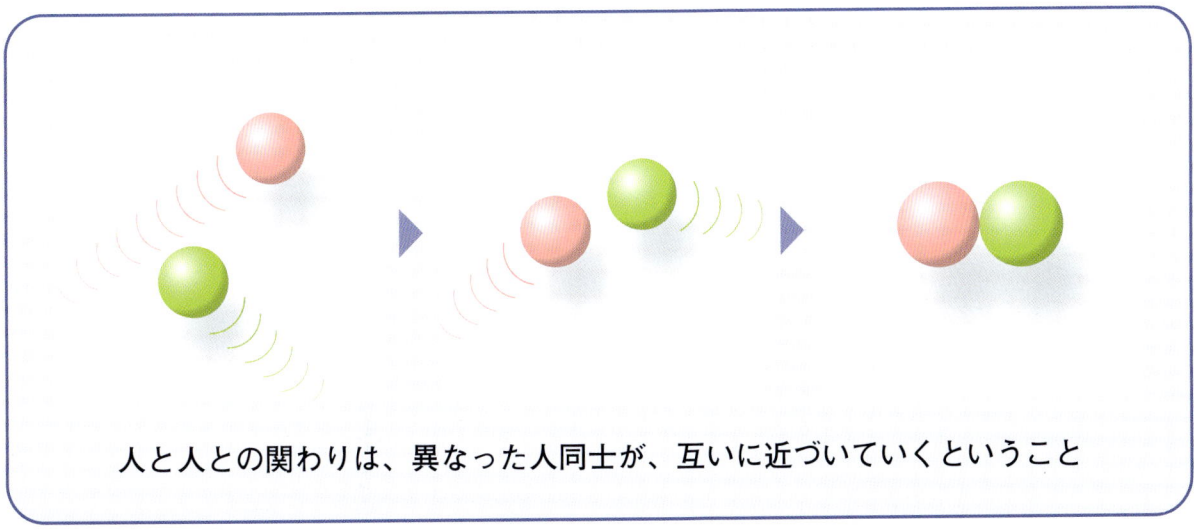

人と人との関わりは、異なった人同士が、互いに近づいていくということ

て、他者の働きかけを排除しようとしたり、拒否したりする場合もある。

　逆に自分と他者の区別があいまいなために、他者の独自性を尊重することができず、他者が入ってほしくない領域にまで入り込んでしまい、他者から嫌われたり、はねつけられることもないわけではない。

　もちろん、他者も、患者が自分の領域に侵入してくれば、生活が脅かされたように感じて動揺する。患者の自分をコントロールする力のなさが、自分への強い依存の欲求のように感じられ、たじろぎ、結果として関わりを避けようとして患者から離れてしまうことになる。

　また、患者は未熟で不安定な自分の心を守ろうとして、自分の周囲に強固なバリアーを張り巡らし、他者に近づきがたい感じを抱かせて、他者が関わってくるのを拒否したり、バリアーのなかに自分だけの世界を築きあげ、他者からの働きかけに無反応でいようとする場合もある。

■ 心を病む人と他者との関わり

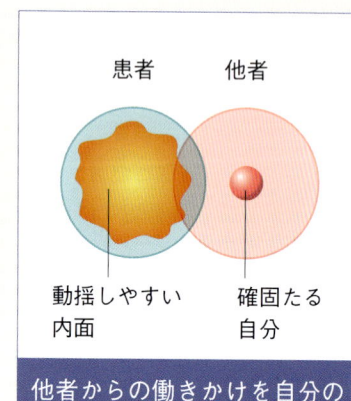

他者からの働きかけを自分の内部への侵入と感じる

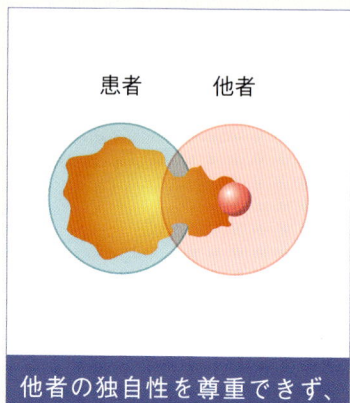

他者の独自性を尊重できず、他者の領域に侵入する

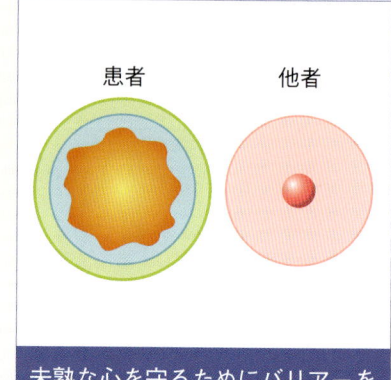

未熟な心を守るためにバリアーを張り巡らせて他者を寄せつけない

自他の区別を認識できる関わり

　看護師は、このような患者の心の動揺を抑え、患者自身が自分と他者の区別や、自分の独自性を認識できるように関わっていく。

　援助する目標は、

①患者が不安定な自分を脅かされない、安全な環境のなかで、自分と他者に対する信頼感をもつことができるようになること
②患者が自分と他者が同じような価値観や興味、関心をもっていたとしても、自分と他者はまったく別個の存在であり、ある出来事に対し異なった考えをもつのは当然であって、そのことで「自分がだめな人間である」というような思いをもつ必要はないと知ること
③患者が自分の感情や考えは、自分自身のものであって、それをそのまま表現することで、他者からとがめられたり、非難されることはないのだと感じること
④患者が他者は自分を脅かしたり、侵害したりする存在ではなく、「自分の助けとなる存在でもある」のだと感じられること

などである。

III 患者―看護師関係の構築

[患者と接するときの距離のとり方]

援助する目標を達成するには、看護師は患者と接するときの距離のとり方に注意深くあらねばならない。

具体的には、

①看護師は、患者と接点をもちながら、患者を脅かさない一定の距離を保つ

②患者が自分をコントロールできずに看護師の内面に侵入してきたとしても、たじろがずに受け止める

③患者のバリアーが強く、なかなか接点をもつことができなくても、焦らずにそばにいる

ことである。

■ 患者との距離のとり方

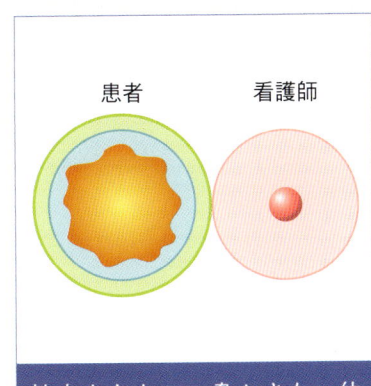

| 接点をもちつつ脅かさない位置を保つ | 患者の心の動揺に揺るがされずに同じ位置にとどまる | バリアーがゆるむのを待ちつつ接近を試みる |

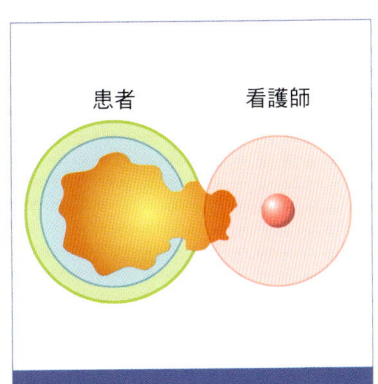

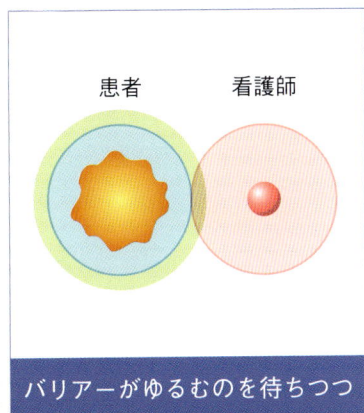

看護師自身の成長

患者との間に、前述のような関わりをもつためには、

①看護師自身が「自分」をしっかりともち、自分と他者の区別が明確にわかること
②自分の独自性や他者を尊重できること
③自分で自分をコントロールすることができるようになっていること

などが必要である。

看護師自身が、看護師という枠組みにとらわれてしまうと、患者の動揺や苦悩を何らかの形で自分が解決しなければならないと感じて、自分自身が不安定になりやすい。そして自分が安定するために、①自分の考えを患者に押しつける、②患者の動揺を自分の動揺のように感じて苦しくなり、そこから逃げるために患者との関わりを避ける、③患者を信頼して待つことができずに、むりやりバリアーを乗り越えて患者の領域に侵入し、患者を脅かしてしまう、というようなことになりかねない。

そのような看護師の関わりは、患者をいっそう不安定にし、心の動揺を激しくさせて、バリアーをより強固なものにしてしまう危険性がある。

つまり、患者の心の扉をこじ開けようとすれば、患者は必死で開けられまいと、頑丈な鍵をかけるのである。それゆえ、看護師のほうが、枠組みに縛られず、心の窓を開いておくと、相手の思いが自然に飛び込んでくる。あいまいな状況に耐えられるようになること、それが看護師としての成長の証しでもある。

患者－看護師関係の展開

患者が自ら望むと望まないとにかかわらず、何らかの形で医療に接することによって、患者と看護師の関係が開始され、患者のもつ問題にともに取り組み、終結へと向かう。これには3つの段階がある。

第1段階

患者と看護師の関係は、まずお互いに知り合おうとするところから開始される。患者は、それを口に出すかどうかは別として、

> ①自分のいる場所が、どのようなところなのか
> ②なぜ、何のために、ここにいるのか
> ③自分がいる場所は安全なのか
> ④周囲にいる人々は、どのような人で、信じてもよいのかどうか

などについて知りたいと思っているだろう。

一方、看護師も、

> ①患者がどのような人で、自分の病気をどのように思っているのか
> ②これまでにどんなことがあったのか
> ③現在どんな悩みや、困難があるのか
> ④周囲の人々をどのように見ているのか
> ⑤どのような出来事に、どのように反応するのか
> ⑤家族はどのような人たちで、患者との関係はどうなのか

などのことを知ろうとする。

この段階でのおもな課題は、**両者の間に信頼関係を築いていくことである**。

看護師は、

> ①患者が看護師に依存できるような雰囲気をつくること
> ②患者が新しい環境のなかで安心していられるようにすること
> ③患者が自分の感じていることを、自由に表現できるように援助すること

などを通して信頼関係が築けるようにする。

具体的には、

> ① 1対1の関係を開始する前に、患者が過ごしている環境のなかで、患者の状態を観察する。
>   患者は、他の患者と関わりをもっているか、それとも、1人ぼっちで部屋に引きこもっているのか、表情はどうだろう、歩き方や姿勢はどうかなどについて観察し、患者のそのときの状況に思いを寄せる。
> ②どのような場所で関わりをもち始めるのがよいかを考える。
>   患者の不安が強く、部屋に引きこもっているようであれば、患者の部屋を訪ねるほうがよいだろうし、デイ・ルームやナース・ステーションの片隅なども、関係の開始の時期には適切であろう。できるだけ、安楽で、静かな秘密が保てる場所を選ぶのがよい。
> ③患者に接近し、自己紹介をする。
>   自分はどういう人間で、何のために患者と関わろうとするのかを明確に伝える。患者の悩みや困難をともに考え、解決していく役割を担っているのだということを言葉や態度で示していく。
> ④患者が嫌がらなければ、できるだけ患者といっしょに過ごして、患者の訴えに耳を傾け、患者の言葉や表情、態度の微妙な変化を敏感に感じとる。
> ⑤患者を批判したり、患者の言葉や態度に大げさに反応したりせず、非指示的に関わる。
> ⑥看護師の興味で、患者に無理に話させようとしたり、患者が言葉を濁すような話題に深く入り込みすぎない。
> ⑦具体的に患者が困っていることがあれば、それにはできるかぎり応えるようにする。

以上のような関わりを通して、患者と看護師は少しずつお互いに相手のことを知り合っていくようにする。その際、注意しなければならないのは、あまりに急いで自分をさらけ出す患者である。

　ときどき患者はさまざまなことを話したがり、簡単に自分の問題や、悩みを看護師に打ち明ける場合がある。そうすると、看護師は患者が自分を信頼してくれているのだと感じ、安心しがちなのだが、そのような話をした後、看護師を避けたり、まったく話をしなくなることがある。

　これは、患者が看護師に接近しすぎたために、看護師から拒否されるのではないかと不安になって、一時的に「自分が安全だ」と感じる距離まで引き下がったことを意味する。したがって、看護師のほうが、患者が打ち明けたことを深く追求しようとしたり、患者が自分を避けていることにこだわり続けると、患者は不安を増大させ、さらに看護師を避けようとするかもしれない。このようなことがあっても、看護師が患者に接する態度を変えなければ、患者は再び自分の問題を看護師とともに考えようとするはずである。

　また、このような事態を回避するためには、早い時期に、患者があまりに自分の問題について話しすぎると感じられたときには、穏やかに「その話、私が聞いてもいいのかな」と、患者に尋ねてみるのもよい。そのことによって、患者は自分と他者との距離について、再認識できるかもしれない。

　看護師が、患者が自分のおかれた状況のなかで、その人らしく生活するように援助するためには、まず患者の価値観や人生観、興味、関心、欲求を尊重することから始めなければならない。

　たとえば、将棋しかできない患者であったら、将棋をともに楽しむこと、もし、看護師が将棋を知らなければ、患者に教えてもらえばよい。将棋ばっかりしていても仕方がないと思うかもしれないが、それは、その人のもてる力である。将棋をいつどこで覚えたのか、誰に教えてもらったのか、そのとき、どんなことがあったのかなどを話してくれれば、患者への理解が深まるだろう。

　また、入院直前まで、会社で部下に指示を出していた患者が、若い看護師の言うことを信じなかったり、ばかにしたりする場合もあるかもしれないし、仕事一筋で生きてきた会社員が、洗濯機の使い方を知らなくても当然ともいえる。

　そして、そのことは、入院生活を送るにあたっての生活上の問題点といえるかもしれないが、社会に戻っていくときには生活上の困難とはならないであろう。

　さらに、患者が価値をおいているものが、看護師にとって価値あるものとはかぎらないし、患者が価値をおいているものが、ときには患者の生活上の困難のもとに

■ 患者との関わり方

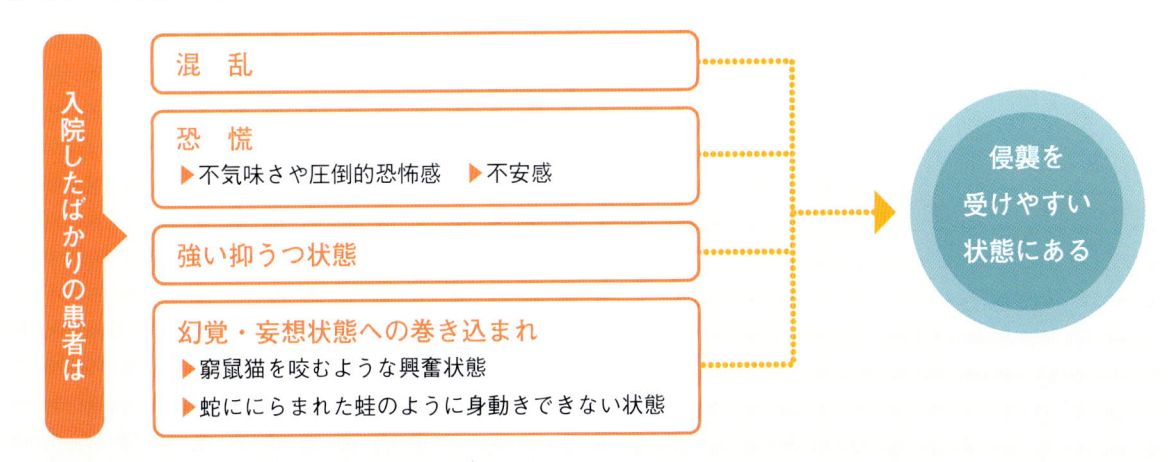

入院したばかりの患者は
- 混乱
- 恐慌
  ▶不気味さや圧倒的恐怖感　▶不安感
- 強い抑うつ状態
- 幻覚・妄想状態への巻き込まれ
  ▶窮鼠猫を咬むような興奮状態
  ▶蛇ににらまれた蛙のように身動きできない状態

→ 侵襲を受けやすい状態にある

なっていると思われる場合もあるかもしれない。けれども、初期の段階では、「あなたにとって、それが大切なものなんですね」と、受け止めることが重要である。

それは、看護師が自分の考えを表現してはならないということではない。「私は、こう思う」と伝えるのも、大切なことである。

そのような関わりを続けることによって、患者は次第に「病院が安全な場所である」と感じられるようになり、緊張を緩め、病院で生活を送ることができるようになるのである。

第2段階

第1段階を通して、入院生活に慣れるとともに、看護師との関係が進むにつれて、患者は看護師を自分を援助してくれる人とみるようになり、少しずつ自分の気持ちや心配、悩み、困りごとなどを話すようになる。

看護師のほうも、患者の表現の仕方や、行動のパターンが少しずつわかり始め、より深く患者を理解しようとして、積極的に関わる。

この段階では、患者が自分の生活上の困難は、「自分自身が解決しなければならない問題なのだ」ということを認識し、看護師の援助に依存しつつも、自立を試みるようになること、また、患者が自分の対応機制を振り返り、不適切な行動パターンを修正し、新しいコーピングスタイル、あるいは行動パターンを獲得できるようにともに取り組むことが課題となる。

具体的には、

> ①患者がさまざまな問題について、どのようにすればよいのかを、自分で決定するように励ますとともに、自分で決めたことは、自分が責任をもって遂行するように支える
> ②患者が自分の生活体験を振り返るなかで、もしかしたら、体験したことへの自分の解釈が間違っていたのかもしれない、ということに気づき、新しい解釈をすることによって、より適切な行動ができるようにともに考える

ことである。

しかし、多くの場合、患者が自分のことを振り返り、さまざまな生活上の困難は、自分の問題であるということに気づく、あるいは受け入れるのは難しい。そのため、看護としては、現実の社会状況に合わせて、患者の行動の修正を目指していくことになる。

この段階では、患者と看護師がともに行動したり、患者の内面に深く関わることになるので、ときには感情転移の現象（右頁参照）が生じる。

いずれにせよ、この段階は、関係を発展させ、患者とともに問題解決に向けて協力し合っていくときであるが、患者によっては、この段階がとても長く続く場合がある。その長期にわたる取り組みの間に、看護師のほうが、患者の言動に振り回されて不安になったり、患者の言動が増えたり、内容が複雑になって、それを煩わしく感じたり、あるいは逆に患者を丸ごと抱え込んで悪戦苦闘したあげく、疲れ果ててしまったりすることもある。

そして、そのような状態から抜け出そうとして、患者を突き放してしまったり、患者を避けたり、支配的に関わったりしてしまう場合も少なくはない。

患者を長期にわたって支え続けるためには、看護師も支えられる必要がある。同僚の支持や助言、あるいは方向づけが重要な段階といえる。

行き詰まったら、早めにカンファレンスなどを開いて、他の看護師や他職種の人々の考え、アドバイスを聞くようにするとよい。

第3段階

この段階は、関係を終結させていく段階であり、新しい目標に向かって、看護師への依存を減少させ、新しい環境で患者を見守り支えてくれる人々（家族や地域看護の専門家、福祉関係の人々など）との関係を深めていくこと、分離不安に対処することが課題となる。

看護師とともに、問題の解決に取り組んできた患者は、日常生活や対人関係を円滑に営むため、自分の感情をコントロールしようとしたり、行動を変えようと努力し始め、看護師に助言を求めたりするようになる。

感情転移

フロイトによって明らかにされたもので、過去の未解決の感情が、現在の感情や態度に映し出されることである。

患者がかつて自分にとって重要だった人物（多くは親）に対し、抱いていた愛着や敵意などの感情を治療者に対して示すことであり、陽性のものと陰性のものがある。

つまり、患者は看護師に対して、甘えたり、すねたり、敵意を示したり、従順すぎたり、皮肉っぽかったりする。

精神科にかぎらず人は病気になると多かれ少なかれ、行動や思考、感情が退行しやすいために、どちらかといえば看護師は何でも与える母親として期待されやすい。そして、看護師がその期待を満たすことができないと、拒否されたと感じて反抗的になったりする場合もある。

そのようなことが生じると、看護師は驚いたり、苦しんだりするが、このような歪んだ同一視は看護師や治療者との関係のなかだけで生じるものではなく、多くの他者との関係においてもあらわれている。したがって、看護師に向けられた転移という現象は、患者の対人関係について知る手がかりともなりうるのである。

患者が看護師との関係のなかで、理由がはっきりしない敵意や過度の不安を示したり、看護師を独占しようとするような行動を示した場合は、転移が生じている可能性がある。

また、逆転移が生じる場合もある。逆転移というのは、看護師が特定の患者に対して示す特徴的な感情や態度面の反応であり、看護師が発達段階の初期における重要人物に対して無意識に抱いていた感情を、その患者に対して感じることである。

特定のタイプの患者との関わりに、いつも困難を感じるようなときには、なぜそうなるのか、自分の気持ちをみつめ、分析することが困難を乗り切るうえで助けになる。

看護師は、患者との関わりのなかで生じるどのような感情についても注意深くみつめ、患者と自分の間で起こっていることを考察することが大切だが、ときには同僚や上司などのアドバイスを求める必要もあるであろうし、受け持ちを交替したほうがよい場合もある。

看護師が逆転移を認めることができれば、それは進歩である。

スムーズに看護師との関係を分離し、地域社会の人々との関係を深めるためには十分な時間が必要である。しかし、実際に分離のときを迎える状況はさまざまである。

患者の急な退院や転院、あるいは看護師の勤務上のローテーションなどによって、十分な準備ができないまま終結することのほうが多いかもしれない。

どのような関係であれ、分離は避けられないことなのだから、最初の出会いの段階で、説明しておくことは大切ではあるが、たとえ、十分説明しておいたとしても、実際に離れなければならないときには、患者が不安になることを避けられない。

患者は、関係の終結の必要性や、理由を頭では理解していたとしても、看護師から支持・援助された体験を通して、看護師に対する信頼を深めてきたわけだから、実際の分離のときには、看護師から見捨てられるように感じる場合も少なくないし、新しい環境や課題への不安をもつことも多い。

また、看護師のほうでも、自分と患者との関係が、患者にとって有効なものであったかどうか、あるいは本当に、患者が「新しい環境で、課題に取り組んでいけるのだろうか」ということが、気がかりになる場合もある。

それまでの間、関係が継続していたという事実は、患者が他者との関係を築いていく力をもっていることを示しているが、関係が深まるという経験の結果として、患

者も、看護師も分離の際に不安を感じるのである。

したがって、この段階での具体的な看護活動としては、

> ①患者が看護師との間で感じていた安全・安心の感覚が消えないように、終結によって生じる空白を埋める事柄や人をみつける
> ②退院後の日常生活の具体的な計画を立てる
> ③社会資源の活用法や、年齢にふさわしい社会的知識・行動など、社会生活を送るための幅広いアドバイスをする
> ④患者が自分の能力を理解し、退院後もその能力を活用できるように適切な評価を伝える

ことなどである。

看護師に求められる能力

患者の生活上の困難は、患者と看護師が相互に関わりをもつなかで見えてくる。同時にその関わりを通して、看護師は患者が行動をコントロールしたり、変えたりすることができるように支援していくのだが、その基本ともなる信頼関係を、患者との間で築いていくために、看護師には、以下のような能力が求められる。

患者に対して率直で誠実であること

前項の一部の繰り返しになるが、看護師は、しばしば患者の悩みや課題は、「自分が何らかの形で解決しなければならない」と思い込んでいたり、「間違いを犯してはならない」と緊張していたり、「患者に何かを与えるべき」と考えていたりする。そして、そのために自分の感情を偽ったり、ごまかしたり、あるいは患者と関わることを恐れたり、患者を避けたりする場合がある。

たとえば、患者の言動によって、自分が傷ついたにもかかわらず、何でもないかのように振る舞ったり、何をいわれても、患者を許すことが「白衣の天使」の役割だとばかりニコニコしていたり、あるいは逆に、喜びや楽しさを隠して仏頂面をしたりする。

これらの行為は、単発的なものであれば、患者には伝わらないかもしれないが、長い関わりのなかでは、患者の信頼を失いかねず、結果として、患者は看護師から離れていくことになるだろう。

看護師は、自分の気づきや感情と自分の言動を一致させることが大切である。

患者に怒りを感じたなら、どういう点に怒りを感じたのか、何が問題なのかをよく考えて、そのことを患者にわかる言葉で伝えていく。

それは、怒りの感情をそのまま患者にぶつけることとは異なる。たとえば、腹立ちのあまり、患者を怒鳴りつけたのでは、看護師が何に傷つき、怒りを感じているのかという気持ちの一番大切な部分は伝わらず、患者は激しいマイナスのエネルギーだけを受け取ることになり、それに対抗しようとして、より強い感情を投げ返さざるをえなくなるかもしれない。

それまでに、せっかく築いた患者との関係は損なわれ、双方に否定的な感情、嫌な気分だけが残ってしまうことにもなりかねない。

また、患者を傷つけるのではないかと、あまり恐れる必要はない。どれだけ考えて出た言葉であっても、100％相手を傷つけない言葉などはないのである。

大切なことは、「相手を傷つけた」ということに気がつくことである。そして、それを認めて率直に謝り、訂正する勇気をもつことである。誤りを糊塗しようとして誤りを重ねれば、患者の心はいっそう傷つくと同時に、看護師を信頼できなくなってしまうかもしれない。

さらに、患者の苦しみがわかっても、どうすることもできない場合には、無理をして何かを与えようとしないことも大切である。無理をすれば、偽りを述べたり、関係のないことでごまかそうとすることにもなりかねない。

患者が自ら問題を解決していこうとする力をもっていると信じて、患者と苦しさを分かち合うことから出発すればよいのである。

患者との関わりの場で、看護師がありのままの自分でいられるようにするためには、看護師は自分自身をよく知り、自分を受け入れ、自分の個性を大切にする必要がある。自分の独自性を生かして、その人なりのやり方で

III 患者─看護師関係の構築

■ 率直で誠実であること

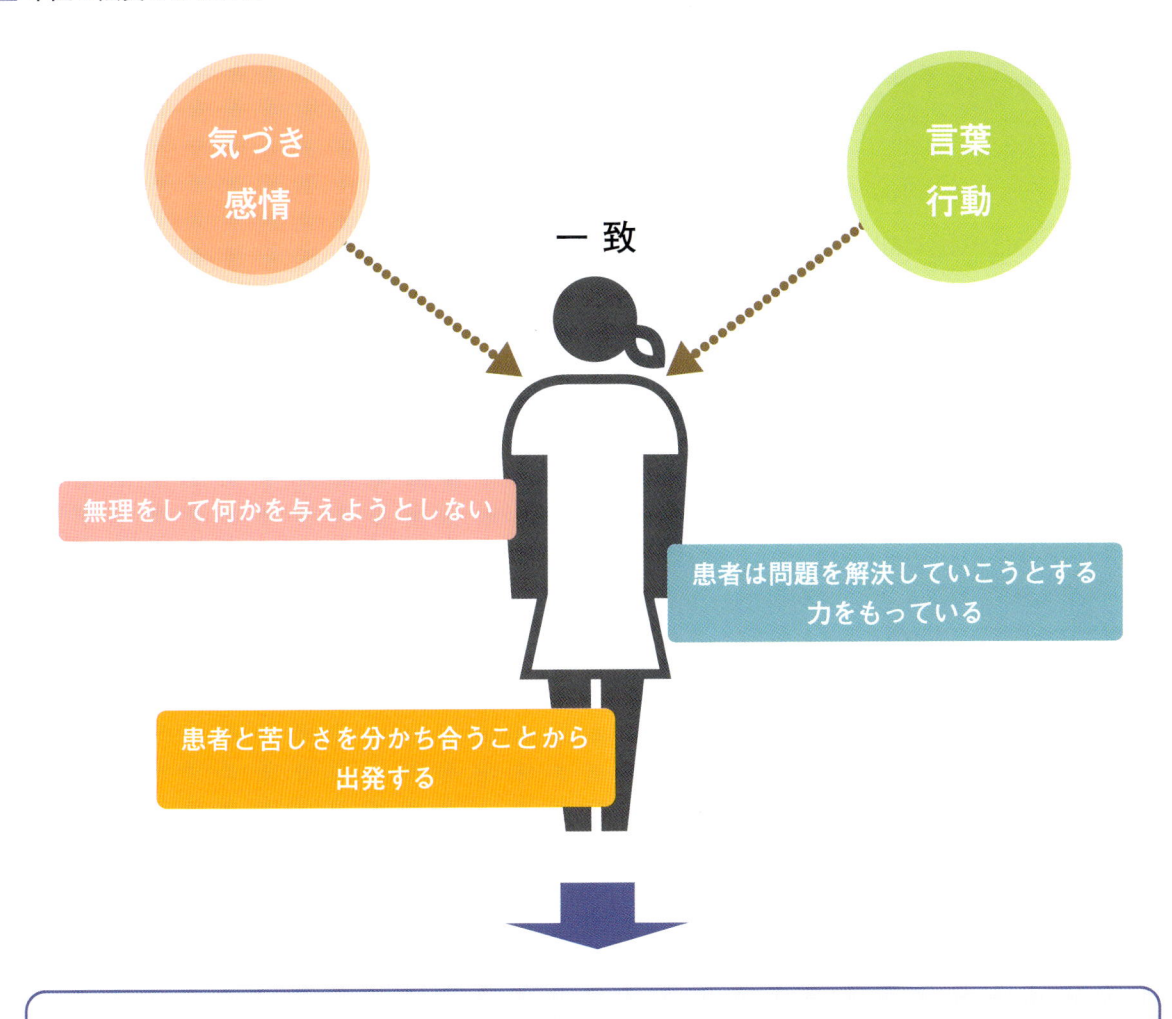

気づき
感情

言葉
行動

一致

無理をして何かを与えようとしない

患者は問題を解決していこうとする
力をもっている

患者と苦しさを分かち合うことから
出発する

◎自分自身をよく知る　◎自分を受け入れる　◎自分の個性を大切にする

患者の求めに応えていくことが大切なのである。

患者の個性を尊重する

　人は、「1人ひとりかけがえのない存在である」ということは、誰でも知っているが、ともすれば、人は自分の価値観や人生観で他者を評価しがちである。

　もちろん、自分の価値観や人生観は大切なものであり、そこからすべてが始まるのだが、そのような評価によって相手をラベリングしてしまうと、その人のすることなすこと、すべてがそのように見えてしまうことになりかねない。たとえば、身の回りの整理整頓が苦手な患者を、「だらしない」と決めつけてしまったら、その人のすべてが、だらしなく見えてくる。こうしたことが起こらないように、人には個性があるということを尊重して接するべきである。

〔坂田三允〕

41

IV 行動制限を必要とする患者の状態と看護

　精神科においては、患者の精神的な混乱が鎮静化するまでの間の安全を確保するため、やむをえない処置として、精神保健指定医の指示のもとに身体的拘束や、隔離室（保護室）に隔離するなどの行動制限が行われる。

　しかし、どのような理由があるにせよ、医療者による強制的な行動制限は、患者にとっては不当なものであると感じられると同時に、苦痛を伴う処置であり、行動制限されることによって、さらに攻撃的になり、医療行為の受け入れを拒絶し、反発することもある。

　行動制限に際しては、患者と医療スタッフの双方の安全確保に十分な注意が必要である。同時に、適宜医療スタッフが集まって対象患者の治療目標や、対応方法、行動制限の解除の時期などを話し合うカンファレンスの場を設け、スタッフが共通した認識のもとに対処できるようにしておく必要がある。

身体の拘束

　精神科病院における拘束とは、抑制（拘束）帯を用いて患者の四肢や体幹を物理的に拘束し、行動制限や運動制限を行うことである。

　これは自傷・他害行為の恐れがあるとき、患者の生命の安全を確保し、精神面の安定を図る目的で行われる。対象となる患者を下表に示した。

　たとえば、入院したばかりの患者が、自分の頭をいきなり壁にぶつけるような自傷行為がみられる場合や、医療上の目的で、点滴などの身体管理をする場合、単に言葉だけで「落ち着いて」とか「暴れないで」と声をかけても安全を確保できない。そのようなときに、精神保健指定医の指示に基づいて身体を拘束する方法がとられる。

　その際の看護師は患者に対して、たとえば、

> ①壁に頭をぶつけては死んでしまいます。これは○○さんの命を守るための処置です
> ②○○さんが暴れていると、私たちは怖くて近づけないので、安全ベルト（抑制帯とは表現せずに、お互いに安全を守るためにという意味で）を巻かせてもらいます
> ③今、○○さんは頭のなかが混乱しているようなので、しばらく休んで静かにしましょう

と言ったように、身体拘束が患者自身や医療スタッフの安全を守るための処置であることを繰り返し説明しながら、素早く正確にしっかりと抑制帯（現在はカナダのピネル社製の緩和抑制帯を使用することが多い）を装着する。なお、中途半端な拘束で、抑制帯が外れたりすると、かえって患者の安全が確保されないこともあるの

■ 身体拘束の対象となる患者

ア	▶自殺企図、または自傷行為が著しく切迫している場合
イ	▶多動、または不穏が顕著である場合
ウ	▶アまたはイのほか、精神障害のために、そのまま放置すれば、患者の生命にまで危険が及ぶ恐れがある場合

身体拘束に際しての看護

拘束時

- 拘束時に加える外力は、必要最低限とし、外傷を負わせないように注意する
- 中途半端に拘束すると、たとえば、手を自由にしておくと、点滴中に抑制帯を外し、さらに点滴の針を抜去し、部屋中を血液だらけにしてしまったりする可能性があるので注意する
- 腹部のみ・下肢のみといった抑制は、ベッドから宙ずりの姿勢になったりして危険を伴うので、きちんと拘束したことを確認する
- 抑制に際し、抑制帯の絞め方が強すぎれば局所を圧迫し、弱すぎれば抜けてしまうので、適切な強さを確認しておく

拘束中

- 拘束後、同一体位を持続すると、褥瘡などの二次的な身体的障害を起こす
- 仰臥位を持続すると痰が貯留し、気道閉塞を引き起こす可能性があるので、定期的に体位を変換する
- 看護師が抑制帯使用中の患者に接するときに、患者を立ったまま見下ろすようでは、患者に威圧感を与える。看護師は、患者と目の高さを合わせやすいように、座ったり、しゃがんだりして接する
- 医療処置や身体的なケアなどを行うために拘束を一時的に解除するときは、状態をよく観察しながら、複数の看護師で一肢ずつ慎重に解除する
- 看護師は、拘束中も患者に穏やかに話しかけ、精神の安定を図る。たとえば「死にたい気持ちがなくなってきたら、これを外しますから」などと、どのような状況になれば、抑制帯を外すのかを伝える

で、きちんと拘束したかを確認することが重要である。

患者は身体を拘束されることで、かゆいところも掻けず、身体が痛くても、寝返りもできない。尿意や便意があっても、自由に排泄できないなど、自らは何もできない状態になるのだということを、看護師は念頭において身体を拘束した後もその場に残り、できるだけ患者の興奮や不安が増強しないように、

- 看護師が常に見守っていること
- いつでも看護師を呼ぶことができること

など、患者が安心感をもつように声をかけ、実際に頻繁に訪室して観察を怠らないようにする。

現在、使用が許可されている抑制帯は、両手両足の4点、および腹部の5点を拘束するが、これは患者の状態をみながら、段階的に抑制部位を減らしていくことができる。しかし、抑制の仕方や体位によっては、寝返り時に腹部が締めつけられたり、ベッドから転落した際に首にベルトがからまってしまう、と言った事故も過去には報告されている。

さらに、近年指摘されている深部静脈血栓症による肺梗塞（身体拘束に伴って長時間同一体位を強いられることで静脈内に血栓が生じ、それが遊離し肺へ到達すると肺梗塞が起こる、いわゆるエコノミークラス症候群）をまねく危険性がある（最悪の場合、死に至る）。

したがって、看護師はこのような事態をまねかないように、抑制帯の使用方法と、モニタリング、および対処技術を身につけ、抑制帯の安全な使用に努める。

隔離室（保護室）への隔離

これも、精神保健指定医の診察と指示のもとに行われる行動制限である。

患者を隔離する目的は、外部や他者からの刺激を遮断し、心身の安全と安静を確保するためである。隔離の対象となるケースを下の表に示した。

隔離する際の説明

看護師は、患者に保護室へ隔離する理由、および「○○さんが大声を出して叫んだり、暴れないなど、精神的な落ち着きを取り戻したと判断したら、すぐにこの部屋から出られますから」と言ったように、どのような状況になれば、保護室から出られるかを説明しておく。

私物の持ち込み

精神的な混乱から、保護室に持ち込んだ物品を散乱させる恐れがあること、また危険予防の観点や、心身の安静の確保から、患者には原則として私物の持ち込みを禁

■ 隔離の対象となる患者の例

- ▶急性精神運動興奮状態などのために、不穏、多動、爆発性などが目立ち、一般の精神科病室では医療、または保護を図ることが著しく困難な場合
- ▶自殺企図、または自傷行為が切迫している場合
- ▶他の患者に対する暴力行為や著しい迷惑行為、器物破損行為が認められ、他の方法では、これを防ぎきれない場合
- ▶他の患者との人間関係を著しく損なう恐れがあるなど、その言動が患者の病状に著しく悪く影響する場合
- ▶身体合併症を有する患者について、検査、および処置などのため、隔離が必要な場合

■ 保護室へ隔離した患者の看護

1	▶患者に隔離の必要性がわかるように説明する
2	▶保護室への私物の持ち込みは禁止する
3	▶安全を確保するために、看護師は患者の状態を常時観察する
4	▶洗面、入浴など、患者の身体の清潔を保持する
5	▶掃除など、保護室内の衛生面に留意する ＊毎日、医師が少なくとも1回は診察する
6	▶患者を保護室から解放するときは医師の指示を受ける

止することを伝える。

ただし、私物には、眼鏡、コンタクトレンズ、義歯、指輪などが含まれ、その幅は広い。したがって、できれば、すべての私物を持ち込み禁止にするのではなく、医師の指示に従い、持ち込める私物を患者といっしょに確認しておく必要がある。

また、私物を預かる際には、患者が心配せずにすむよう、看護師は「○○さんの私物は、病院が責任をもって預かりますから」と説明したうえで、預かり書などの書面に、預かった私物の1つずつを患者の確認をとりながら記載し、個人用のロッカーに入れるなどの配慮をする。

保護室内での患者の行動への注意

精神的に混乱している患者にとって、保護室への隔離は、自分を守る安全な環境を確保したことを意味する。しかし、患者としては、安全を確実なものにするために、誰も保護室に入れないように、たとえば、ドアにベッドなどでバリケードを築く場合もある。

看護師は、室内でのこうした患者の行動に注意を払うだけでなく、患者の排泄物で室内が汚染されないように衛生状態にも留意することが重要である。

看護師が訪室するときの注意

看護師が患者に断りなく突然入室すると、患者を驚かせ、精神的混乱をまねきかねない。そのため、複数の看護師で対応することや、入室する際の取り決めを病棟全体で行い、それに基づいて対応することが望ましい。

それでも、看護師が保護室にいるとき、突発的に予測できない事態が起こることがある。たとえば、複数の看護師が関わる場合、鍵のかけ方の手違いで看護師が保護室内に閉じ込められる、突然患者が大声を出し、暴れ出すなどの問題も生じかねない。

したがって、看護師が1人で入室することはできるだけ避ける。また、看護師は患者よりも部屋の奥には入らないなどの注意深い行動が必要である。

なお、保護室から看護師が出るときには、患者に次の訪室時間を告げると言った配慮も重要である。

保護室から患者を解放する際のケア

患者の精神的混乱がある程度鎮静化し、患者を保護室から解放しても問題がなさそうだと判断したら、医師の指示に従って室外にいる時間を徐々に延長していく。たとえば、洗面や入浴時は15～30分間くらいの短時間とし、保護室を出るときは、最初は看護師が付き添う。そして、安全確保に留意しながら患者の状態の変化を見守りつつ、食事時間、あるいは半日、昼間だけ、1日と言ったように、段階を踏みながら慎重に解放する時間を延長していく。

保護室から解放すると、患者は多少なりとも外部からの刺激を受け、ストレスを感じるようになる。その刺激やストレスに対処できるか、注意深く観察していく。

完全に解放することが決まった後は、

- 隔離された原因となる症状の再発はないか
- 他患者との療養生活や病棟の規則に応じた生活行動、日常生活上のセルフケアができるか
- 夜間の睡眠状態はどうか

などを観察する。そして、医師の治療計画に沿って支援していく。

〔関根　正〕

看護師の患者さんとの接し方について考える

患者さんの訴えをどうとらえるか

痛みの訴えへの対応

　たとえば、患者さんが痛みを訴えてきたときに精神科ではどうするか。他科では比較的容易に鎮痛薬が処方されるだろう。しかし、精神科では他の診療科よりも鎮痛薬をすぐに出すことは少ない。

　これはなぜか。1つは依存の問題である。鎮痛薬のなかには薬への依存形成をもたらすものがある。はっきりした依存形成がなくとも、痛いからと続けざまに痛み止めを服用し、結局大量に飲んでしまう人がいることもまた事実である。また痛み止めの副作用も考えるべきである。本来なら我慢すべき程度の痛みを、あまり我慢しないで訴える人の場合に、少し待ってもらうほうがよい場合もある。

　しかし、これらはあくまでも一般論である。鎮痛薬に依存する人はそれほど多くはない。また痛みを我慢しないですぐに訴える人ばかりともかぎらない。むしろ我慢しすぎてしまう人もいる。

個別に対応することの重要性

　前述した例からは、要するに患者さんごとに個別に対応する必要があるということである。痛みによって精神的に不安定になりやすいAさんという人が痛みを訴えてきた場合にはすぐに鎮痛薬を出す必要があるし、鎮痛薬を飲みすぎてしまうことが多いBさんという人の場合には、少し待ってもらうことが必要である。すなわち、患者さんの個別性に合わせて対応するということである。

　これは当然労力を要する。Bさんは「どうしてAさんはすぐにもらえたのに、私はもらえないの」と訴えてくるかもしれない。そのとき、看護師はきちんと言葉を返せなければならない。

　同様なことが睡眠薬（眠剤）の場合にもいえる。患者さんが「眠れない」と追加眠剤を要求してきたときに、一律な対応ではなく個別性に合った対応ができているだろうか。「眠れない」という訴えがあったときに、すぐに追加眠剤を渡したほうがよい人と、なるべく渡さないほうがよい人がいる。そうした区別は日ごろの接触のなかで見えてくるものである。

　ここまで、一律な対応ではなく「個別的な対応を」と述べたので、ここでいくつか例を出しておこう（次頁事例参照）。

　ただしここにあげた例は、必ずしも一般化できない。なぜなら、他の患者さんに同じような対応をしたら有害となる可能性もあるからである。そういうところを、個別に判断しなければならない。だから「個別的対応」なのである。

精神科病院における患者さんの行動制限について

　病院では患者さんに対して種々の行動制限がある。それは治療上の制限であることも多いが、むしろ管理上の観点からなされている制限も非常に多い。

　たとえば、外出時間である。開放病棟で昼間の外出は自由であっても、夜間の外出は制限されているところが多い。夜間外出を認めると眠剤の効果で、どこで寝てしまうかわからない人はもちろん外出させないほうがよい。また、夜間せん妄のある人を夜外出させるのは危険である。これらの外出制限は治療の観点である。

　しかし、実際の医療現場ではこうした問題をもたない他の多くの人も一律に外出を制限していることが多い。「夜は外出などするものではない」という堅苦しい倫

> **事例**
>
> うつ病で入院してきたAさん。ある日病室のガラスを割った。ちょうどそのころ、境界性パーソナリティ障害でガラスを頻繁に割る入院中の人がいて、ガラスを割ったときには「患者さん自身に弁償してもらうほうが治療的なのではないか」という議論をしていたときだった。しかし、Aさんに対して「弁償してもらおう」という議論は一切出なかった。むしろ、「ガラスが割れただけですんで本当によかった」というのが大方の感想であった。それだけ、職員みんながAさんの自殺を心配していたのである。

> **事例**
>
> 退院しても病棟に上がり込んでくるBさん。病棟の出入りがあまりルーズなのは問題である。しかし、入院環境と社会生活とはあまりにギャップがありすぎる。デイケアなどはその間を埋める作用があるが、みんながデイケアに適応できるわけではない。Bさんの場合は退院し家族のもとに帰ったが、家族のいる場は安らげる場所ではなかった。何か問題があると病棟に逃げ込んできた。もう「退院したのですから」と病棟に入るのを拒否すると、今度は入院している患者の「面会」を口実に病棟に来る。スタッフが状況を理解し、ある程度受け入れることにした。Bさんは家族と問題が起きると病棟で少し休み、また自宅へ帰っていくという生活をしながら、徐々にいろいろな問題に対処する力をつけて言った。しばらくすると他に居場所もできて、ほとんど病棟へは来なくなった。

> **事例**
>
> 夜になると看護室に来ていろいろ話し出すCさん。もともと強い不眠があって、対人緊張も強いので、日中は他の患者さんとも職員ともほとんど話せない。「夜は寝るもの」という観点から「夜勤帯に看護室に入れないほうがよいのではないか」という意見もあったが、スタッフと話す関係をつくっていくなかで、日中も徐々に話ができる職員が増えてきて、人間関係が広がって言った。

理基準は、24時間コンビニエンスストアが街にあふれている昨今では必ずしも的を射ているとはいえない。そこで、「夜間帯は勤務者が少なく、事故があっても対処しにくいから」という理由をあげたとしたら、これは立派な管理的観点である。

筆者は管理的観点が絶対に駄目だと言っているのではない。管理的観点をできるかぎり減らすよう努めたうえで、残ってしまったものは、それが管理的観点であることをきちんと意識しておくべきであると言っているのである。

自己管理のしっかりした人が夜間外出を希望してきたときに、「○さんは大丈夫だと思うけど、○さんに許可を出すと、他の人も出さなければいけなくなってしまう。だから許可を出せないの」と答えて、外出を制限することもある。

私はこういう言い方は、1つの言い方としてあってもよいだろうと思う。管理的観点をオブラートに包み、事を荒立てないような言い方である。しかし、もし看護師がこれを本心から言っているのだとしたら、私は問題だと思う。なぜなら、これは人を個別にみていくことを放

棄した言い方だからである。

いずれにしても、病状その他で患者さんの行動の範囲を制限したり、広げたりすることは十分ありうることだし、またそれは的確に行うべきだと思う。

誤解のないように繰り返しておくが、私は「夜間の外出制限がいけない」と言っているのではない。管理的観点からそれが必要だと判断したのであれば、それは仕方がないと思うが、その際も、その制限が管理的観点から行われていることを「きちんと認識しておくべきである」と言っているのである。

精神科病院では治療と生活のバランスに配慮が必要である

精神科病院内で、病院の規則に従って生活できるようになることと、病気が軽快して退院し一定の社会生活が送れるようになることは必ずしも一致しない。むしろ矛盾する場合もある。社会生活にはある程度の自己主張が必要であるが、入院生活ではむしろ自己主張が弱いほうが歓迎される場合が多い。

こうした問題は、精神科病院が治療の場であると同時に、生活の場でもあることが大きく関与している。精神病院は本来治療の場であるべきだが、現実には長期入院や社会的入院の問題があり、場合によっては生涯を過ごす生活の場となっている。治療の場としての機能は、生活の場としての機能を損なうことがある。治療と生活にバランスよく配慮していかなければならない。

患者から何か要求がある場合、医療者は必ずしもその求めの通り行動するとはかぎらない。それはありうることだと、私は思う。しかし、「患者の要求を満たさない」という選択をした場合には、少なくともそれは治療的観点によるものか、管理的観点によるものか、その職員は明確に意識をしておくべきだと思う。そして、管理的観点による制限はできるかぎり減らしていくように努力し、残ったものはそれが管理的な視点からなされているものであることを認識しておくことが大切である。

医学・看護学がこれから構築していかなければならない課題

医学（精神医学を含む）も看護学も経験をもとにしてそれを理論化するという作業を通じて生まれ育ってきた経験科学である。これらは一定の妥当性を有しているものであるといえよう。しかし、医学にしても看護学にしても、患者の主観と必ずしも一致しない面をもっている。その責を、従来は「病識欠如」として、患者の側に負わせることで説明してきたが、経験科学の側がその態度を改める必要があることを、近年強く指摘されるようになってきた。その1つの例がインフォームド・コンセントに関する議論である。

医学も看護学も、患者の主観といかに「寄り添っていくか」という面において、不十分な点が多い。むしろ、それはこれから構築していかなければならない課題である。

患者の訴えにもう少し耳を傾け、自らのもつ経験科学、および姿勢に対する告発の声を聞くべきであろう。

最近は精神科看護関係の書籍や雑誌で、患者さんとの関わり方についての論述が多くみられるようになってきたように思う。ここにあげたのは筆者の視点にすぎない。願わくば、看護師1人ひとりがより多くの人の視点に接し、他の職場のスタッフとも交流し、自ら勉強しながら学会発表や論文投稿をしていくこと、こうしたことすべてが、患者さんとの接し方の視点を広げる作用を持ち、それがよりよい看護につながっていくのではないだろうか。

〔中島　直〕

＜参考文献＞
・浜田晋、広田伊蘇夫、松下正明、二宮冨美江編：改訂版精神医学と看護－症例を通して－．日本看護協会出版社、1982．

第2章 薬物療法、SST、作業療法の理解

I 精神科における薬物療法の理解
II SST（生活技能訓練）の理解
III 作業療法の理解

I 精神科における薬物療法の理解

ここからは精神科における薬物療法について述べる。ただし、ここでは、臨床上重要と思われる基礎的な事柄しかふれていないのですでにこうしたことに精通している人、最新の知見やもっとくわしいことを知りたい人には不満であろうが、ご容赦いただきたい。

看護師による薬の管理と副作用の早期発見の重要性

看護師が薬のことを知る意味

薬のことを勉強する視点において、看護師は医師とは違う。看護師は薬を「処方」するわけではないから、細かい量の調整に関する知識や、細かい異種の薬の相互作用などを知る必要はとりあえずないであろう。しかし、病棟において、服薬している患者と直接に接するのはおもに看護師であるから、以下の理由からも看護師が薬に関して知っていたほうがよいし、必要であると思う。

頓服薬の与薬の必要性の判断

病棟の看護勤務室や処置室に経口薬のストックがあって、看護師の判断で与薬することがある。多くの場合「○○が起こったときには××を」といった指示が主治医からあり、それに従って与薬することになっていると思う。看護師は患者から訴えがあったとき、患者がある特定の症状を呈したときの与薬の必要性やその薬がその症状に合っているかどうかの判断をしなければならない。

副作用の予防と早期発見

心電図異常や肝機能障害など、おもにデータでわかる副作用の判断は医師にまかせてもよいかもしれないが、錐体外路症状や便秘など、観察によってわかる副作用は看護師が発見することが圧倒的に多いだけに、看護師が薬の副作用を知っておくことは重要である。

特に精神科に入院している人のなかには、昏迷や滅裂のため自らの副作用症状を適切に自己表現できないこと

医師の薬の処方からわかること

医者と看護師が常に良好なコミュニケーションがとれており、患者の状態の評価や今後の方針について医師の見解が看護師に明確に伝わる環境であればよいが、そういう環境ばかりであるとはかぎらない。また、腕が悪いとは思われない医師のなかにも、自分の方針を看護師やコメディカルスタッフに明確に伝えるのが苦手な人もいる。

そうした場合でも、薬の処方は明確である。薬に関する知識があれば、その薬を処方した医師が、その患者さんをどう診て、どのように治療しようと思っていたのか、だいたい予測がつく。

筆者は、他の病院から紹介された患者さんを診る場合は、紹介状をまず処方から見る場合が多いが、これも同じ理由である。

言葉ではいくらでもあいまいに言ったり、書いたりできるが、薬の処方は明確でごまかしがきかない。医師の誤った判断もはっきりと見抜くことができる。たとえば、明らかに躁状態の人に、抗うつ薬を大量に出していれば、その医師が「誤った判断をしているのだ」ということがはっきりする。

がある。また逆に日ごろから訴えが多い人の場合、副作用症状の訴えがあっても看過されてしまうことがある。看護師が副作用について正確に知らなければ、これらに適切な対処はできない。

また、たとえば、イレウスや悪性症候群は発見が遅れれば、人の命の問題になりかねない副作用であるが、その予防や早期発見は看護師に負うところが大きい。副作用症状について知っておくことは、こうした事態を防ぐためにも重要である。

薬物療法の目的

精神科における薬物療法の主たる目的は、「対症療法である」といってよいであろう。そのときの症状に対して薬が使用される（原因に対する治療となっている可能性もあるが、ここでは詳述しない）。個々の薬剤の使用目的については後述するが、ここでも簡単に例示しておく。

たとえば、
①統合失調症の興奮に対しては、鎮静作用の強い抗精神病薬が使われ、幻覚や妄想に対してはそれを抑える抗精神病薬が用いられる。
②躁うつ病の躁状態に対しては抗躁作用をもつ気分安定薬や抗精神病薬が用いられ、うつ状態に対しては抗うつ薬などが用いられる。
③神経症の不安を和らげるために抗不安薬などが用い

「治療」とは何を目的として行われるのか

簡単なようでいて実は難しい。「病気を治す」、すなわち「病気になる前の元の状態に戻す」というのは、実は医学における治療全般のなかでもむしろ少ない。感染症治療のための抗菌薬の使用などは比較的それに近い。しかし、たとえば胃がんの患者から胃を全摘する手術は、「がんを治す」ともいえるが、「胃がんをもつ」という異常な個体を「胃をもたない個体」へと変化させるというものである。

解熱薬や鎮痛薬を用いるのは、病気を治すというよりも、そのときの症状を軽くするという治療である。

糖尿病や高血圧の治療は、病気を治すというより、放っておけば近い将来に起こりうる合併症をできるかぎり予防するためのものであり、いわば未来に向けての治療である。

quality of life（QOL）ということが言われて久しい。治療は「QOLを上げるために行われるのだ」と考えることもできよう。しかし、治療によって本当にQOLが上がっているのかどうか、深く検証してみると難しいことも多い。症状による苦しみを「副作用による苦しみに置き換えているだけではないのか」と思ってしまうこともあるし、抗精神病薬の長期の与薬によって惹起される遅発性ジスキネジアのような難治の副作用は、その可能性があるというだけでQOLを下げているともいえる。

第一、QOLを考える場合、生活上のことは人によって重きをおくものが千差万別であってしかるべきであって、医学などという人間の一面しかとらえないものが、その全体を視野に入れることができると考えることに問題がある。

特に精神科においては、必ずしも本人のためとはいえない「治療」が行われているという現状もある。本人よりも「周囲の人の保護のため」という側面である。「治療のため」というより「治安のため」ともいえる。問題なしとはいえないが、存在しているのが現実である。

このように「治療の目的とは何か」を一般的に語ろうとしても難しい。とりあえず私たちができることは、個別の患者の治療目的を忘れないことであろう。個々の患者を前にしたときに、その人に対してどのような治療が行われているのか、それはどういう目的で行われているのかということを常に意識しておくのである。これがなくなると、ただ「入院させているだけ」「薬を出しているだけ」になってしまうからである。

れる。
④各種疾患の不眠に対しては睡眠薬が用いられる。

薬物療法には、「予防」という目的がある場合もある。未来に向けての治療である。

たとえば、統合失調症で急性期の症状（著しい幻覚や妄想、精神運動興奮など）が去った後も薬物療法が継続されるのは、陰性症状（意欲低下、好褥など）に対する治療という意味合いもあるが、主として再発（急性期の症状が再び出現すること）の予防を目的としていることが多い。

躁うつ病に対して用いられる炭酸リチウムや、カルバマゼピンなどの気分安定薬（mood stabilizer）は、躁やうつといった、そのときの症状をやわらげると同時に、将来の躁や、うつを予防する効果もあるといわれている。

向精神薬の種類と使われ方

精神科領域における治療薬としての向精神薬の分類はいろいろ考えられるが、一応、この項で取り上げるような分類が一般的である。

なお、精神科の薬は"○○病"と診断される"病気"に対して用いられるというよりは、そのときの症状や、状態像（幻覚・妄想状態とか、躁状態とか）に対して用いられるという面が強い。たとえば、同じ統合失調症でも患者によって処方は異なるし、また同じ患者でも経過によって処方は違ってくる。逆に統合失調症に使われる薬がうつ病にも使われたりする。

さらに、通常は投薬によって副作用が生じたときは、その薬を止めるか、減らすのが大原則であるが、向精神薬の場合には、副作用が出たときに「副作用止めを出す」という形で対処する場合が多い。

向精神薬で、もう少し副作用の少ないものが出てくればこのあたりも変わってくるのであろうが、今後の課題である。

抗精神病薬

いわゆるメジャー・トランキライザーである。

1.作用

抗精神病薬の主作用は、3つに分類されることが多い。①鎮静作用、②抗精神病作用、③賦活作用

2.応用

抗精神病薬は非常に広く使われる。鎮静作用や抗精神病作用を利用し、統合失調症の幻覚・妄想状態や精神運動興奮状態にも使われるし、躁うつ病の躁状態の鎮静にも使われる。逆にうつ状態の焦燥感の緩和のためや、神経症などにも用いられる。

鎮静作用は催眠作用でもあるので、就寝前に用いられることも多い。

賦活作用を利用し、統合失調症の陰性症状、すなわち自閉や好褥傾向などの改善を目標として用いられることもあるが、これはいわゆる陽性症状（幻覚・妄想など）に対するほどの効果はない。

一生薬を飲まなければならないか

「精神疾患は治らないでしょうか」「一生薬を飲まないといけないのでしょうか」といった質問を受けることがよくある。これは一面では正しいが、一面では間違っている。

一生薬を飲まなければいけない人がいることは事実であるが、全部がそうだというわけではない。統合失調症、躁うつ病を含む気分障害、パーソナリティ障害（人格障害）、その他、すべての精神疾患で、状況や症状に応じて、薬物療法を終結できる可能性がある。

3.副作用

①錐体外路症状

抗精神病薬の副作用としては、第一に錐体外路症状があげられる。

錐体外路症状が出現する理由は、神経伝達物質（脳内の神経細胞同士で情報を伝える物質）であるドパミンとアセチルコリンのバランスで説明されることが多い（図1）。すなわち、健常者では、通常はドパミンとアセチルコリンはバランスがとれているが（図1の①）、パーキンソン病の人は、ドパミンが減少していてバランスが崩れているので、錐体外路症状が出現する（図1の②）。したがって、パーキンソン病患者には、L-ドパなどを処方しドパミンのほうを補充する。

一方、統合失調症の人は、ドパミンが亢進している（下図の③）。したがって、抗精神病薬は、抗ドパミン作用によってドパミンを低下させることで、症状を抑える効果を発揮するが、これが高じるとドパミンが不足して図1の②と同じバランスとなり、錐体外路症状が生じる。

以上は、かなり大雑把な説明であるが、理解にはひとまず助けになるだろう。

治療には、主として抗パーキンソン病薬が用いられるが、これについては63頁で述べる。

錐体外路症状とは、大雑把にいうと、協調運動障害と不随意運動である。協調運動とは、複数の動きが組み合わさった運動のことである。

たとえば、歩行は、両足関節、膝関節、股関節の動きや、体幹の保持がバランスよく組み合わさることで成立するという複雑な運動である。しかし、錐体外路症状が起こると、こうしたバランスがうまくとれなくなってぎこちなくなる。具体的な錐体外路症状で、代表的なものを以下にあげる。

[急性ジストニア]

抗精神病薬投与初期にあらわれる筋緊張の異常である。①首が横を向いてしまったり、後ろに倒れる、②顎が横にずれる、③舌が突出する、④身体が後ろに反ってしまう、⑤眼球が上転してしまったりする。

抗パーキンソン病薬が著効する場合が多く、早めに加療するほうが患者の苦しみの早期の軽減につながる。

[遅発性ジスキネジア]

不随意運動の一種で、主として舌や口唇、下顎が咀しゃく時のようなゆっくりした動きを示す。抗精神病薬の副作用のなかで最も恐れられているものの1つで、抗精神病薬を止めても長期的に持続する例がある。

[アカシジア]

日本語で書くと「静座不能」、すなわち落ち着い

■ 図1　錐体外路症状の出るメカニズム〔ドパミン（DA）とアセチルコリン（AC）のバランス〕

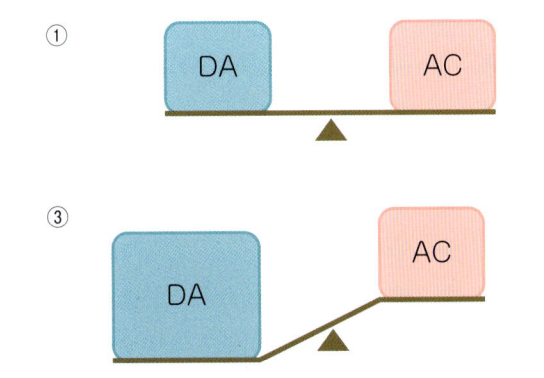

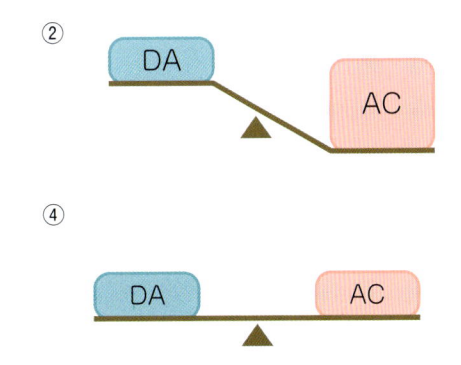

て座っていられない状態である。典型的には「足がムズムズして落ち着いていられない」という状態であるが、単に落ち着かない状態としてあらわれることも多く、元来の精神症状の悪さの反映なのか判断に苦しむこともある。

[パーキンソン症状]
振戦、寡動、前屈姿勢、小刻み歩行、突進性歩行などが生じる。

錐体外路症状の治療には、前述した通り、主として抗パーキンソン病薬が用いられる（抗パーキンソン病薬については、63頁参照）。

一般のパーキンソン病はL-ドーパなど、ドパミンを補充することによって治療することが多いが、統合失調症などによる錐体外路症状に対してドパミンを補う薬を使うと、幻覚や妄想など、精神症状が悪化することが多い。したがって、抗パーキンソン病薬のなかでも、アセチルコリンのほうを抑える抗コリン薬が主として用いられる。アセチルコリンを抑えることによって、上述のバランスを保つのである（図1の④）。抗コリン薬については、63頁で後述する

ただし、上記の副作用のうち、遅発性ジスキネジアだけは、一般に抗コリン薬を用いると、かえって悪化することが知られている。

遅発性ジスキネジアは、上述した錐体外路症状の出現機序と違う機序で生じることが推測されているが、これについては省略する。

②抗コリン作用による症状

抗精神病薬はドパミンを下げる作用があると前述したが、ドパミンに比べると弱いとはいえ、アセチルコリンも下げる作用がある。これを抗コリン作用という。

症状としては、口渇、鼻閉、尿閉、便秘、イレウス、眼症状などがあげられる。要するに消化管の活動や分泌活動を低下させるのである。

特に、口渇は多くみられる副作用で、これに対処する薬もあるが、効かない場合も多い。飴や頻繁に水分を摂ることで対処する人もいる。

精神科の入院患者で、いわゆる水中毒の人をみることがあり、この口渇との関係が指摘されている。こうした傾向のある人には、うがいや、氷をなめることで、口渇をやわらげさせることもある。

尿閉や便秘も注意が必要で、日々の排尿・排便のチェックは重要であり、見過ごすと重篤な事態をまねくことがある。

眼症状としては、ドライアイや調節障害が多く、また緑内障（特に閉塞隅角のもの）のある人には、その悪化をもたらすことがある。

また、特に高齢者などでは、せん妄などの意識障害を生じることがある。

③循環器症状

心電図異常もあるが、日々の看護上問題となるのは血圧低下と頻脈であろう。起立性低血圧を起こすこともある。伝導障害やブロックが生じ徐脈が起こることもある。

なお、こうした循環器症状は、向精神薬服用中の患者の突然死と関係があるといわれており、看護師がこうした症状に気づいたら、ただちに主治医に報告すべきである。

④悪性症候群

・意識障害
・筋強剛や嚥下障害などの錐体外路症状
・発熱、頻脈や異常発汗などの自律神経症状

を主たる症状とし、進行すれば熱がどんどん上昇し、筋崩壊が起こり腎不全に至る。さらに早期に発見し適切な治療を行われなければ、死に至ることがある。したがって、抗精神病薬服用中の発熱には注意が必要である。

⑤精神病後抑うつ

幻覚・妄想状態、精神運動興奮状態などの後に抑うつ状態となることがある。

ハロペリドールなどの抗幻覚作用の強い薬物で起こりやすい。急性の精神病状態の後の自殺と関係があるという指摘もある。

⑥糖脂質代謝異常

過食や体重増加が生じることがある。特に、後述する

非定型抗精神病薬で問題となったが、血糖値や中性脂肪値を上昇させ、糖尿病や脂質異常症にまで至ることがある。

⑦その他

眠気、肝障害、血中プロラクチンの上昇による無月経や、射精不全などの性機能障害、痙れん誘発作用など、種々の副作用がある。

4.抗精神病薬の種類

①定型抗精神病薬

近年は新しい抗精神病薬（非定型抗精神病薬、第2世代抗精神病薬）が第1選択で用いられることが多いが、便宜のため、まず旧来の抗精神病薬について述べる。

急性期に比較的よく使われるものでは、鎮静作用が強いクロルプロマジン（コントミン®、ウインタミン®。一般名を略して、CP、シーピーなどと呼ばれることもある）やレボメプロマジン（ヒルナミン®、レボトミン®、この場合も一般名を略してLP、エルピーなどと呼ばれたりもする）、あるいは抗精神病作用が強いハロペリドール（セレネース®）などがある。

副作用は、クロルプロマジンやレボメプロマジンは、循環器症状が強くあらわれ、ハロペリドールでは錐体外路症状が強く、かつ悪性症候群も起こしやすい。

ちなみに、催眠薬などとして用いられるベゲタミンA®、ベゲタミンB®というのは、クロルプロマジンとフェノバルビタール（睡眠薬の項、63頁で後述）、プロメタジン（抗パーキンソン病薬の項、63頁で後述）を別々の比率で混ぜた合剤である。

抗精神病薬は、全体としてはよく似た作用がある。しかし、個々の薬物を比較すると、ある種の作用が強く、他の作用が弱いか、ある副作用が強く他の副作用が弱いといった特徴をもつ。その1つの見方を提示したのが次頁の図のBobonの分類である。

これは、抗精神病薬の効果を、

①鎮静作用（AT）
②抗躁作用（AM：爽快気分を抑える作用）
③抗自閉作用（AA：陰性症状に対する作用）
④抗幻覚・妄想作用（AD）
⑤錐体外路性副作用（EP）
⑥循環器系副作用（AL）

の6つの要素に分け、それぞれを5段階で評価したものである。

②非定型抗精神病薬

脳の神経細胞相互の間の情報を伝達する神経伝達物質のうち、ドパミンを介して働く神経系の過剰活動が統合失調症における中心的な病態であるとの説が強い。

その根拠の1つは、クロルプロマジンやハロペリドールなどの強い抗ドパミン作用をもつ薬物が臨床的に効果を示すことである。

しかし、ドパミン系だけでは十分説明しきれないこともあり、ノルアドレナリン、セロトニンなどの関与や、それぞれの機能異常がもたらす症状が異なるのではないかとの考え方もある（図2）。

そこで、最近では抗ドパミン作用が比較的弱く、セロトニン系などに働く「非定型抗精神病薬」が、第1選択薬として用いられることが多い。

これには、

《本項における薬剤の表記方法》

薬の呼称には一般名と商品名がある。たとえば、クロルプロマジンは一般名で、その商品名がコントミン®とか、ウインタミン®である。論文や海外への紹介状を書くときは一般名が必要であるが、日常的な臨床では商品名のほうが圧倒的に有用であるから、とりあえずは勤務する病院で用いられている薬の商品名で勉強するのがよいであろう。

本項では、原則として、まず薬の一般名をカタカナ書きで、その後のかっこ内によく使われる商品名を記すこととした。

■ 図2　抗精神病薬の種類による特性（Bobon分類）（改）

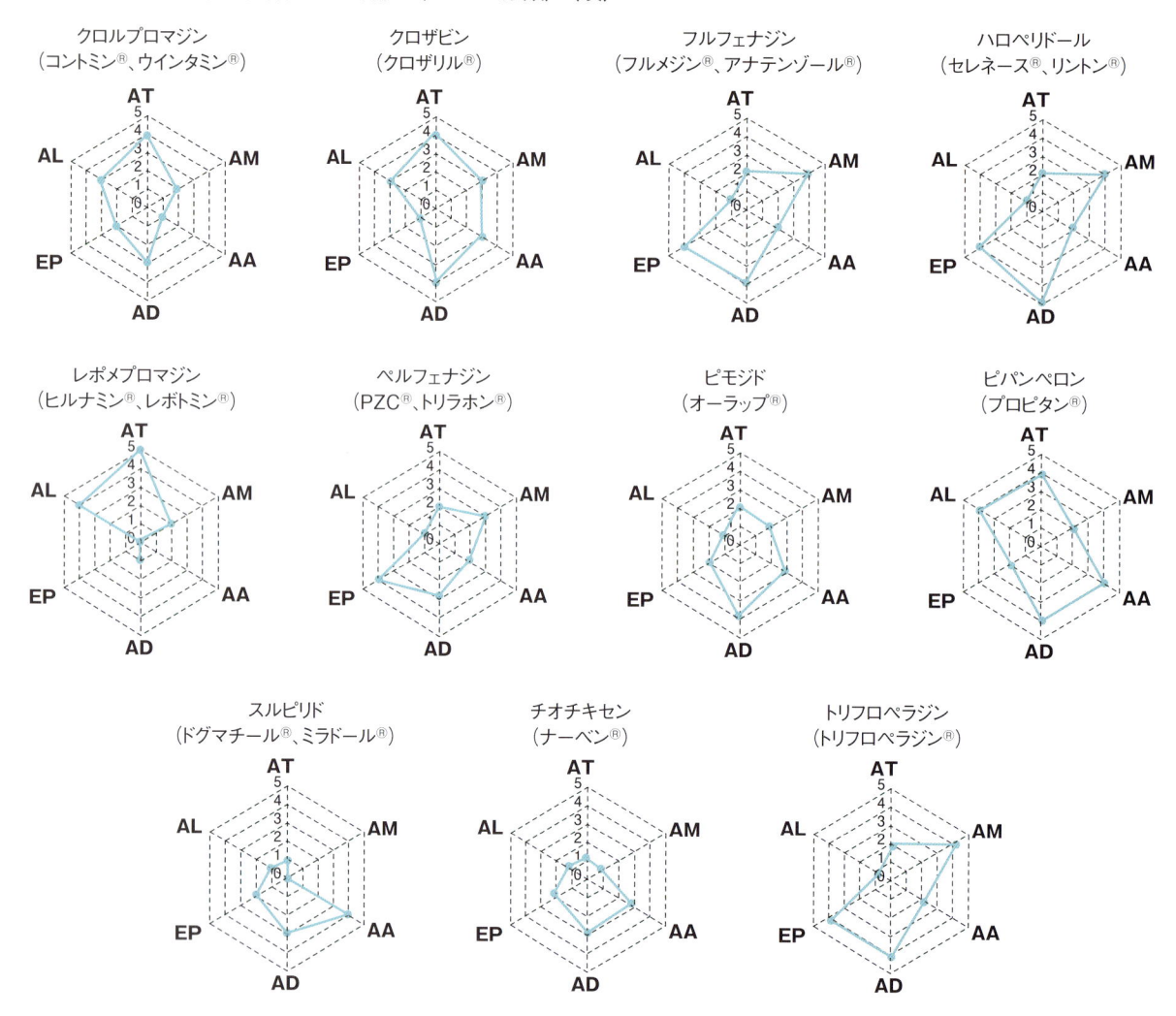

クロルプロマジン（コントミン®、ウインタミン®）
クロザピン（クロザリル®）
フルフェナジン（フルメジン®、アナテンゾール®）
ハロペリドール（セレネース®、リントン®）
レボメプロマジン（ヒルナミン®、レボトミン®）
ペルフェナジン（PZC®、トリラホン®）
ピモジド（オーラップ®）
ピパンペロン（プロピタン®）
スルピリド（ドグマチール®、ミラドール®）
チオチキセン（ナーベン®）
トリフロペラジン（トリフロペラジン®）

J. Bobon, et al.: A new comperative physiognomy of neuroleptica, Acta psychiat belg, 72, 542-554:1972.
J. Kelder: Prediction of the Bobon clinical profile of neuroleptics from animal pharmacological data, Psychopharmacology, 77, 140-145:1982.

- セロトニン系とドパミン系の両者に働くセロトニン－ドパミンアンタゴニスト（SDA）であるリスペリドン（リスパダール®）、パリペリドン（インヴェガ®）、ペロスピロン（ルーラン®）、およびブロナンセリン（ロナセン®）
- セロトニン系とドパミン系だけでなく多くの系列に作用するオランザピン（ジプレキサ®）、およびクエチアピン（セロクエル®）
- ドパミン系の単なる遮断だけではなく、安定化するとされるアリピプラゾール（エビリファイ®）

などがわが国でも商品化されている。

　これには、従来の抗精神病薬で十分改善しなかった例に対する効果が期待されており、また全般に錐体外路症状や過鎮静などの副作用が少ないとされているが、高血糖などの特徴的な副作用があることも指摘されている。

　また、最近認可されたクロザピン（クロザリル®）は治療抵抗性の統合失調症に有効とされている。しかし、無顆粒球症などの重篤な副作用があり、血液内科などと密接な連携がとれるなど、いくつかの要件を満たし、登録された医療機関においてのみ使用が可能となっている。

表1　抗精神病薬の作用機序と対応症状

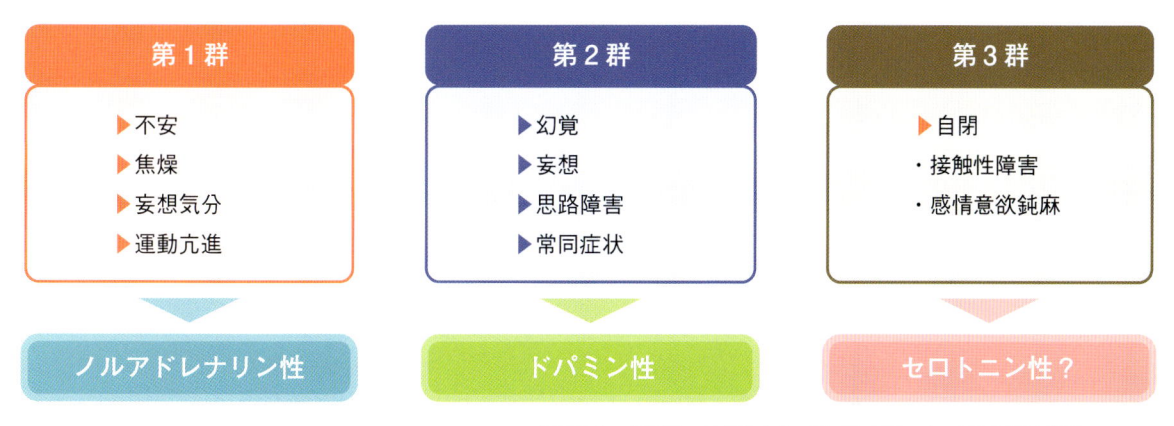

第1群	第2群	第3群
▶不安 ▶焦燥 ▶妄想気分 ▶運動亢進	▶幻覚 ▶妄想 ▶思路障害 ▶常同症状	▶自閉 ・接触性障害 ・感情意欲鈍麻
↓	↓	↓
ノルアドレナリン性	ドパミン性	セロトニン性？

渡辺昌祐、江原嵩：抗精神病薬の選び方と用い方、新興医学出版社、1984。

表2　おもな非定型抗精神病薬の特徴

リスペリドン	▶急性期治療に使いやすい、水薬・口腔内崩壊錠がある、比較的錐体外路症状が出やすい
オランザピン	▶急性期治療に使いやすい、口腔内崩壊錠がある、糖脂質代謝障害が出やすい
クエチアピン	▶錐体外路症状が少ない、血中プロラクチンの持続的上昇を起こさない、効果発現やや遅い、血圧低下や眠気が比較的多い
ペロスピロン	▶プロラクチン上昇が少ない
アリピプラゾール	▶錐体外路症状・抗コリン性副作用・糖脂質代謝異常・プロラクチン上昇が少ない、鎮静が非常に弱い
ブロナンセリン	▶錐体外路症状・糖脂質代謝異常・血圧低下・プロラクチン上昇が少ない、アカシジアが多い、鎮静が弱い
クロザピン	▶治療抵抗性の統合失調症に有効、無顆粒球症・心筋炎などの致死的な副作用がある

非定型抗精神病薬の特徴を表示しておく（表2）。

5.抗精神病薬の使われ方

近年は、非定型抗精神病薬の単剤投与（抗精神病薬は非定型抗精神病薬のどれか1種類のみで治療する）がよいとの意見も強いが、非定型抗精神病薬でうまくいかず、定型抗精神病薬で初めて改善が得られる事例があるとの意見もあり、また、2種類以上の抗精神病薬の併用も現実には少なくない。

定型抗精神病薬から非定型抗精神病薬への切り替え、抗精神病薬の種類数の減少などは推奨されているが、その過程で起こる種々の変化が、一過性のものか、本格的な症状悪化なのかの見極めが難しいことがある。

6.抗精神病薬の強さを示す指標

ここで、それぞれの抗精神病薬の強さを示す指標として、等価用量の一覧をあげておく（次頁、表3）。たとえば、この表では、クロルプロマジン100mgとハロペリドール2mgが同じ強さであることを示している。

抗精神病薬は作用に違いがあるため、簡単に「同じ強

さ」ということはできず、この値には、研究者によって若干の差異があるが、大まかな参考にすることはできる。

注射から経口薬へ、あるいはその逆の変更の際の参考にもなる。

表3　おもな抗精神病薬の等価換算表

《経口薬》

一般名	商品名	等価量
スルピリド	ドグマチール®、アビリット®、ミラドール®	200
スルトプリド	バルネチール®	200
ピパンペロン	プロピタン®	200
クロルプロマジン	コントミン®、ウインタミン®	100
レボメプロマジン	ヒルナミン®、レボトミン®	100
カルピプラミン	デフェクトン®	100
チアプリド	グラマリール®	100
オキシペルチン	ホーリット®	80
ゾテピン	ロドピン®	66
クエチアピン	セロクエル®	66
クロザピン	クロザリル®	50
クロカプラミン	クロフェクトン®	40
モサプラミン	クレミン®	33
プロペリシアジン	ニューレプチル®	20
プロクロルペラジン	ノバミン®	15
モペロン	ルバトレン®	12.5
ペルフェナジン	ピーゼットシー®、トリラホン®	10
ペロスピロン	ルーラン®	8
トリフロペラジン	トリフロペラジン®	5
ネモナプリド	エミレース®	4.5
ピモジド	オーラップ®	4
アリピプラゾール	エビリファイ®	4
ブロナンセリン	ロナセン®	4
チオチキセン	ナーベン®	3.3
オランザピン	ジプレキサ®	2.5
フルフェナジン	フルメジン®	2
ハロペリドール	セレネース®	2
ブロムペリドール	インプロメン®	2
チミペロン	トロペロン®	1.3
スピペロン	スピロピタン®	1
リスペリドン	リスパダール®	1
レセルピン	アポプロン®	0.15

《注射剤》

一般名	商品名	等価量
ハロペリドール（筋・静）	セレネース®	1
クロルプロマジン（筋）	コントミン®	33
レボメプロマジン（筋）	ヒルナミン®、レボトミン®	25
スルピリド（筋）	ドグマチール®	50
ペルフェナジン（筋）	ピーゼットシー®	2
プロクロルペラジン（筋）	ノバミン®	2.1
チミペロン（筋・静）	トロペロン®	0.19

《持続性注射剤（2週ごとに注射した場合）》

一般名	商品名	等価量
デカン酸ハロペリドール	ハロマンス®、ネオペリドール®	15
デカン酸フルフェナジン	フルデカシン®	7.5
リスペリドン	リスパダール コンスタ®	12.5

稲垣中、稲田俊也：新規抗精神病薬の等価換算（その5）Blonanserin。臨床精神薬理、11:887-890,2008
稲垣中、稲田俊也、藤井康男他：新規抗精神病薬の等価換算。星和書店、東京、1999
稲垣中、稲田俊也：抗精神病薬注射製剤の等価換算。臨床精神薬理、10:2373-2377,2007
ヤンセンファーマ株式会社：リスパダールコンスタ筋注用使用上の注意解説書。2009
稲垣中、稲田俊也：2006年版向精神薬等価換算。臨床精神薬理、9:1443-1447,2006

抗不安薬（睡眠薬を除く）

いわゆるマイナー・トランキライザーである。

1.作用

文字通り、抗不安作用が中心である。

2.応用

神経症レベルの不安に用いられることが多いが、統合失調症の患者の不安・焦燥に効果を示すこともあるし、鎮静目的で用いられることもある。

また、躁うつ病のうつ状態の人に不安・焦燥をやわらげる目的で使われることも多い。

3.副作用

筋弛緩・眠気・血圧低下などがある。特に、こうした副作用が強く現れるのは静脈注射の際で、特にジアゼパム（セルシン®、ホリゾン®など）は、鎮静や入眠の目的で静注されることがあるが、その注入の速度が速いと呼吸停止を引き起こすことがある。

したがって、静脈注射をした後は、入眠してもしばらく付き添い、呼吸状態、および血圧を観察し、呼吸停止があれば、刺激を加え、それでも呼吸が戻らないときは、ただちに補助呼吸を行わなければならない。

高齢者などの場合、経口投与でも筋弛緩作用によって転倒し、骨折をまねくこともある。また、脱抑制や依存性を起こすこともある。

急に与薬を止めると、離脱症状が起こることがあり、不安や不眠、ときには痙れん発作を誘発することもある。

4.抗不安薬の種類

抗不安薬の大半を占めるのは、ベンゾジアゼピン系と、チエノジアゼピン系である。

効き方は個人差が大きいが、おもな薬剤の作用時間と、作用の強さで分類した大まかな目安を表4に示す）。

また、ベンゾジアゼピン系でもチエノジアゼピン系でもなく、眠気が少なく、抗うつ作用があるタンドスピロン（セディール®）もある。これはセロトニン系の神経回路に作用するといわれている。

■ 表4　おもなベンゾジアゼピン系・チエノジアゼピン系抗不安薬の作用時間と強さ

		作用時間		
		長時間	中間型	短時間
作用の強さ	弱い	オキサゾラム（セレナール®）		クロチアゼパム（リーゼ®）
	中等度	クロルジアゼポキシド（コントール®、バランス®） ジアゼパム（セルシン®、ホリゾン®）	フルジアゼパム（エリスパン®）	アルプラゾラム（コンスタン®、ソラナックス®）
	強い	クロキサゾラム（セパゾン®、エナデール®） ロフラゼプ酸エチル（メイラックス®）	ブロマゼパム（レキソタン®、セニラン®） ロラゼパム（ワイパックス®）	エチゾラム（デパス®）

久保木富房ら：抗不安薬の選び方と使い方、新興医学出版社、1990。（改）

抗躁薬

抗躁薬の代表は、炭酸リチウム（リーマス®）である。元来抗てんかん薬であるカルバマゼピン（テグレトール®、テレスミン®）やバルプロ酸（デパケン®、バレリン®）、クロナゼパム（リボトリール®、ランドセン®）、ラモトリギン（ラミクタール®）にも抗躁作用がある。

1.作用

抗躁作用が中心的であるが、それのみでなく、気分安定薬としての作用、すなわち躁もうつもやわらげ、躁状態とうつ状態の波を小さくする作用がある。

2.応用

上記の作用の特性から、単に躁状態のときの与薬のみでなく、躁うつ病の患者に維持的に使われることが多い。本剤には抗うつ作用もあり、躁やうつの予防にもなる。また、躁うつ病のみでなく、たとえば、統合失調症でも気分が高揚するような病像を示す人に効果を示すことがある。

3.副作用

炭酸リチウムの副作用としては、振戦、下痢、嘔気、複視、腎障害、甲状腺機能障害などがある。

炭酸リチウムは有効投与量と危険量の間の幅が狭く、漫然と投与したり増量したりすると中毒域に達しやすいので、血中濃度を測定しながら与薬する場合が多い。

特に高齢者で腎機能が低下していることが予想される人や、体重の増減があった人などは、血中濃度の変動に注意しなければならない。大量服薬をしたときには最も危険な薬物の1つである。

その他の薬の副作用については抗てんかん薬の項、62頁で述べる。

抗うつ薬

1.作用

抗うつ薬には、抑うつ気分改善作用、抗不安・焦燥作用、意欲亢進・抑制除去作用の3つがあげられる。

2.応用

うつ状態に用いられることが多い。ただし、うつ状態といってもいろいろな状態があり、意欲だけが減退するようなうつ状態には意欲増進作用の強いものを使えばよいが、焦燥感が強く自殺念慮が強いような場合にそうしたものを使うと、これまで抑制されていた自殺を実行することがある。

俗にうつ症状が改善してきたときのほうが、自殺の危険が高まるといわれるが、このことはその1つの要因となると考えられる。

また、抗うつ薬によって、攻撃性が惹起されたということが問題とされたことがあるが、これも類似の作用によると思われる。

抗うつ薬は、一般的に経口では効果を示すまでに数日以上の期間を要することが多い。

焦燥感が強く、急速な効果を要する場合には、抗不安薬や抗精神病薬などを併用することがある。

うつ状態への速い効果を期待して抗うつ薬を点滴する場合もあるが、循環器症状などの副作用が出現しやすくなり、また、先に述べた抑制除去作用により、かえって自殺衝動などが高まる危険性があるので、点滴する場合には注意する必要がある。

また、使われるのは躁うつ病のみではない。たとえば、強迫神経症の強迫症状に抗うつ薬が効く場合があることが知られている。

3.副作用

抗コリン作用による症状や循環器症状は、抗精神病薬のところで述べたものがあてはまる。特にうつ状態の人はいろいろな変化を否定的にとらえ、悲観的になること

があるから、便秘や口渇など、自覚しやすい副作用は事前に説明するとともに使い始めてからも十分なフォローが必要である。

なお、循環器症状は大量服薬のときに問題となることがある。

抗うつ薬の副作用として躁転があるとの指摘もある。その兆しには注意が必要である。

4.抗うつ薬の種類

おもな抗うつ薬の作用特性を図3に示した。一番最初に表示したレボメプロマジンは、抗うつ薬ではなく抗精神病薬であり、参考として提示したものである。

抗うつ薬には、三環系、四環系、モノアミン酸化酵素阻害薬といった分類がある。

三環系（化学式で書くと3つの環状構造がある）には、トリミプラミン、アミトリプチリン、クロミプラミン、ロフェプラミン、イミプラミン、ノルトリプチリン、デシプラミンなどがある。

四環系には、ミアンセリン、マプロチリンがあり、一般に三環系と比べると、作用も副作用も弱い。

わが国唯一のモノアミン酸化酵素阻害薬であったサフラジンは、種々の副作用などのため、販売中止となっている。

従来、うつ病には、セロトニン、ノルアドレナリンなどの神経伝達物質の関与が示唆されてきたことから、近年、セロトニン選択的再取り込み阻害薬（SSRI）であるフルボキサミン（デプロメール®、ルボックス®）、パロキセチン（パキシル®）、セルトラリン（ジェイゾロフト®）などや、セロトニン・ノルアドレナリン選択的再取り込み阻害薬（SNRI）であるミルナシプラン（トレドミン®）、デュロキセチン（サインバルタ®）、ノルアドレナリン作動性・特異的セロトニン作動性抗うつ薬であるミルタザピン（リフレックス®、レメロン®）が使われるようになった。

いずれも、鎮静作用、および抗コリン作用が弱いので、それに基づく副作用が少ないという長所をもつ。

しかし、悪心・嘔吐、自殺、セロトニン症候群（錯乱、興奮、ミオクローヌスなどの症状を示す）、排尿困難などを起こすことがあるので注意が必要である。

■ 図3　抗うつ作用薬の効果スペクトル

薬剤	抗不安・焦燥作用	抑うつ気分改善作用	意欲亢進・抑制除去作用
レボメプロマジン（ヒルナミン®、レボトミン®）			
トリミプラミン（スルモンチール®）			
アミトリプチリン（トリプタノール®、ラントロン®）			
クロミプラミン（アナフラニール®）ロフェプラミン（アンプリット®）ミアンセリン（テトラミド®）			
マプロチリン（ルジオミール®）			
イミプラミン（トフラニール®、イミドール®）			
ノルトリプチリン（ノリトレン®）			
デシプラミン（パートフラン®）			
サフラジン（サフラ®）			

■ 抗不安・焦燥作用　■ 抑うつ気分改善作用
■ 意欲亢進・抑制除去作用

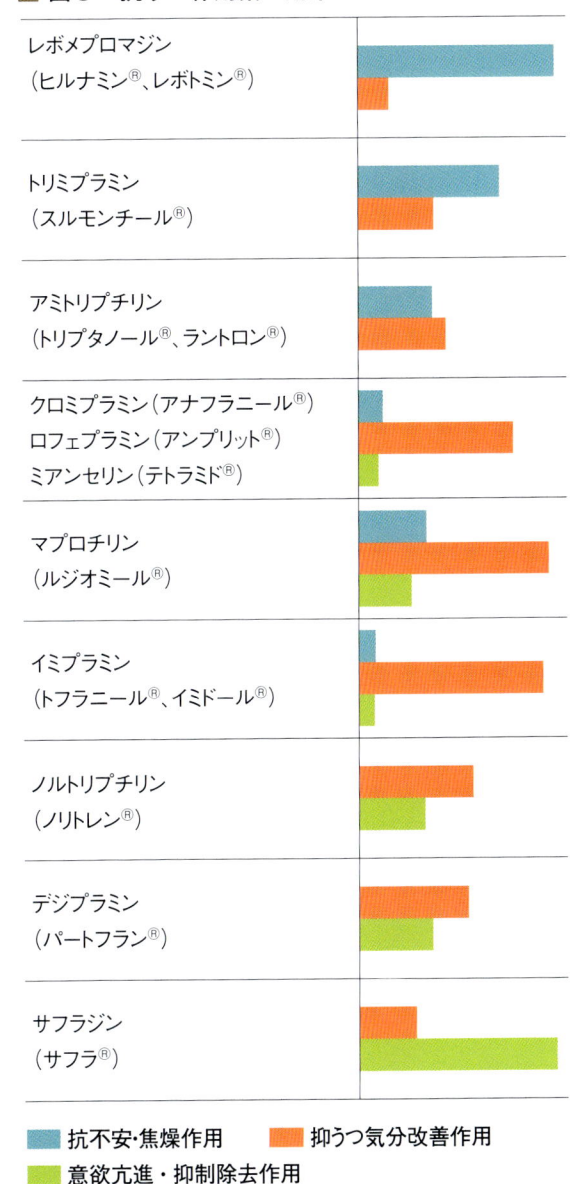

(Kielholz, P. (ed.) : The general practitioner and his depressed patients: a digest of up-to date knowledge. 高橋良監訳、JCPTD訳：一般医のためのうつ病診療の実際。医学書院、1982。一部改)

抗てんかん薬

1.作用・応用

　文字通り、てんかん発作を抑えるのが最も大きな目的である。しかし、近年抗てんかん薬（表5）の一部には、60頁の抗躁薬のところで述べた気分安定薬としての作用があることが明らかとなった。

　また、いわゆる躁うつ病でなくても気分・情動が短時間のうちに変わるような人や、ときに意識障害のような病像を示す非定型精神病の人に、抗てんかん薬が効果を示すことがありよく用いられる。

　発作が真にてんかん性のものか、てんかん発作だとしたら、どの薬を使うのかという点において、発作の様子は大きな参考になる。したがって、発作をみたときには、その対応をしながら観察することが必要である。観察ポイントについて、表6に示した。

2.副作用

　抗てんかん薬は表5に示したように種々の種類があり、それぞれ違った副作用を示す。

　全体としては、眠気やふらつきの副作用が強く、特に

■ 表5　抗てんかん薬の種類

一般名	商品名
フェノバルビタール	フェノバール®
プリミドン	プリミドン®
フェニトイン	アレビアチン®
	ヒダントール®
エトトイン	アクセノン®
トリメタジオン	ミノアレ®
スルチアム	オスポロット®
エトスクシミド	エピレオプチマル®
	ザロンチン®
アセチルフェネトライド	クランポール®
カルバマゼピン	テグレトール®
クロナゼパム	リボトリール®
	ランドセン®
クロバザム	マイスタン®
バルプロ酸	デパケン®
	バレリン®
	ハイセレニン®
ゾニサミド	エクセグラン®
ガバペンチン	ガバペン®
トピラマート	トピナ®
ラモトリギン	ラミクタール®
レベチラセタム	イーケプラ®

■ 表6　てんかん発作観察の要点

1	▶発作が起きた時間と状況、誘因になるものはなかったかどうか
2	▶意識障害の有無
3	▶痙れんがあった場合 　a. 身体のどこから始まったか 　b. 眼球や頭はどちらに向いていたか 　c. 四肢は突っ張り硬くなっていたか 　d. 四肢ががくがくとなったか 　e. 左右で差があったか
4	▶痙れんがない場合 　a. いつ 　b. 誰が 　c. なぜ、異変に気づいたか 　d. 行動の異常はあったか
5	▶発作の継続時間
6	▶身体の変化 　a. 顔色 　b. 唇の色 　c. 唾液が出ていたか
7	▶発作後の様子（眠ったか、手足に麻痺があったか、ぼんやりして歩き回ったかなど）
8	▶怪我の有無

日本てんかん協会ホームページ。
http://www.jea-net.jp/tenkan/hossa.html

カルバマゼピン（テグレトール®、テレスミン®）は投与開始後しばらくしてから酵素誘導で血中濃度が下がるので、通常量から開始すると初期にふらつきを生じることが多い。また、発疹を生じることも多いので、特に投与初期は皮膚症状に注意が必要である。

その他、骨代謝異常や、妊婦に対して用いたときの催奇形性などが問題となる。

抗パーキンソン病薬

1.作用・応用

精神科では、抗精神病薬投与の際に出現する錐体外路症状の治療・予防の目的で使われることが多い。

はっきりした症状が出ていなくても、抗精神病薬を使うときに最初から併用されることがあるが、これには批判もある。

なお、前述したように、錐体外路症状のなかでも遅発性ジスキネジアには無効か、ないしは悪化させてしまうことが多いため、あまり用いられない。

2.抗パーキンソン病薬の種類

抗パーキンソン病薬はいろいろ種類があるが、精神科領域でよく用いられるのはプロメタジン（ピレチア®、ヒベルナ®）、トリヘキシフェニジル（アーテン®、トレミン®）、ビペリデン（アキネトン®、タスモリン®）である。

前述したように、神経内科でみられるパーキンソン病によく用いられるL-ドーパは、精神症状の悪化を示すことがあるうえ、抗精神病薬によるパーキンソン症状には効果が少ないため、あまり用いられない。

精神科領域でよく用いられる抗パーキンソン病薬は、抗コリン作用を中心としたものである。

3.副作用

抗パーキンソン病薬は、副作用止めとして用いられるわけであるが、副作用止めにも副作用はある。

元来、抗コリン作用（抗精神病薬の項で既述）が強い薬物であるから、それによる症状はある。また、やや変わった症状として、依存症が生じることがある。

特に、ビペリデン（アキネトン®、タスモリン®）の筋注において生じることが多い。

当初、ジストニアやアカシジアの治療目的で、ビペリデンを筋注していたが、次第に患者からの要求が強まって問題となるという例がある。したがって、ビペリデンの筋注は慎重に行うべきである。

睡眠薬

1.作用

文字通り睡眠効果がある。

2.応用

単なる不眠症のみでなく、不眠症状を示す疾患一般に用いられる。

精神科の多くの疾患は、不眠を示すことから、統合失調症にも、躁うつ病にも、神経症にも広く用いられており、精神科通院・入院中の大半の人が睡眠薬を服用しているといっても過言ではない。

精神科のみでなく、他科でも、その症状によって二次的に不眠を示すような場合には、対症的に用いられたり、手術前の不安軽減に用いられたりする。

なお、急速に入眠させる目的で静注することもある。59頁の抗不安薬の項で、ジアゼパム（セルシン®、ホリゾン®）の静注について述べたが、フルニトラゼパム（サイレース®、ロヒプノール®）も、静注されることがある。

不眠が強い場合のほか、興奮している患者を急速に鎮静させる目的で用いられることが多い。

ジアゼパムの与薬時以上に、呼吸抑制や循環器系の副作用に注意が必要である。

3.睡眠薬の種類

強さと作用時間がポイントである。一般的にいうと、なかなか寝つけない人には作用時間が短いもの、途中で目が醒めてしまう人には作用時間が長いものが使われる（表7）。

①バルビツール酸系：ペントバルビタール、アモバルビタール、フェノバルビタールなどは、この順に作用時間は長くなる。

②ベンゾジアゼピン系：トリアゾラム、フルニトラゼパム、ニトラゼパム、フルラゼパムなど。これもこの順に作用時間は長くなる。

バルビツール酸系と比べると、副作用は弱いが、主作用も弱い。

③その他：ブロモバレリル尿素、ブロチゾラム、ゾピクロンなどがある。

比較的新しい2種類の睡眠薬について記す。クアゼパム（ドラール®）は、ベンゾジアゼピン系の睡眠薬であるが、生体内にあるベンゾジアゼピンⅠ受容体に選択的に作用するという特徴があり、筋弛緩の副作用が少ない。大量服薬でも比較的安全である。

また、ゾルピデム（マイスリー®）は、通常の睡眠薬では減らしてしまうことの多い深睡眠（脳波をとると遅い波がたくさん出ることから徐波睡眠と呼ばれる）を増やすといわれている。

さらに最近、メラトニン受容体に作用して睡眠の導入を促すラメルテオン（ロゼレム®）が発売された。

4.副作用

抗不安薬のところで触れた副作用はすべてありうる。すなわち筋弛緩、血圧低下、眠気、依存性などである。睡眠薬で酩酊状態を誘発することもある。

■ 表7　おもな睡眠薬と作用特性

系	一般名	商品名	強さ	作用時間
尿素系	ブロモバレリル尿素	ブロバリン®	弱	短
バルビツール酸系	アモバルビタール	イソミタール®	強	中
	フェノバルビタール	フェノバール®、リナーセン®	中	長
	ペントバルビタール	ラボナ®、ネンブタール注®	強	中
ベンゾジアゼピン系	ハロキサゾラム	ソメリン®	中	長
	フルラゼパム	ベノジール®、ダルメート®、インスミン®	弱	長
	ニトラゼパム	ネルボン®、ベンザリン®	中	中
	エスタゾラム	ユーロジン®	強	中
	フルニトラゼパム	サイレース®、ロヒプノール®	中	中
	リルマザホン	リスミー®	弱	短
	ロルメタゼパム	ロラメット®、エバミール®	中	短
	トリアゾラム	ハルシオン®	中	超短
	ミダゾラム	ドルミカム注®	強	超短
チエノジアゼピン系	エチゾラム	デパス®	弱	短
	ブロチゾラム	レンドルミン®	中	短
シクロピロロン系	ゾピクロン	アモバン®	中	超短

山口成良、佐野譲：睡眠障害－その診断と治療、新興医学出版社、1992。（改）

また、睡眠薬などの向精神薬の一部は睡眠時無呼吸症候群を悪化させる場合がある。

睡眠時無呼吸症候群も、熟眠障害などの睡眠障害という形であらわれることもあるから、そういう場合は、安易に睡眠薬を処方してはならない。

睡眠時無呼吸は、夜間の突然死の原因として考えられることがあるから、看護師としては、夜間巡視時にいびきの大きな人、時折、呼吸が止まる人がいたら、必ず主治医に報告しなければならない。

なお、睡眠薬は、自殺目的の大量服薬が問題となることがある。特にバルビツール酸系睡眠薬の大量服薬は、致死的となることが比較的多いので、呼吸・循環系の管理が必要となる。

抗認知症薬

1.作用

抗認知症薬は、脳代謝の賦活、神経伝達機能の促進、あるいは脳循環の改善によって、主として脳血管障害の後遺症である意欲低下、情緒障害を改善させることを目的としている。

2.副作用

個々の薬物で異なる。

3.抗認知症薬の種類

①アマンタジン（シンメトレル®）など、脳代謝改善薬
②ニセルゴリン（サアミオン®）、イフェンプロジル（セロクラール®）など、脳循環改善も兼ねるもの
③チトクロームC（チトレスト®）、アデノシン三リン酸二ナトリウム（アデホス®、ATP®）、ガンマ-アミノ酪酸（ガンマロン®）など、生体の脳内にすでに存在する活性物質を補うもの
④メクロフェノキサート（ルシドリール®）など、そのいずれにも属さないものがある。
⑤従来の薬は、認知症の中核症状の改善や、病勢の進行抑制はあまり期待できなかったが、最近これらに焦点を当てたものが商品化されている。

- ドネペジル（アリセプト®）は、アセチルコリンを分解するアセチルコリンエステラーゼを阻害して、アセチルコリンを相対的に増やす作用をもち、アルツハイマー型認知症の進行を抑える薬物として期待されている。アルツハイマー型認知症のほか、レビー小体型認知症にも用いられ、症状改善をもたらすこともある。
- ガランタミン（レミニール®）は、アセチルコリンエステラーゼを阻害するとともに、ニコチン性アセチルコリン受容体に対する増強作用をもつ。
- リバスチグミン（イクセロンパッチ®、リバスタッチパッチ®）は、アセチルコリンエステラーゼのみでなく、ブチリルコリンエステラーゼも阻害するもので、飲み薬ではなく貼付剤であるため、服用したかどうか、わからなくなってしまうことがない。
- メマンチン（メマリー®）は、NMDA受容体拮抗薬という、新しい機序の認知症進行抑制をもたらす薬である。

中枢刺激薬

1.作用

中枢神経の刺激作用があり、ナルコレプシーや多動障害に用いられる。

メチルフェニデート（リタリン®、コンサータ®）、ペモリン（ベタナミン®）、モダフィニル（モディオダール®）、アトモキセチン（ストラテラ®）などがある。

2.副作用

不眠、精神依存の形成、食欲低下などがある。

メチルフェニデートは、従来はうつ状態に多用され、それが乱用や安易な大量処方の問題につながったとして、現在その処方には登録が必要となった。

リタリン®はナルコレプシー、コンサータ®は若年の

注意欠陥多動性障害（ADHD）が適応で、現在はうつ病は適応症となっていない。

抗酒薬

1.種類

シアナミド（シアナマイド®）、ジスルフィラム（ノックビン®）などがある。

2.副作用

これらは、アルコールの代謝を抑制し、飲酒すると体内にアセトアルデヒドが蓄積して、顔面紅潮、悪心、めまいが生じ、不快となる。

アルコールを含む食品や飲料と併用すると、当然のごとく上記の不快症状が出現する。その他に皮膚症状、中枢神経症状などがある。

その他

β遮断薬であるプロプラノロール（インデラル®）や、交感神経中枢抑制薬であるクロニジン（カタプレス®）などは通常、向精神薬には分類されないが、抗不安作用を有し、心的外傷後ストレス障害（PTSD）などに用いられる。各種漢方薬も精神疾患に対して用いられる。

向精神薬の剤形と用い方

薬は多くの場合、錠剤と細粒ないし散剤が商品化されている。一部の薬では液状になっている内用液や注射液がある。

1.内用液

利点の大きな1つは飲みやすさで、アリピプラゾール液はその点が大きな推奨のポイントとなっている。

リスペリドン内用液は、それのみでなく、吸収や血中濃度の上昇が速いという特徴がある。血中濃度がピークに達するのは50分弱で、錠剤などに比べて20〜60分短い。そのため、頓用として用いられるほか、精神病の急性期の早い鎮静目的に使われる。

従来使用されていたハロペリドールの水薬は、頓用などとして用いられるほか、拒薬時に患者に気づかれないように服薬させる方法として、食事などに混ぜて用いられてきたが、これには倫理上の種々の問題も指摘されている。

非定型抗精神病薬では、近年、口の中に入れると溶けてそれを飲み込むことによって、服用できる口腔内崩壊錠が使われるようになっている。

プラセボの使用

プラセボ（偽薬）を使うことにも是非がある。不眠時に「眠れないので、追加眠剤をください」と言ってくる人の少なくとも一部はプラセボでも入眠できる。この場合、不要な副作用の予防をすることができる。しかし、結局プラセボに（もちろん本人はプラセボと知らないわけであるが）依存する人はあり、「○○というあの薬」といった形で依存してしまう人はいる。また、看護師のほうも、プラセボということで安易に与薬してしまう傾向は否定できない。

プラセボは説明なしの、ないしは嘘の説明に基づく投薬であるから、仮に患者の同意があったとしても、昨今よくいわれるインフォームド・コンセントの原則には反する。不用意にプラセボを使い、それが何かの理由で発覚したときは治療関係を損なうことになる。逆に適切な時期に適切な説明をすることによって、治療関係を進展させることができることもある。

その施設で、あるいはその患者ごとに、プラセボに関する原則は相談して定めておくべきである。

拒薬が強い患者にも服用させやすく、また維持療法でも、水なしで服用できる手軽さが評価されている。

2.注射剤

注射（筋注・静注・点滴）によって投与できるものもある。

抗精神病薬のレボメプロマジン、ハロペリドールなど、抗うつ薬のクロミプラミンなど、抗不安薬・睡眠薬のジアゼパム、フルニトラゼパムなどである。

これは、経口よりも速く効果を得ることに目的がある場合が多いが、点滴や注射をしたことによる心理的効果もある。

消化管疾患など、経口投与ができないときに用いられることもある。ただし、一般に経口よりも副作用が出やすいので注意が必要である。

3.デポ剤

服薬管理がうまくいかない人、拒薬のある人に、1回の筋注で長期間持続して効く特殊注射剤（デポ剤）を使用することもある。

従来用いられてきたのは、デカン酸ハロペリドール（ハロマンス®、ネオペリドール®）と、デカン酸フルフェナジン（フルデカシン®）であり、いずれも約4週間効果が持続する。

しかし、筋注そのものによる弊害や、局所の硬結などに加え、その薬による副作用が出現しても、ある期間は減量・除去ができないという欠点がある。イレウスや悪性症候群を起こしたときは深刻となる。

最近認可されたリスペリドンの持続性注射剤（リスパダール コンスタ®）は、現在わが国で使える唯一の非定型抗精神病薬のデポ剤であるが、注射し始めの3週間はまったく薬物が体内に流出しないという特徴がある。

頓服薬の効果、注射の効き目

頓服薬の効果は、単に薬効のみではない。飲んだということによる心理的効果が非常に大きい。

これは、種々の事柄に影響を受け、看護師の出すときの言葉1つでも変わってくる。

患者が被暗示性が強い人かどうかでも変わる。注射の効き目もこうした要素はあり、たとえば、ジアゼパム（セルシン®、ホリゾン®）の筋注は、同じ薬の経口よりも、血中濃度がピークに達するのが遅いといわれるが、効果は劇的にある場合が多い。

終わりに

医師だけが薬に関する知識をもっていればよいものではない。

たとえば、看護師は、日々の検温時に熱のある患者がいれば、熱があるということだけで対処したり、医師を呼んだりするのではなく、特に意識せずに咳は出ているか、鼻水は出ているか、痰はどうかなどを患者に聞くであろう。熱を出す最もポピュラーな疾患である風邪を念頭においているからである。

薬の副作用が予想される場合も同じである。たとえば、患者が「フラフラしている」というとき、医師が来る前に、ふらつきを生じる副作用をいくつか念頭において、眠気によるふらつきを疑って意識状態をチェックし、起立性低血圧を疑って血圧や脈をみたり、パーキンソン症状を疑って錐体外路症状が他に何か出ていないかチェックするなど、ということをすませておけば、患者への処置が圧倒的に早くできる。

そして、やはり大事なのは、医師との間のコミュニケーションであろう。

これがうまくいかないのは、医師の側にも責任があるが、その病棟ごとに日々の業務で生じたたことを、それぞれの立場からフィードバックし、今後に生かしていくことが必要だと思う。薬のことなどは、具体的で比較的話しやすい話題のはずである。

〔中島　直〕

Ⅱ SST（生活技能訓練）の理解

　SST（social skills training）は、アメリカのリバーマン（Liberman）によって提唱された精神障害者のリハビリテーションにおける1つのアプローチ法である。SSTは、わが国では「生活技能訓練」、あるいは「社会生活技能訓練」（小児の分野では「社会的スキル訓練」）と訳されている。

医療機関での取り組みの状況

　SSTは、精神科医療機関などを中心に各種の社会復帰施設、作業所など、多くの施設で実践されている。

　特に、1994（平成6）年に「入院生活技能訓練療法」として、診療報酬に組み込まれてからは、入院患者以外に精神科デイケアに通院中の外来患者へのSST実施が急激に増加した。

　現在、精神科領域では、リハビリテーション活動の一環として、看護師がSSTを実施する機会が多くなった。

SSTの目的と展開

　精神疾患をもつ人は、薬物療法や精神療法などで症状が改善した後でも、対人関係のぎこちなさのために、家族や友人、職場などで対人関係がうまくいかなかったり、日常生活の課題に対処する能力が低下しているために、自立した生活が妨げられたりすることが多い。SSTは、そういったことがストレスとなって症状の再発をまねくことを予防するための認知行動療法の1つとして位置づけられている。

　SSTでは、社会生活において、自立して円滑に生活するための技能を習得することを目的としている。

　「技能」とは、具体的には以下のものである。

・社会生活技能：対人関係（家族や近所の人との付き合い方、友人や職場の同僚との関係維持の仕方など）、仕事のみつけ方、職場での過ごし方など
・病気の自己管理技能：服薬や症状の自己管理など

[SSTの目標設定]

①長期目標：月単位～年単位（3か月ぐらいが適当）。患者が自分の生活を充実させるために、「本当はこういう生活をしたい」と願っていること。
②短期目標：長期目標を達成するために、1か月後に到達している必要のある課題。
③宿題：短期目標を具体化して毎回設定し、次のセッションの際に報告する。

　いずれも、患者自身が自分の考えで設定することが重要である。治療者は適切な目標が設定されるように援助する役割である。

[適切な目標設定の基準（よい目標と悪い目標）]

①前向きの目標。
②それを実行することによって何らかの効用が得られる可能性が高い（機能的目標）。
③実生活のなかでしばしば出会う場面に関連した目標。

[目標設定での注意点]

①具体的で、簡潔で、目的が限定されていること。
②他者の権利を侵害したり、まずい結果を生みそうなものでないこと。
③現実的であり達成可能なものであること。

対象

　SSTの対象は、コミュニケーションなどの生活技能が不足していることにより、社会生活に支障をきたした人である。

　医療の分野において、SSTの対象疾患は特に限定されていないが、実際には統合失調症やうつ病の患者が

多い。病前からの社会生活の貧しさや、陰性症状による対人関係の障害、社会的支援のネットワークの弱さ、QOLの貧困などが、SSTが必要とされる理由である。

グループの構成と所要時間

SSTは、メンバー（患者）1人にリーダー（治療者）1人という構成でも行うことができる。しかし、経験的に患者も治療者も複数で行うほうが楽しいし、より効果的である。

メンバーの人数は、1回のセッションの時間の長さに規定される。たとえば、1時間のセッションの場合は、4～8人、1人当たりの時間は10分前後が適当である。

治療者は、リーダー1人のほかに、サブリーダー1人か2人、その他にオブザーバー（記録者）が1人いるのが望ましい。

頻度、期間

訓練の頻度は、毎週最低1回は行う（リバーマンらは週2回を勧めている）。

期間は、目的によって（たとえば、就労面接に臨む前）、数か月間行う。

SSTの構成

SSTは、大まかには基本訓練モデルとモジュールから構成される。

基本訓練モデル

SSTでは、対人的行動を、相手から情報を受け取る技能（受信技能）、受け取った情報を理解し、対処の仕方を考える技能（処理技能）、そして相手に自分の情報を伝える技能（送信技能）の3要素に分け、それぞれの技能を訓練する。

そのうち、基本訓練モデルとは、コミュニケーションの際の送信技能を中心とした訓練である。

[ウォーミングアップ]

ウォーミングアップは、リーダーもメンバーもリラックスするための気軽なセッションである。

ウォーミングアップのためのゲームでは、身体を動かすことに重点をおくもの（例：フルーツバスケット、球回し）や、参加者間の交流に重点をおくもの（例：「にらめっこ」や「ジェスチャーゲーム」）などが利用できる。対人関係のトレーニングとしては「チャップリンの演説」や「人（他人）をほめる」などがある。

ウォーミングアップの内容は、SSTに参加するメンバーの状態や能力、参加期間などを考慮したうえで工夫する。

「ほめること」の重要性

①患者は、それまでの生活で挫折感をもっている。
②患者の多くはほめられた経験が乏しい。
③ほかの患者や自分自身がほめられることを通して、「自分もやってみようか」という気になる。
④実際に練習することを通して、生活技能が高まり、さらにほめられるチャンスが増える。

[ロールプレイ]

実生活に近い場面を再現して役割演技を行い、本人が気づいていない行動上の問題をみつけたり、行動を練習したりする。

①「安全な環境」での練習。
②「頭でわかる」だけでなく、行動できることが必要。
③ロールプレイで自信がつけば、実生活で試してみようという気になる（一般化）。

[ロールプレイによる技能練習の仕方]

①場面をつくる（誰を相手に、いつ、どこで、何をして、相手はどう反応して、結果はどうだったのか）。
②練習の際の相手を選び、本人と相手の言葉と態度を具体的にする。
③予行演習（トライラン）をする。
④正のフィードバックを与える。
⑤改善点を提示する。
⑥モデル行動を示す（モデリング）。
⑦再演する。

・促し（プロンプティング）：よいやり方を促す。

- コーチング：よいやり方を指導し教育する。
- 行動形成（シェーピング）：1つずつ練習する。

⑧実生活場面における練習を計画し、宿題として具体化する。
⑨宿題カードに宿題を書き込む。

モジュール

モジュール（module）とは、「慢性の精神疾患をもつ人が、自立した生活を送るために必要な社会生活上の技能を、課題領域ごとに学習パッケージ」としてまとめ

■ 4つのモジュールの内容

モジュール	服薬自己管理	症状自己管理	基本会話	余暇の過ごし方
目的	▶地域で自立して安定した生活を送るためには、服薬を上手に自己管理できることが必要である。	▶再発を防止するために自分の再発の注意サインを自覚して、それがあらわれたときに医療機関に適切に援助を求めるなどの行動がとれることが必要である。	▶家族や友人、近隣の人々との人間関係も円滑になることが望まれる。	▶余暇の時間を上手に使って、自分なりに充実した毎日を送れることも重要になる。
技能領域1	▶抗精神病薬について知る	▶再発の注意サインをみつける	▶言語的コミュニケーションと非言語的コミュニケーション	▶レクリエーションの効果を明確にする
技能領域2	▶正確な自己服薬と評価の仕方を知る	▶注意サインを管理する	▶会話を始める	▶レクリエーションに関する情報収集
技能領域3	▶薬の副作用を見分ける	▶持続症状に対処する	▶会話を続ける	▶レクリエーションに必要なものを明確にする
技能領域4	▶服薬に関する相談	▶アルコールや覚醒剤、麻薬などの使用を避ける	▶会話をスムーズに終える	▶レクリエーションの評価・継続
技能領域5	▶持効性注射剤（デポ剤）の利用		▶これまでのまとめ	

※「服薬自己管理」モジュール技能領域域5：デポ剤の適応と考えられる患者が、デポ剤の意義や効用を理解し、予想される副作用に対処できるように補足として作成されたものである。

※各技能領域はそれぞれ以下の7つの段階からなる学習活動がある。
　①技能領域の紹介　②ビデオと質疑応答　③ロールプレイ　④資源の利用　⑤派生する問題　⑥実地練習　⑦宿題

たものである。

その特徴は、従来、治療者から説明をされることがまれであった、「薬の副作用」や「再発の徴候」などの情報を、患者自身が知識として吸収できるように工夫されており、生活上のさまざまな問題への対処技能を高められるように配慮されている。

各モジュールは「問題解決（problem solving）」と「社会資源の積極的利用」という共通の方針で構成されている。これは、自立生活技能（SILS）プログラムの1つであり、現在、日本語版が作成されているモジュールは、服薬自己管理モジュール、症状自己管理モジュール、基本会話モジュール、余暇の過ごし方モジュール、それに地域生活への再参加プログラムである。

SSTと集団活動、生活場面

SSTは、その訓練場面だけで効果を上げようとしているものではない。

ゆえに、訓練場面で練習したことを宿題としてもち帰って、試しているうちにようやく身につくものである。したがって、課題（宿題）をもち帰る日常生活の内容が乏しい場合には、効果はあまり期待できないことになる。

通院している場合は、社会や家庭との接点が比較的多く、課題を実践する場が確保されるが、入院患者は、日常生活の中心場面が病院内となるため、課題実践の場がおのずと制限されてしまう。また、病棟内の対人交流は、ごく少数の特定の職員や患者に限定されがちである。

SSTの効果を上げるためには、「課題実践の場の充実」が必要となるのである。たとえば、集団精神療法や、作業療法（スポーツ、病棟行事などのレクリエーションも含む）など、別の集団活動と並行させるのも、1つの方法である。また、外出、外泊の機会を有効に利用する。

つまり「入院生活技能訓練療法」を実施する場合、もう一方において、患者の日常生活の内容を豊富にする工夫が大切である。

まとめ

精神科領域において、「SST」が普及した要因としては、まず、精神科におけるリハビリテーションの概念が広がる時期と一致したことが一番に考えられる。

また、精神科領域は他科に比べ、「患者とこう関われば、よくなる」という、はっきりとした手応えを得ることが少ない。そのようなとき、SSTのストレス−脆弱性−対処技術モデル、あるいは受信技能、処理技能、送信技能など、体系化した理論があると、心強い感じになるかもしれない。

さらに、リバーマンは「精神障害者の集団と1年以上接した経験があれば、約8時間のトレーニングを受けることでリーダーになれる」としている。看護師や作業療法士を養成する期間や、各種心理検査、心理療法をマスターする期間を比較すると、かなりの短時間で手法を習得できるといえる。

とはいえ、SSTは万能ではない。あくまでも、総合的なリハビリテーション計画（たとえば、適切な薬物治療、治療者との安定した治療関係、家族や地域の受け入れ体制、職業・住居の確保など）のもとに行われるとき、最も効果をあらわすのである。SST単独で患者を癒すことはできないことを、忘れないようにすることが大切である。

〔堀田英樹〕

III 作業療法の理解

作業療法とは

　作業療法士は、1965（昭和40）年に制定された「理学療法士及び作業療法士法」により、国家資格に定められた医療職である。この法のなかで、作業療法は、「身体または精神に障害あるものに対し、主としてその応用的動作能力、または社会的適応能力の回復を図るため、手芸、工作、その他の作業を行わせることをいう」と定義されている。

　精神科における作業療法は、患者のさまざまな精神症状のなかで、何が生活の障害になっているかを把握し、どのようにしたら患者が現在の状況を受け入れ、どのように障害を克服し、より自立的な生活を営んでいけるのか、その方法をさまざまな症状をもちながら作業を体験することで、患者が自分なりの社会適応方法を身につけられるように、作業療法士が作業を組み立て、患者と関わっていく治療法の1つである。

作業療法の治療法としての評価

　精神科における治療の三本柱は、薬物療法、精神療法、作業療法といわれている。

　作業療法の治療効果は、経験的に説明されてきた。たとえば、「病室で自閉的な生活をしていた患者を作業療法に導入したら、活動的になった」とか、幻覚、妄想に悩まされていた患者から、「作業中は、気分が落ち着きます」と聞くことがある。しかし、このようなことが、なぜ起こるのかについては、今なお不明な部分が多い。

　いずれにしても、作業療法は精神医学にのっとった治療である。したがって、厳密に行われる必要があり、評価、および治療効果に関しては客観的なエビデンスが求められる。つまり、精神科作業療法が「治療」であるためには、精神医学的な根拠のある評価と治療を行い、その効果を示していく必要があると考える。

　また、そのことによって、精神科医療に携わる関係者の作業療法に対する理解が深まるのではと考えられる。

作業療法の導入

　作業療法は、医師からの処方箋が提出されてから開始される。作業療法士は、患者の評価を行い、他職種から得た情報を踏まえて作業療法の進め方を計画する。

　作業療法士は、患者が作業体験を通して社会に適応するための自分なりの方法を身につけることができるように作業を組み立て、作業を媒介として患者と関わっていく。

作業種目

　作業療法において、最も重要な治療道具は「作業」（activity）である。作業療法で用いられる手段には、織物、木工、革細工、金工、陶芸、絵画などの手工芸を中心とし、調理、清掃などの日常生活活動、各種ゲームなどがある。

　作業種目は、基本的に作業療法士が選択するものであり、患者の希望が優先されるものではない。患者の希望と種目が一致している場合であっても、それは作業療法士が治療目的に適合すると判断して選択された結果によるものである。

　患者の希望を優先することは、一見、患者の意思を尊重しているようである。しかし、現実には、患者が作業療法に出てこなくなるケースも少なくない。

　この理由としては、患者が希望した作業が、そのときの患者の状態に適していないことが考えられる。患者は自分の能力低下に直面させられたり予想したような結果

■ 作業療法で用いられる手段の例（作業療法士協会）

各種作業活動	感覚・運動活動 （準備活動含む）	▶物理的な感覚・運動刺激 ▶ブランコ、滑り台、トランポリン、スクーターボード、サンディングボート、プラスチックパテ、その他の感覚・運動遊び ▶ゲートボール、風船バレー、ダンス、体操、その他の軽スポーツ活動 ▶その他
	生活活動	▶食事、更衣、排泄、入浴、整容、衛生などのセルフケア ▶起居、移動、移乗、物品・道具・遊具の操作 ▶家事、安全、金銭の自己管理を含む生活維持管理活動 ▶コミュニケーション ▶その他
	制作・表現活動 （準備活動含む）	▶革細工、木工、陶芸、編み物、モザイク、籐細工、はり絵などの手工芸 ▶絵画、音楽、写真、書道、生け花、茶道、俳句・川柳などの芸術活動 ▶囲碁、将棋、ペグボード、訓練用プラスチックコーンなどの各種ゲーム ▶花壇作り、菜園作りなどの園芸 ▶その他
	仕事・学習活動	▶書字、計算、ワードプロセッサ、コンピュータ ▶生活圏拡大活動 ▶各種社会資源の利用 ▶公共交通機関の利用、一般交通手段の利用 ▶その他
用具の提供、環境整備		▶自助具、スプリント、義肢、装具、福祉用具などの考案・作製・適合 ▶住宅など生活環境の整備、指導 ▶その他
相談・指導・調整		▶家庭内関係相談・指導・調整 ▶職場内関係相談・指導・調整 ▶母親・家族相談・指導 ▶住宅改善相談・指導 ▶その他

を得られなかったりして作業を行うことが嫌になってしまう。こういうことを一度経験すると、立ち直るのに大変時間がかかる。

一般的には、患者の状態に合っており、かつ各作業療法士が扱い慣れている作業を選択する。

また、スポーツ、料理、病棟行事、農作業などを含めた集団活動（レクリエーション）を作業療法として実施する場合、参加者は複数であっても作業療法は「患者1人ひとり」を個別に評価している。

また、集団を構成する患者の能力が同程度でない条件で、参加者全員に同種目の活動を行ってもらうことは、能力の低い人が脱落したり、能力の高い人が集団に不満を抱いたりするなどのリスクがある。したがって、作業療法士は活動の進め方を慎重に調整している。

作業の場（作業療法室）

作業療法室の作業環境をよくすることは、作業療法士の大切な責務の1つである。患者にとって作業しやすい環境を提供することは、患者の作業効率や安全性を高めるうえでとても重要だからである。

よい作業環境の条件としては、広い作業空間の確保、適切な室内温度や照度、騒音対策、用具、工具、作業材料の充実、室内移動を考慮した器具配置、患者にとってわかりやすい道具の収納などがあげられる。

作業療法室の安全管理面では、自殺企図や盗癖のある患者に対応するため、作業療法士は刃物や備品などの管理に注意している。したがって、看護師が作業療法室を作業療法士の許可なく患者に使用させてはならない。

作業場面での作業療法士の視点

以前、筆者が所属して病院で、看護師から「作業療法士さんって、手芸教室の先生みたいね」と言われたことがある。

作業場面は一見すると、患者が好きな作業をし、作業療法士は患者がわからないところを何となく指導しているように見えるのかもしれない。

作業療法士が患者と接するときの基本的な姿勢は、作業方法と作業技術を患者に十分に伝え、完全にできると確認した時点で後ろに下がり、後は自由に作業を続けられるように配慮する。そして、作業療法士は、余計なことを言わず、作業中の患者にさりげなく注意を傾け、患者から作業方法や技術について質問、自分の作業に対する確認などがある場合だけ、治療目的に応じて適切に対応していくのである。

作業療法士の精神症状のとらえ方

作業療法士は、作業場面における患者の「行動」や「言動」を中心に評価し、問題点となる行動をどのようにすれば改善できるかを考える。たとえば、幻覚・妄想などの精神症状が患者自身の負担になっていない場合は、改善すべき問題点として取り上げることはない。

したがって、作業は、作業効率が高く、間違いもなく、何ら問題を生じない患者が、休憩時間や手を休めているときに、幻聴を聞いていたり他者に自分の妄想を話したりしていても、作業療法では問題として取り上げることはない。

また、幻聴がひどく、絶えず悩まされている患者でも、作業することで少しでも幻聴に悩まされない時間をもてるならば、そのことを第一の目標にして作業療法に導入するのである。

患者の社会復帰と作業療法

作業療法士と患者との関わりの基本は、作業場面が主である。よって作業場面以外の情報は、医師、看護師、心理療法士、精神保健福祉士などから収集することになる。

特に回復期に入り、社会復帰に向けての準備段階になったときは、各医療職が連携し、お互いがもっている情報をできるだけ早期に持ち寄って、カンファレンスを開き、以後の方針を確立することが重要になってくる。その際、作業療法士は、患者の社会復帰に役立つような情報として、患者の作業場面における行動を他の医療職に伝える。

作業療法士と看護師との連携

看護の役割について、砂原茂一は「看護師の仕事の最も大きな部分は、患者の身の回りの世話であり、患者を安楽にすることだといわれるが、それは患者あるいは障害者の現在の生活が支障なく快適に営まれるためだけの世話、援助であってはならないはずであって、障害がいっそう進行しないような、さらには将来の日常生活、社会生活のための能力ができるだけ完全に回復することを目指しての世話、援助であるべきであるから、看護師の仕事は、本来きわめてリハビリテーション的なものでなくてはならない」と述べている。

作業療法士も、まさにこの「リハビリテーション」の観点から精神科看護を理解している。

たとえば、作業療法を導入した初期の段階で、看護師から「作業療法に出したら患者の状態が悪くなった」と言われることがある。これは、これまで静かに何もせずに病室に引きこもっていた患者に作業療法を導入し、行動を高めようとした結果であって、患者の抱えていた精神症状が表立ったことによると考えられている。そのため、ときに問題行動が生じることもある。

その際、看護師は、「作業に出すのをやめよう」「作業なんて役に立たない」などと考えず、患者の病棟での様子と、作業場面での様子などの情報を作業療法士と交換してもらいたい。

また、作業療法の時間とケアの時間が重なったとき、たとえば、入浴時間と作業療法の時間が重なったりすると、患者によっては混乱の原因となる。そうしたことが起こらないように、あらかじめ、主治医、看護師、作業療法士の三者でスケジュールの調節をしておくことが必要であろう。

看護師から作業療法士への情報の提供

作業療法士は、患者の現在の精神状態や病棟での様子、日常生活活動（食事、排泄、整容など）の自立度などについて、看護師から情報を収集して作業療法の進め方を検討する。ことに、作業場面での患者の様子が変化し、その原因を理解しようとするときには「看護記録」が重要な情報源となる。

また、患者の変化に関する情報を事前に得ていなかったり、情報を得ていても変化に関する原因の見当がつかない場合には、作業終了後に「看護記録」から数日間の状態を調べたり、病棟内での様子を看護師に直接尋ねたりして、その原因を探ることになる。

さらに、薬物療法の変化やバイタルサインに関する情報も看護師に提供してもらうことになる。作業療法士は、これらの情報を総合的に検討したうえで、今後の対応を判断するのである。

[具体例]いつもは終了時間がくるまで作業をしていた患者が「今日は身体がだるくて眠いんですけど」と言って作業を中断するときがある。こうした場合、作業療法士が、看護師との毎朝の「引き継ぎ」や「看護記録」などから、患者の変化の見当がついた場合は「今日は熱があるみたいだから、休んだほうがいいよ」「お薬の副作用だから、もう少し頑張ってみて」など、その場で対応が可能となる。

作業療法士から看護師への情報の提供

作業療法士から看護師に伝える情報は、患者の作業場面での様子や行動が中心となる。その内容は、経時的な関わりのなかで、総合的に判断したものである。作業場面でみられた微妙な変化が、少し遅れて病棟生活に影響を及ぼすことも多いので、看護する際は、ぜひ参考にしてもらいたい。

また、作業場面での患者の行動は、病棟生活で見せる行動と異なることが多い。たとえば、病室では焦燥的表情しか見せず、臥床しがちな患者が、作業時間になると「えっ、この人がこんなことまでできるの」と思えるくらい意欲的になったり、穏やかな表情になることがある。

看護師は、作業療法士から作業場面での様子を話してもらうことで、病棟生活で観察した状況とは異なる視点で、患者を理解できるかもしれない。

作業場面における看護師に求めたいこと

一部の医学書や看護学書に作業療法の目的は、対人関係の訓練と書いたものがある。そのため、それを読んだのであろう看護師が、作業場面で患者に一生懸命に働きかけることがある。

しかし、作業場面では患者の特徴を把握したうえで、その場の雰囲気に応じた柔軟な関わりをすることが求められる。

具体例（1）

患者が眉間にしわを寄せて黙々と作業を進め、他の患者とまったく話もしない場面に、看護師が来たとしよう。そこで看護師が、「何か、雰囲気が暗いわね。もっと明るくやりましょうよ。パッとね」と言い、患者に話

しかけたりすることがある。このようなことは避けていただきたい。

作業の場面は作業療法士にまかせ、看護師は患者にさりげなく注意を傾けている状態が望ましい。

ちなみに、作業場面の対人交流に関しては、その場所や作業に慣れれば自然に始まることが多い。

具体例（2）

病的な体験にとらわれたために作業が中断している患者は、一見すると作業を忘れてしまったか、やる気がないように見えることがある。これに対し、看護師が「ここは〇〇のようにするのよ」と話しかけたり、「もう少し頑張って」と励ましたりすることがある。

しかし、このようなときには、患者は自分の問題を解決する重要な岐路にさしかかっている場面なので、むやみに声をかけたりせず、患者が作業に集中できるように静かに見守ってほしい。

具体例（3）

患者は、看護師がそばにいるだけで、緊張し、作業に集中できなくなったりするので、患者のそばに立ったり、長時間にわたって作業をのぞき込むといったことはしないでほしい。

集団活動の運営と作業療法士の関わり

作業療法士が集団活動を選択した場合、患者に期待できる点をいくつかあげてみる。

●定期的な働きかけがしやすい

勤務時間が不規則な看護師に比べ、決まった曜日や時間に継続的な活動をしやすいことがあげられる。

また、他職種間、職員－患者間の集団活動に関する情報が集約されやすい立場にある。

●第三者的な存在である

身体面のケア、病棟内での援助など、患者の日常生活に密着した関わりが求められる看護師に比べ、作業療法士には、よりフォーマルな関わりが期待できる。

●集団活動のレパートリーが豊富

集団を構成する参加者の能力に応じた活動を提供できる。

スポーツ、病棟行事などの集団活動（レクリエーション）を運営する際は、各施設での作業療法士の人数がおおむね1～数名と少人数なため、看護師をはじめとする他の職種との連携が必要となってくる。

集団活動のあり方については、グループを担当する職員同士で話し合って、活動の目的、意義、業務分担などについて、共通の認識をもつことが大切であることを強調しておきたい。

地域生活者支援と作業療法士の役割

今、地域の生活者支援を巡って、作業療法士を活用しようという論議が、各方面で活発に行われている。また、精神科訪問看護に作業療法士が同伴する機会も増え始め、実際に地域で活躍する作業療法士の話を耳にする機会も多くなっている。

作業療法士は、おもに身体の運動機能の回復を目指す理学療法士や、心理面に働きかける心理療法士と違って、心身の両面に働きかけられる国家資格をもつ唯一の専門職である。

今後、作業療法士は、人々がそれまで生活してきた地域で、その人らしさを保ちながら生活できるように支援する責務を負っていくことになるであろう。その役割を果たしていくうえで、人々の生活を支援する看護師の方々の協力は欠かせないものである。

地域で生活する人の障害が身体障害であろうと、精神障害であろうと、看護職など、他職種の人たちと協力体制を築き、よりよく生きたいと念願している人々の願いをかなえられるよう、責務を果たしていきたいと思っている作業療法士は、筆者だけではないということを、看護職の方々にも、是非知っておいていただきたい。

〔堀田英樹〕

第3章 精神疾患の理解と看護

Ⅰ 統合失調症の理解と看護
Ⅱ 気分障害の理解と看護
Ⅲ 不安障害の理解と看護
Ⅳ 身体表現性障害の理解と看護
Ⅴ 境界性パーソナリティ障害の理解と看護
Ⅵ 摂食障害の理解と看護

I 統合失調症の理解と看護

▶統合失調症の理解

Summary

日本精神神経学会では、統合失調症を「直接の原因がないのに、考えや気持ちがまとまりにくくなり、そのために本人が困難や苦痛を感じたり、回復のために治療や援助を必要とする状態である」と定義している。

統合失調症の発症頻度は、時代や国・地域に関係なく、一般人口の約0.7～0.8%といわれている。発症のピークは男性が18～25歳、女性が26～40歳前後で、女性のほうが高く、40代以降の発症はまれである。一般に男性のほうが発症の時期、および経過は早く、社会的予後も不良と考えられている。

2005（平成17）年の厚生労働省の患者調査では、年間約67万人が治療を受け、精神科病院の入院患者の約60%、外来患者の約30%を統合失調症の患者が占めている。

1 症状

●知覚
感覚器官を通じて外界に存在するものを意識する機能のことであり、主として①視覚、②聴覚、③嗅覚、④味覚、⑤触覚の5つからなる。
われわれは知覚の働きで、外界の動きに満ちた三次元の対象（遠近、方向、運動など）や時間、あるいは自分の内部の事柄や、その変化などを知ることができる。これは生得的なさまざまな生理的・心理的な仕組みの組み合わせによる機能である。

統合失調症は、いくつかの異なった症状があらわれる症候群で、その症状を大別すると、

- 現実にないものが、実際にあるように感じる陽性症状（非欠陥症状）
- 本来あるべき精神機能が低下したり、失われる陰性症状（欠陥症状）
- 生活・社会活動全般を障害する、認知機能障害

の3種類になる。以下にそれぞれの症状について解説する。

陽性症状

幻覚

幻覚は知覚の障害で、「対象なき知覚」といわれている。

統合失調症の幻覚で多いのは、本人に対する悪口や噂、非難、もしくは命令といった幻聴で、他人の声（言語性幻聴）の形をとることが特徴的で、そのなかには会話形式の幻聴や、患者が幻聴のもとになる対象と会話する対話性幻聴がある。この場合、周囲の人に

は、その人が何かブツブツ言っていたり（独語）、笑っている（空笑）ように見える。

こうした状況で、PETやfMRIなどの画像検査を行うと、患者の聴覚野に血流量の増加が認められることから、患者本人には声が確実に聞こえている状態と考えられる。

幻覚には、幻聴以外に体感幻覚、幻嗅、幻味、幻視などがある。

体感幻覚は、「脳が溶けていく」「頭のなかがぐるぐる回って、自分がなくなったような感じがする」「誰かが私に密着し、妙な気分にさせられる」「身体が電気で破壊された」など、普通では生じない感覚である。

また、他者には感じない異臭（食物に毒のにおいがするなど）を訴えるのが幻嗅である。

幻味は、幻嗅や幻聴とともに生じ、被害妄想や嫉妬妄想との関連が深いといわれている。さらに「虫が見える」といった幻視を訴えることもある。

妄想

妄想は思考内容の障害で、その内容によって、被害妄想、誇大妄想、関係妄想などに分けられる。

患者は、思考内容が明らかに間違っているのに、その思考を決して訂正することなく確信する、いわゆる「強固な信念」が妄想と定義される。

妄想は、直接的・自発的に発生し、訂正不能な意味づけや関係づけがなされる一次妄想（真正妄想）と、その発生が幻覚など、他の体験に由来し、了解可能な二次妄想（妄想様観念）に分けられる。

妄想体系ができあがると、そこから本人が抜け出すことは非常に困難となる。

自我意識の障害

自我とは、知覚や認知、感情などの各精神

●幻覚とは
幻覚は実在しないものが知覚された主観的な症状であり、本人にしか体験できない。したがって、本人がその存在を語ったときに、初めて他人はその存在を認識しうる。

●統合失調症の幻聴
多くの場合、人の声（言語性幻聴、幻声）で、患者は幻聴が耳から聞こえるのではなく「頭から聞こえる」「お腹のなかで聞こえる」と、表現することがある。その内容は患者自身に関係する被害妄想的なものが多い。

●思考
言語を用いて「考える」働きである。この働きに含まれる範囲は広く複雑な高次の精神活動の全般にわたっている。思考とは、人間の精神機能の中心的要素であり、与えられている刺激事態に対して、すぐに外的な反応をすることを避け、すでに獲得している知識をもとにして、観念と観念を結びつけ、新たな関係をつくる働きと言い換えることができる。

■ 統合失調症でみられる妄想の例

被害（注察）妄想	▶盗聴器が仕掛けられている ▶組織が自分を監視している ▶誰かに常に見られている
被害（追跡）妄想	▶誰かがつけてくる
被害妄想	▶誰かが悪口を言っている ▶嫌がらせをされる
被毒妄想	▶幻味・幻嗅と結びついて、毒を盛られ、殺されると思う ▶身体がだんだん弱ってきた
誇大妄想	▶自分は特別な人物、自分は神の生まれ変わりである

●欲動
人間を内部から行動に駆り立てる生物学的な基盤に由来する力であり、動物の種に固有の行動様式である本能や、必要なことが欠乏して生じる緊張状態である欲求と、区別する際に用いられる。
欲動には、食欲、性欲、睡眠欲、排泄欲などがあり、脳幹に存在するそれぞれの中枢の興奮の度合いによって強さが異なってくる。

●欲求
欲求とは、現在の自分が必要としている状態に対し、何らかの欠乏や不満があり、その状態が将来解決されることを求めながら、その欠乏や不満を感じつつある緊張状態とされる。意識しているかどうかにかかわらず、「何かがほしい」「何かがしたい」状態ともいえる。

●作為体験
思考吹入：自分の考えでない考えが吹き込まれる
思考奪取：自分の考えが他者に抜き盗られる
思考伝播：相手のことを考えると、それが相手に伝わってしまう
思考察知：自分の考えがいつも見破られる

機能を司る人格の中枢機関でもある。青年期になり、自我境界ができると、自分と他者をはっきりと認識できるようになり、自我意識を体験する。

自我意識は下表のように分けて考えられているが、それぞれに特有の障害がある。自我意識の障害のうち、同一性意識の障害以外は統合失調症ではよくみられる。

離人症の訴え
・自分が自分でなく、別人になってしまった
・自分が何をしようとしていたのか、わからない
・自分の身体が自分のものでなく、他人のものだ
・自分の手や足を自分で動かしている感じがしない
・自分はここにいるのではなく、ただあるのだ
・満腹感や空腹感、重量感が感じられない
・喜怒哀楽が感じられない
・自分が行動したり、考えたりしていると思えない
・味がわからない

思考形式の障害

思考形式が軽度に障害された場合、患者の話は1つのテーマから他のテーマに何の脈絡もなく飛躍してしまい、まとまりがなくなるので、他者には患者が何を話しているのか理解できない。したがって、患者が何をどのよ

■ 自我意識の分類

1	能動意識	自己の知覚、思考、行為など、すべての心的過程が自分のものであるという意識や自分がしているという意識 ▶障害は現実感の喪失、離人症、作為体験としてみられる
2	単一性意識	自分がこの同一瞬間に1つであるという意識 ▶障害は憑依体験、二重体験としてみられる
3	同一性意識	時間の経過のなかで「自分が同一である」という意識 ▶統合失調症ではほとんど、みられない
4	自他区別意識	自分と他者を区別する意識 ▶障害は離人症、自他融合体験としてみられる
5	自体意識	自分の身体についてもつ意識や空間像 ▶障害は体感異常としてみられる

■衝動行為の例

①幻覚へ注意が集中し、外界刺激への注意集中困難

②幻覚に支配された了解困難な行動

▶人を払いのける　▶突然怒鳴る　▶空笑　▶独語　▶会話の中断

③幻覚に対する不安・恐怖感によるひきこもり

▶食物を吐き出す　▶清潔を保つ行動ができない　▶不適切な場所での脱衣

④幻覚と結びつく被害妄想による拒否的な態度

うに考えているのか、その人の思考をたどることができない。これを「連合弛緩」という。

思考形式の障害が重症になると、滅裂思考となり、言葉の無意味な羅列「言葉のサラダ」や、まったく新しい言葉を作り出す「言語新作」といった表現となる。また、思考の進行が突然停止する「思考途絶」がみられる。

精神運動興奮

欲動・意欲の亢進、または抑制の減弱の結果起こる動きの多い状態である。もともと精神運動という呼び方は、脳機能の局在論に立ったもので、大脳皮質の精神中枢と運動中枢の間の伝達路によって行われる動きで、その障害は有意的行為と解釈されたものの名残である。

[緊張性興奮]

この場合、その行動が周囲との接触をせず、意味不明で不可解な動きが多く、さらには衝動行為、衒奇症、常同症、拒絶症、反響症状、独語、空笑など、不自然な行動が加わったものである。

患者の示す表情、態度、言語、行動などと、動機づけとに関連性のない、奇妙で不自然な精神運動を示す。

昏迷

患者の意識は清明で、外界からの刺激を受け止めているが、その刺激に対しまったく反応が認められない状態を昏迷という。

完全な昏迷にまで至っていない状態が亜昏迷である。

幻聴や妄想が激しく身動きがとれない状態を緊張病性昏迷という。この場合、食事や排泄もできない臥床したままの生活となるが、外部の状況は認識している。

●衝動行為
予期に反して、現実の反省なしに、あるいはうやむやな反省しかしないで、全人格の承諾なしに、衝動が突然に発動することによって生じる行為、行動のことである。
統合失調症の患者は、意識レベルが低下することなく、幻覚や作為体験に支配されて、のっぴきならない気持ちで自動的に自分を傷つけたり、他人に危害を加えたり、衒奇的な態度をすることがある。

●衒奇症、反響症状
意志の発動性の歪みで、髪を引き抜いたり、話や書字、服装、身振り、挨拶、態度、行動などがわざとらしく奇妙に見える。
一方、反響症状はいわゆる被影響性の亢進で、人の言葉をオウム返しに言ったり、動作を真似し（反響動作）、同じような表情をする（反響表情）。

●意欲
「意欲がわかない」と用いられる場合には、どちらかといえば、興味や関心と関係が深く、意欲満々というように使用される場合は意志との関係が深いと考えられる。

陰性症状

陰性症状は、正常な精神機能が減弱し、本来あるはずの精神活動が失われた状態である。

人間が活動する際に不可欠な自発性、感情、意欲、興味などが低下し、感情鈍麻、感情の平板化、無感情、意欲・自発性の欠如、快感消失、会話の貧困、社会的ひきこもりといった状態が見られる。

陰性症状は、発症したときから見られることもあるが、通常は陽性症状が改善した後や、発症の数年後に目立ってくることが多く、一般に長期にわたって続くことが多い。

統合失調症の陰性症状は、患者が退院した後、社会復帰する際の大きな妨げとなる中心的な症状とも言われている。

認知機能障害

認知機能とは記憶力、注意・集中力などの人間の基本的な知的能力、および計画、思考、判断、実行、問題解決などの複雑な知的能力のことである（次頁の表参照）。

認知機能障害は統合失調症の生活障害の原因となりやすいといわれる。一般に認知機能障害は、

①事物の処理機能の障害
②他人についての障害
③自分についての障害
④非特異的な日常生活の障害

の4側面に分けられる。これらは相互に関係しているが、ある程度独立したものと考えられる。

●意志
人間は多くの欲求をもっているが、現実にはこれらを選択し、決定して行動に移さなければならない。この決定をするのが意志であり、その作用を意志決定または決意と呼ぶ。つまり、意志は人間の行為を規定する機能であり、人格によって統制された欲求ともいえる。

●無為
欲動、意志が欠如した状態である。感情鈍麻と関連し、周囲への感情反応や関心が乏しくなる。意志があってもその力が弱いために行動に至らない。はたから見ると動きが少なくぼんやりと過ごしている状態で、日常生活のあらゆる面に無関心となって、積極的に周囲に働きかけなくなる。
①働きかけに対して応答はするが、自分から会話をしようとしない
②衣類の着脱、食事摂取などの行動をおっくうがる
③横臥したままで、外部からの働きかけにも応じず、まったく動かない
などがみられる。

おもな陰性症状の特徴

感情鈍麻	▶感情の変化が少なくなる。結果として、表情が乏しく、声の抑揚がなくなる
無為（意欲・発動性欠如）	▶意欲が低下し、何事にも興味・関心がなくなる。結果として、身だしなみがだらしなくなり、仕事や勉強が長続きしない、趣味や娯楽などへの関心が薄れるといった状態になる
自閉	▶自分の殻にひきこもる
注意力の障害	▶「ぼー」として、物事に集中できない
思考途絶	▶話をしていても、急に沈黙し、少し間をおいて話をするが、また止ってしまう。患者は「頭が空になる」「考えがなくなる」などと訴える
常同症	▶意思の調整力や支配力が弱まり、その場の状況にマッチしない行動、運動、姿勢、言葉などを意味なく機械的に繰り返す ・常同姿勢：いつまでも壁にもたれたままの不自然なぎこちない姿勢を続ける ・徘徊：室内や廊下を行ったり来たりする ・語唱：意味のない同じ言葉や言い回しを繰り返す ・常同運動：特定の運動を意味なく反復する

神経心理的検査で認知機能障害が指摘される統合失調症患者は20～70％にのぼる。特に覚醒度、注意機能、記憶、ワーキングメモリー、遂行機能などの障害が目立つ。

■ 認知機能障害の特徴

注意機能	▶注意とは、ある刺激に焦点を当て、その刺激が処理されるまで集中し、次にそれを記憶に送るまでの機能である ▶この機能が障害されると、注意が向く範囲が狭まり、集中力が低下する。また、大事なものと、そうでないものの区別がつかず、さまざまな事物処理の効率が悪くなる
実行機能	▶目標設定、計画立案、目標に向かって計画を実行する、効果的に行動する、といった問題解決や、対処に必要な機能である ▶この機能が障害されると、計画的に行動すること、あいまいな状況や突発的な出来事への対処ができなくなる また、同時に複数のことを処理するのが難しくなる
記憶機能	▶情報をさまざまな方法で学習し、記憶する機能である ▶この機能が障害されると、記憶できる範囲が狭くなる。また、新たな情報が加わることで、通常なら覚えられる事柄を記憶しにくくなるなど、"記憶の容量"が低下する
社会的認知機能	▶他者との交流の根底にある精神機能で、他者の意図や性向を受け止める機能である。これは相手の意図や考えを推し量る、いわゆる「心の理論」であり、これによって、相手の表情や身振りなどの非言語的メッセージを手がかりに、自分のおかれている社会的状況を把握することができる ▶この機能が障害されると、物事をすべて自分中心にとらえ、他人の考えが理解できなくなる たとえば、相手の都合を考えず、自分の言いたいことだけを言って、相手の反感を買うことがある 反対に、他人の言動に過敏になり、人の視線や言葉を悪く受け取ったりする（被害的な構え）。 たとえば、誰かが笑ったり、怒ったら、その対象はすべて自分に向けられていると考える また、相手の気持ヘ共感できず、気配りができないなくなる たとえば、困っていたり、悲しんでいる人がいても知らん顔をするといった状態となる 結果として、社会的対人関係的な面で誤解・偏見が生じる
自律性の障害	▶自律性は、生活のリズムや生活全般の安定性、および持続性に欠かせない機能である ▶これが障害されると、日常生活面では、身だしなみ（清潔保持）、食行動、金銭管理、社会資源の利用なども苦手となる 規則的な生活が送れず、服薬や受診の継続も困難になる。また、就労や就学など、社会生活に障害をきたす

●前頭葉機能の低下（ワーキングメモリーの障害）
ワーキングメモリー（作業記憶）とは、人が作業を遂行するときなどに一時的に記憶し、作業終了後はすぐに忘れ去られる短時記憶のことである。この働きは前頭葉の背外側前頭野が司っており、一般的に文章を読んだり人の話を聞いて理解するには前後の文脈を読み取るワーキングメモリーを必要とする。
しかし、統合失調症では健常者よりも、このワーキングメモリーが低下するとの報告が多くみられる。また、ワーキングメモリーの障害が進行したものが「思考減裂」ではないかと考えられている。

■ 生活障害（生活のしにくさ）の特徴

日常生活を営むことの障害	▶金銭の取り扱いや身だしなみの管理ができない ▶服薬管理ができにくい ▶社会資源の利用がうまくできない
対人関係の障害	▶人付き合いが苦手 ▶社会的常識が不十分 ▶気配りや協調ができない ▶自分の判断・評価が的外れ
働くこと、作業遂行能力の障害	▶作業能率、集中力の低下、疲れやすさ ▶融通の利かなさ
全体的応用力の障害	▶臨機応変にできない ▶全体を見渡せず、細かいことにこだわる

2 経過

統合失調症の一般的な経過としては、前兆症状がみられる前駆期の後、急性期、消耗期（休息期や臨界期ともいう）、回復期の3段階が1つのサイクルとなる。ただし、消耗期や回復期に、精神的に大きなストレスがかかると、再度急性期の症状へと戻り（再燃）、また消耗期、回復期というサイクルをたどる。

前駆期

統合失調症の前兆症状として、不眠・過覚醒、焦燥感、イライラ、知覚（聴覚）過敏、不穏などの症状が認められる。

また、「自分が何かおかしい」「何だか辛い」など、患者自身に症状に対する自覚（病感）はあっても、発病に気づかない（病識がない）ことが多い。

急性期：2～5週

急性期では、覚醒のレベルが過度に高まり、不安や緊張感、敏感さが極度に強まり、幻覚・妄想、興奮などの陽性症状があらわれることが多い。特に幻覚や妄想といった現実を歪曲した知覚・判断により、脳の働きが混乱し周囲とのコミュニケーションもとりにくくなる時期である。

I 統合失調症の理解と看護

消耗期（臨界期）

心身を過度に疲労させる激しい急性期の陽性症状を経過した後の消耗期になると、患者のエネルギーが低下して活動性が鈍くなり、感情の起伏・意欲の低下、過度の眠気、倦怠感、無気力、ひきこもり、依存などがみられる。

この時期は、まだ不安定な精神状態が続き、少ない刺激で過覚醒となり、急性期の状態に逆戻りしやすいので注意が必要である。

回復期

消耗期を経て回復期となる。回復期には陰性症状のほかに、認知機能障害が出現する。これがその後の生活上の障害や、社会性の低下へとつながっていく場合が少なくない。

3 検査・診断・治療

検査

画像検査

精神科での画像検査は、主として脳の器質的疾患の診断、およびその除外診断のために行われる。

心理学的検査

心理検査は、患者に何らかの質問をして、それに回答してもらい、その回答を分析することで、患者に関する心理的な情報を得ようとするものである。

心理検査には、知的能力を評価し、IQなどの数値で示す知能検査と、人格検査がある。

脳波検査

脳波（EEG）は、脳の活動によって発生する微弱な電気現象（放電）を捕捉・増幅し、連続的に出現する波形（周波数）と、一過性放電による波形の変化を読み取り、脳機能の状態を知るための生理学的方法である。

診断

統合失調症は、アメリカ精神医学会によるDSM-IV-TRや、世界保健機関（WHO）によるICD-10などの国際的な診断基準に加えて、経過、既往歴、生活史、病前性格、家族歴などを総合的に考慮して診断される。

治療

統合失調症の本態はいまだ不明であるため、さまざまな仮説が提唱されているが、治療はその仮説に対する対症療法的なものとならざるをえない。

治療の概略は、急性期は外部からの刺激を遮断した状況から始まり、症状の回復の程度に応じて徐々に刺激を与えながら、患者の対処能力を高めていく方法がとられる。

おもな治療法としては、薬物療法を中心に精神療法、電気痙れん療法、各種の心理・社会的治療が行われる。

実際には、患者1人ひとりの病態に応じて各種の治療法を組み合わせた「トータル・リハビリテーション」として、治療が進められるが、早期治療、アドヒアランス、社会復帰・社会参加の3つが、特に重要と考えられる。

早期治療

統合失調症は、早期に発見、早期に治療を開始するほど、よい経過をたどって良好な社会復帰につながるとされる。

アドヒアランス の維持・向上

アドヒアランスとは、患者自らが治療の意義を理解し、自らの意志で積極的に治療に参加するという考え方である（23頁参照）。

精神疾患患者に関しては、病識が乏しいという疾患特性ゆえに、患者役割が受容できない場合には治療が中断され、再発の危険性が高まったり、否認が強まり、精神疾患をスティグマ（23頁参照）と、考えるようになったりすることから、アドヒアランスを維持・向上させることが、よりよい治療結果につながっていく。

特に、服薬に関するアドヒアランスは、意志的操作（服薬を行う動作を起こす）、服薬するという行動のパターン化（無意識に規則正しく行う儀式）、フィードバックの三要素の相互作用で形成、維持・向上していくといわれているので、そうした視点での看護が求められる。

社会復帰・社会参加支援

統合失調症の治療の目標は、単に症状を抑えればよいのではなく、障害をもちながらも、患者本人の望む形での社会復帰・社会参加を目指すことである。

4 予後

　かつて統合失調症は、進行が止まることはあっても、いずれは人格荒廃に至る、予後がきわめて悪い精神疾患と考えられていた。しかし、現在では薬物療法が進歩し、早期寛解に至るケースが増えたことなどから、過半数は軽快・寛解するといわれている。それ以外で、日常生活や社会生活に障害をきたすほどの重度障害は20％程度と考えられている。

　2001年のWHO精神保健レポートでも、「適切な薬物療法と心理・社会的なケアを受ければ、初発患者の過半数は、完全かつ長期にわたる回復が期待できる」と明記されている。

　なお、日常生活能力や社会的、および職業的機能などの長期予後は、精神症状の有無よりも、注意記憶、実行機能などの、いわゆる認知機能の障害の程度によって左右されることが多い。

●人格荒廃
統合失調症が進行し、意欲や感情が著しく低下し、自己の身辺や外界に対して無関心となり、無為・自閉状態に陥ってしまい、かつ人格の統一性が大きく損なわれた状態で、いわゆる人格の回復する見込みが低い状態である。人格崩壊と呼ばれることもある。

＜参考文献＞
1. American Psychiatric Association、高橋三郎他訳：DSM-Ⅳ-TR 精神疾患の分類と診断の手引き 改訂版、医学書院、2003
2. WHO編、融道夫他編：ICD-10 精神および行動の障害 臨床記述と診断ガイドライン新訂版、医学書院、2005
3. 厚生労働省：平成17年度患者調査
4. アランベック著、熊谷直樹訳：わかりやすいSSTステップガイド－統合失調症をもつ人の援助に生かす〈上・下巻〉、星和書店、2005
5. 伊藤順一郎：統合失調症/分裂病とつきあう、保健同人社、2002
6. 臺 弘：生活療法の復権．精神医学、26：803、1984
7. 春日武彦：統合失調症－最新の薬物治療とその他の治療法．患者のための社会福祉制度ガイドよくわかる最新医学、主婦の友社、2005
8. 車地暁生：統合失調症の神経発達障害仮説と神経変性仮説．特集－統合失調症の新しい治療の展望1．精神科治療学、20（1、2）、2005
9. 鈴木丈、伊藤順一郎：SSTと心理教育、中央法規出版、1997
10. 田中美恵子編著：精神障害者の地域支援ネットワークと看護援助、医歯薬出版、2004
11. Edward J.McGorry PD、水野雅文他監訳：精神疾患早期介入の実際．早期精神病治療サービスガイド、金剛出版、2003
12. 原田誠一：統合失調症の治療 理解・援助・予防の新たな視点、金剛出版、2006
13. E.Fuller Torrey著、南光進一郎他訳：統合失調症がよくわかる本、日本評論社、2007
14. 今後の精神保健医療福祉のあり方等に関する検討会：精神保健医療福祉の更なる改革に向けて（今後の精神保健医療福祉のあり方等に関する検討会報告書）、2009
15. 村田信男：精神障害者の自立と社会参加、創造出版、1999
16. 蜂矢英彦：精神障害者の社会参加への援助、金剛出版、1997
17. 中井久夫：精神分裂状態からの寛解過程．分裂病の精神病理2、東京大学出版会、1974

▶統合失調症で入院した患者の看護

Summary

精神科病院に入院するのは、自分では辛さ（症状）に対処できず、また家族も対処できない場合や、地域での社会生活を送るにあたってさまざまな障害が生じた患者である。

つまり、患者は「統合失調症」で入院するのではなく、精神面の辛さや生活障害をもつ「個人」として入院するのである。もちろん、単に入院しただけではその原因は解消しない。そこで、医師が診察・診断し治療することになるが、その過程で看護師には、患者の辛さや生活障害に目を向け、その軽減を図り、また解消できるように支援していくことが求められる。

■ 統合失調症患者の4つの苦しみ（第6回国際精神科救急学会総会、2002年）

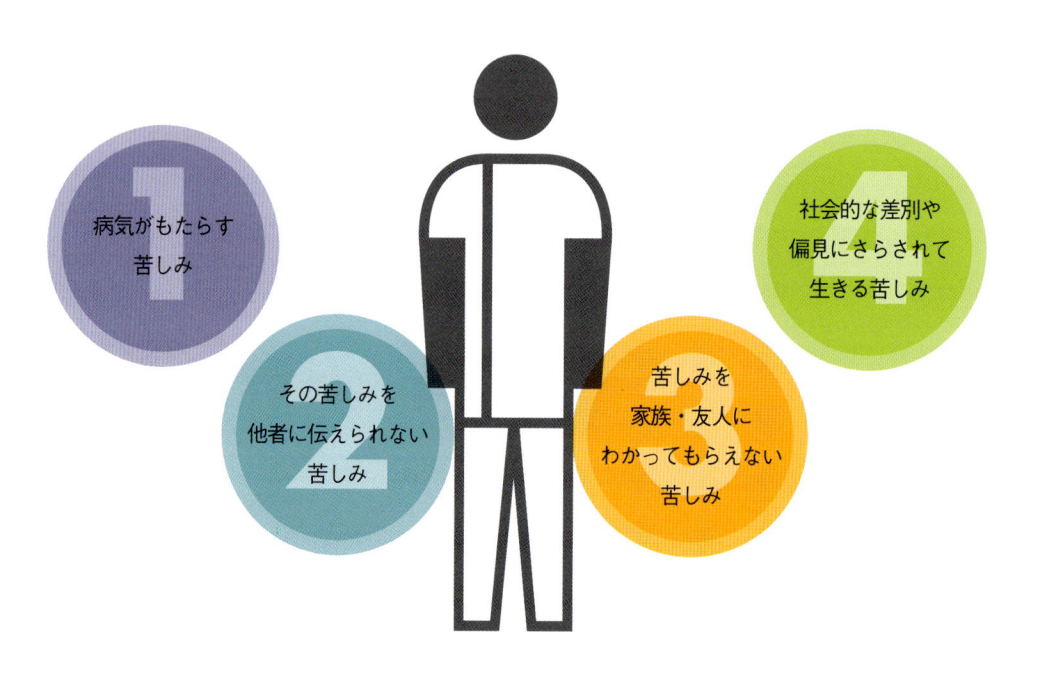

1. 病気がもたらす苦しみ
2. その苦しみを他者に伝えられない苦しみ
3. 苦しみを家族・友人にわかってもらえない苦しみ
4. 社会的な差別や偏見にさらされて生きる苦しみ

■ 統合失調症の経過と看護の視点

経過	特徴的症状	看護の視点
急性期 （2～5週）	▶幻覚・妄想　▶現実検討力の低下 ▶不穏、混乱　▶身体的消耗　▶言語的交流困難 ▶自己の世界へのひきこもり ▶関わりの拒否・拒絶	▶睡眠・休息の確保 ▶言語的交流の回復 ▶安心感、安全の確保
休息期 （2～4週）	▶疲れ切った鈍さ　▶過度の眠気 ▶倦怠感　▶無気力　▶ひきこもり ▶甘え（依存）	▶規則正しい就眠時間 ▶焦らず　▶あわてず ▶無理をせず
回復期 （6～18週）	▶ゆとりの増大 ▶周囲への関心の増加 ▶行動範囲の拡大	▶楽しみ ▶安心しながらリハビリテーション ▶体力づくり

1　急性期のケア

　急性期にある統合失調症の患者は、自分自身の生命や安全を脅かすだけでなく、器物破損や他害などの危険な事態、いわゆる自傷・他害をまねきかねない状態にある場合が多い。そうした場合、患者がたとえ望んでいなくても、法律的に許される範囲内で優先的に緊急的な医療処置が行われる。

　看護師は、まず患者や付き添ってきた人に対し、緊急的な医療処置は患者自身や周囲の人々の安全を確保するための一時的なものであることを、わかりやすく説明する。

　ついで、患者に対しては、精神的混乱が鎮静化するように援助しつつ、日常生活能力の回復に結びつくように看護していく。

　急性期にある患者の看護の基本的な方向性は、①安全の確保、②安心感の提供、③休息の確保である。

行動制限による精神的混乱の鎮静

　入院前に、たとえば、自傷行為が認められたり、興奮が激しく他害行為を起こす恐れがある場合は、医師が強制的に抗精神病薬を投与したり、精神保健指定医の指示により、身

I 統合失調症の理解と看護

89

■ 急性期の患者の状況

分類	項目	内容
睡眠	睡眠障害	▶眠りたいという欲求そのものがない ▶臥床したとしても、妄想などの病的世界に浸り、ぐっすり眠ることができず、過度の覚醒状態が続く
自己管理能力	衝動行為	▶精神症状により欲求や意思が混乱する ▶自分自身の行動を統制することが困難になり、興奮状態に陥るなどして他害、自傷行為が生じることもある
自己管理能力	身体的危機への対処困難	▶自分の身体的・精神的な苦痛を適切に表現することができないため、必要な治療・処置を受けられないまま経過してしまうことがある
現実との関わり	現実検討の障害	▶自分は病気だと思っていないため、治療を拒否する ▶自分の置かれている状況が理解できず、医療スタッフをはじめとする他者に対し、「自分を脅かす人」「おとしめようとする人」などという不安や恐怖を抱く
現実との関わり	他者との言語的交流	▶他者から話しかけられても、病的世界に浸っていて応答しない、あるいは妄想などに左右され、適切なコミュニケーションがとれない、応答までに時間がかかるなど、言語的交流が困難である

■ 救急・急性期の患者への看護師の関わり方

	関わり方	理由・ポイント
1	威嚇しない、大声を出さない、批判しない	▶患者の恐怖感を強め、事態を悪くし、対抗的攻撃行動を誘発しやすくなる
2	患者の前に立ちはだからない、じっと見つめたり、触ったりすることは避ける	▶患者に圧迫感や緊迫感を与えない ▶患者が座っているのなら、看護師も座って話す ▶できるだけ同じ高さの視線で話しかける
3	理性の範囲で患者の要求に応じる	▶患者に自分をコントロールする感覚の機会をもってもらい、安心感が得られるようにする
4	気持ちを抑えて対応する	▶状況を説明して納得してもらうのは無理なことが多い。看護師はイライラしたり怒ったりしない

体的拘束や隔離室（保護室）に収容するなどの行動制限が行われる（身体拘束、隔離については42、44頁参照）。

しかし、自分が病気であると認識できない患者にとって、強制的な行動制限はどのような理由があるにせよ、不当なものであると同時に、苦痛を伴う処置である。そのため、医療処置の受け入れを拒絶したり、反発し、さらに攻撃的になることもある。

看護師は、患者の精神的混乱を拡大させないように注意しつつ、医療者側の安全も確保したうえで、患者の行動を制限する。

抗精神病薬の投与

精神的に混乱し攻撃性の強い患者には、抗精神病薬が投与される（抗精神病薬については、52頁参照）。

その際、看護師は患者に対し、抗精神病薬を使用することの必要性や効果、そして副作用などをできるだけわかるように説明する。つまり、興奮している患者に対し、有無を言わせず身体を押さえつけて、薬物を投与するのではなく、たとえ、その場で理解されなくても、患者に薬物投与の必要性が感じられるように働きかけておくことが大切である。このときの説明と対応は、その後の患者の服薬継続に影響を与える重要な働きかけである。

1）副作用への注意

これらの薬剤は医師の指示を確認したうえで投与するが、副作用の出現に注意して観察を続けていく。

ことに催眠・鎮静薬のバルビツール系やジアゼピン系、抗不安薬のジアゼパムなどを静注した場合、筋弛緩作用による舌根沈下による上気道閉塞や、血管拡張に伴う循環血液量減少性ショックなどにより、心肺停止をまねくことがある。

そうした危険を避けるために、薬剤は時間をかけてゆっくりと注入するとともに、バイタルサインを頻回にチェックし、呼吸抑制や血圧低下、悪心・嘔吐などを認めたときは、すぐに医師に報告する。

2）二次障害の予防

看護師は、急性期の患者に抗精神病薬を投与する場合は、救急カートや呼吸補助用具（バイトブロック、エアウェイ、アンビューバッグ®など）、吸引器などの救急用医療器材をいつでも使用できる状態に準備しておく。

身体拘束や保護（隔離）室への隔離などの行動制限については42、44頁参照。

汚れた着衣の更衣を介助する

入院時の患者の着衣は、非衛生的でときに異臭を放っている場合もある（女性患者であれば、月経時の処理をせずに長期間同じ下着を着用していることもある）。

また、季節に関係なく何枚も重ね着し、汗で変色している場合もある。

原因としては、たとえば、幻聴で「着替えるな」という命令があるなど、明確な病的体験による場合や、更衣への意欲の低下などが

考えられる。

患者の状態にもよるが、長期間にわたって着替えてこなかった汚れた着衣のままでは、非衛生的で、患者自身の健康状態に影響を及ぼすこと、医療処置を行ううえで、更衣が必要なことなどを説明し、病院に常備してある入院患者用の衣服（病衣）などに着替えるように促す。

しかし、独語を続けていたり、意味不明の言葉を発し、看護師の声かけに耳を傾けなかったり、更衣を促す声かけに反発し、看護師に罵声を浴びせ、強く抵抗することもある。

そうした場合は、衛生的な観点からも複数のスタッフで手際よく病衣へと着替えさせる。その際、看護師は患者の皮膚の状況を観察し、異常があれば医師に報告する。

[着衣の始末]

脱衣した患者の衣服は、付き添ってきた家族に持ち帰ってもらう。

家族が付き添っていない場合は、衣服、およびポケット内の物品については、病院が責任をもって預かることを患者に告げておく（私物はビニール袋に入れ、ナースステーションに保管することが多い）。

患者が自分の衣服や私物に、こだわるようなら本人の目の届く所へ保管する。

入院時のフィジカルアセスメント

統合失調症の急性期は、陽性症状により飲水量が減少し、かつ拒食や失食で脱水、低アルブミン血症、貧血、体温の低下、便秘、下痢、電解質バランスの異常などの身体面の異常を伴っていることが多い。

看護師は、バイタルサインのチェックとともに、全身状態を観察する。特に脱水の有無は、皮膚や舌、口内粘膜などの状態、前額部の皮膚の緊張度などから把握する。また、血液や尿の生理・生化学的検査の結果から栄養状態や電解質バランスを判断する。

> 飲水量の減少などにより尿量が極端に少なくなると、排尿による細菌の洗い流し作用が障害され、細菌感染により膀胱炎を発症することもある。感染の有無を把握するためにも、体温の測定と尿量の把握が欠かせない。

身体面の体調の回復を図る

急性期には、幻覚や被害妄想などの陽性症状に伴う不安や、恐怖感によって、いわゆる過覚醒の状態であり、脳の活動にエネルギーが大量に消費され体力も著しく消耗している。

水・電解質バランスを補正する

脱水症状や、水・電解質バランスに異常をきたしていても飲水しないようであれば、脱水予防のために、1日に1500～2000mLの水分を点滴で補給する。患者には水分補給の意味と、どのような状態になれば、点滴が中止されるのかをわかるように説明してから輸液

●脳のエネルギー消費とブドウ糖

脳は、安静にしているときでも1日120g、1時間に5gのブドウ糖をエネルギーとして消費するといわれている。しかも、少量のブドウ糖しか貯蔵できないので、常にブドウ糖の補給が欠かせない。

また、他の臓器では、たんぱく質や、脂肪もエネルギー源となるが、脳にはブドウ糖以外は通過させない血液・脳関門がある。まさに、ブドウ糖は脳の活動を維持するのに重要な、唯一の栄養素なのである。

I 統合失調症の理解と看護

する。

患者のなかには、病識の欠如や現実検討能力の低下で、点滴用ボトル、点滴台・チューブなどの器物損壊や、抜管事故を引き起こす場合もある。看護師は、これらの事故を予防するために、

> ①点滴用チューブは目立たないように、病衣の袖のなかを通して襟元から外へ出す
> ②点滴台は患者の見えない位置にセットする

といった工夫をする。

抜管の危険性が高いと判断したときは、抑制帯を用いて片前腕、両上肢、もしくは四肢を固定して輸液する。

栄養を補給する

栄養状態が顕著に悪化していれば、一般に長期間の栄養補給が可能な経鼻経管栄養法で栄養を補給する。

その際、看護師は経鼻チューブによる咽頭粘膜の刺激で、苦痛が生じないようにチューブのサイズを選択する。

経鼻経管栄養法ができない場合は、経静脈栄養法により栄養を補給する。

睡眠を確保する

看護師は、患者が良好な睡眠を得られるように、安心できる睡眠環境に調整するとともに、睡眠薬を適切に（処方通りに）活用して、質の高い睡眠を確保する（具体的な方法については、次頁表参照）。

■ 睡眠状況の把握

- ▶入眠状況（就寝時間、寝つき、寝つくまでの時間）
- ▶中途覚醒の有無、回数、状況（どんな場合に覚醒するか）
- ▶睡眠の持続時間、総睡眠時間
- ▶早朝覚醒の有無（時間、その後眠れるか）
- ▶睡眠の満足度（熟眠感）
- ▶朝の覚醒状況（目覚め、気分、体調）
- ▶夢を見るか（内容）
- ▶薬剤の服用の有無、服用方法、依存度、効果
- ▶睡眠に対する考え方、とらえ方

排泄障害の改善を図る

急性期には、排尿障害や排便障害、それに、不適切な排泄行動などがよくみられる。

しかし、看護師が以下のような排泄に関わる適切な援助をしばらく続けると、便意や尿意が生じトイレで排泄するようになる。

排尿障害

急性期には、尿意に気づかなかったり、尿意を抑制する意志が低下し、失禁することもある。そのほか、頻尿がみられたり、排尿痛、排尿困難などの訴えや、失禁とは反対に尿閉が起こることもある。

●血中ブドウ糖濃度の維持
脳が大量に消費するエネルギーを安定して供給するには、全身の血中ブドウ糖濃度を血液1dL当たり約100mgに保つ必要があるとされる。

■ 安心して睡眠できる環境

過剰な刺激を避ける	▶「誰か（見知らぬ他者）や、蛇、虫が入ってくる」といった、恐怖心を軽減するため、ドア、窓を施錠したことを告げる
温度・室温	▶患者の好みに合わせて室内の温度を調節したり、寝具を変えたりして、できるだけ、快適な眠りが導かれるように配慮する ▶快適な眠りをもたらす部屋の温度は、一般に夏は25℃前後、冬は12～14℃である
採光（明るさ）	眠るときの寝室の明るさについては、真っ暗闇が好きな人、明るくないと不安で眠れない人がいる。部屋を暗くすると、苦痛や不安に注意が集中し、眠れなくなる患者もいる ▶覚醒時には意図的に外の光を入れる ▶日中はカーテンを引くなど、不必要な陽光を遮る ▶就眠時間には「お休みなさい」と、声をかけてから照度を下げる ▶夜間は蛍光灯のスイッチを切り、暗くする
音	音に対する反応は人によって異なるが、一般に連続騒音よりも間欠的な騒音のほうが入眠を阻害したり、眠りを浅くする不快刺激となりやすい ▶患者は音に対して敏感なので、室外の話し声や靴音、扉の開閉には注意が必要である ▶看護師は、患者の訴えを聞いたり、音が気にならないように配慮する
におい	吐物や便・尿などの排泄物自体、あるいはそれに汚染された衣類、寝具などは不快なにおいを発生させ、睡眠を障害するので除去する ▶換気や清掃に努める

●1日の尿量
1日の尿量は、水分や塩分の摂取量，気温，発熱などのいろいろな条件によって変動するが、身体で不必要な物質を排泄するためには、1日500mL以上の尿量を必要とする。

なお、たとえば、尿失禁で床面やベッドが濡れていたとき、患者に状況を聞くと、「知らない間に下着が濡れていた」、「誰かが床にバケツの水をこぼした」「ベッドから水が出た」など、妄想に支配された言い訳が多い。
看護師は、患者の排尿の状況を把握したうえで、医師に報告し、必要があれば導尿を行う（特に尿閉の場合は導尿を行う）か、尿道カテーテルを留置する。

[尿道カテーテルの留置]
患者には、尿道カテーテル留置の必要性と、どのような状態になれば、尿道カテーテルが抜去できるかを、わかるように説明するが、それでもカテーテルを挿入する際に、患者が暴れたり、カテーテルを引き抜こうとしたり、蓄尿バッグを外したりする場合は身体

を抑制する。

　尿道カテーテルを挿入したら、特に蓄尿バッグとの連結部の緩みに十分気をつける。

　カテーテルは感染防御の視点から使い捨てとする。また、尿道カテーテルの長期の留置は、尿路感染や、カテーテルの自己抜去などを引き起こす危険性が高いので、できるだけ、一時的な処置とすることが望ましい。

［身体の清潔の保持］

　尿で陰部が汚染されたままでは、尿で皮膚が湿潤したり、尿に含まれる物質によって発赤、びらん、かゆみなどが生じやすくなる。

　また、陰部の汚染は尿路感染をまねく危険性もある。

　看護師は、こうした二次障害を防止するために、少なくとも1日1回は、陰部を洗浄する。その際、洗浄に石けんを用いた場合は、温湯ですすぐか、蒸しタオルで清拭し清潔を確保する。

排便障害

　急性期には、排便中枢の機能が変調し、便失禁や便秘がみられやすい。

1）便失禁

　たとえば、強度の興奮や、混乱で便意を抑制できないときや、便意はあっても昏迷状態では、排便行動がとれず、臥床したまま失禁することがある。また、向精神薬の副作用で便失禁が生じる場合もある。

［看護］

　便失禁がみられた場合は、臀部や衣服、室内の汚染を予防するために、すぐに便を始末するとともに、肛門や臀部に付着した便を洗い流したうえで、蒸しタオルなどで清拭してから、紙オムツを着用し、清潔を保持する。

2）便秘

　陽性症状が激しいときは、自律神経系の働きの変調で、排便反射が消失したり、消化管

●便意の発生と排便
通常では便が直腸に蓄積されると、直腸内圧が40～50mmHg以上に高まり直腸壁を刺激する。その刺激は直腸壁に分布する骨盤神経を介して脊髄と大脳の排便中枢へ伝えられ、かつ、反射的に直腸が蠕動し、便意が高まる。その人が排便行為を行うと、内肛門括約筋が弛緩し、便が体外に排泄される。

■ 尿道カテーテル抜去の条件

1 ▶全身状態が安定し再び悪化する恐れがないこと

2 ▶点滴や薬物の影響で夜間の排尿回数が頻回となり、睡眠や休息が妨げられないこと

3 ▶カテーテル抜去による尿失禁によって陰部や臀部の皮膚障害、尿路感染が悪化しないこと

の蠕動運動が低下し、便の腸内停滞時間が延長することで便秘になる。

結果として、大腸に送られた食物残渣の水分がほとんど吸収されて硬便となり、しかも小さな糞塊となる。そうなると腸壁への刺激がいっそう減少するため、便意が生じにくく、便秘が強化され、便の貯留が増えるという悪循環が形成される。

また、便秘が続くと、大腸内の食物残渣が腐敗し、アンモニアや硫化水素などの腐敗物質が体内に吸収され、皮膚症状やさまざまな健康上のトラブルを引き起こす。

さらに、便が大量に貯留すると、生命の危機につながるイレウス（腸閉塞）を引き起こす恐れもある。

患者が便秘による腹部膨満感、下腹部不快感、排便困難などの症状を訴えなくても、「お腹に何かが住んで動かないでいる」などと訴えた場合以外にも、看護師は排便状況、皮膚の状態などから便秘が考えられるときは、医師に報告し、下剤を投与するなどして、排便状況の改善を図る。

［下剤の与薬］

便秘と判断したら即効性の下剤を与薬する。この場合、下剤の効果で排便が頻回となるので、ベッドサイドにポータブルトイレを設置し、患者には、便意が生じたらそこで排便するように説明する。

［摘便、浣腸］

下剤を与薬しても排便がみられないときは、摘便や浣腸を行う。ただし、摘便を行い肛門付近の便を除去すると、直腸内の大量の

■ 摘便の適応

1 ▶肛門周囲に便があるのに自分で排出できないとき

2 ▶硬い便が肛門周囲に貯留し、便通が妨げられているとき

3 ▶緩下剤の経口摂取ができないとき

4 ▶急いで便を排出したいとき（イレウス、不快感が強い、電解質異常など）

不適切な排泄行動の原因

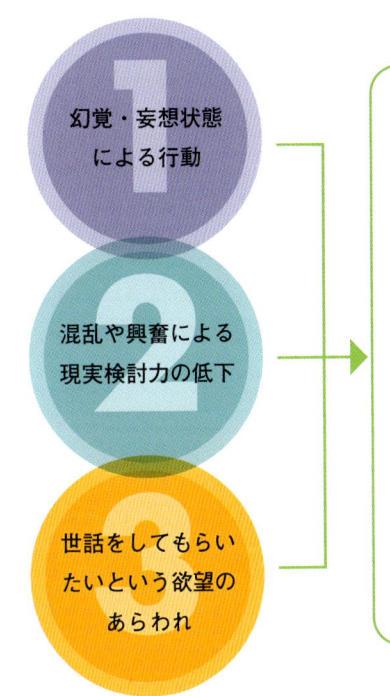

1. 幻覚・妄想状態による行動
- 幻覚・妄想によって、「あそこ（トイレ）に行くと殺される」「性器を触られる」などと言って、トイレに入ることを拒み、床に排便することがある
- 患者なりの意味づけで便をとっておく、床に並べる、部屋の壁に便を塗り、からからと笑っていたりする

2. 混乱や興奮による現実検討力の低下
- トイレに入る前に一連の儀式を行う、床に排便し、それを足で踏みかためる
- 保護室のドアを開けたとたんに丸めた便を投げつける

3. 世話をしてもらいたいという欲望のあらわれ
- 排便後、便の上に練り歯磨きで自分の名前を書く、排便後に清拭せず、臀部や手が便で汚染されたまま室内を歩き回ったりする

便が肛門から飛散することがある。したがって、看護師自身や床などが便で汚染されないように、処置する前に床にビニールシートを敷いたり、便の飛散から自分自身を守るためにも、ゴーグルやマスク、ビニール製の手袋などを装用するといった万全の準備を整えてから摘便、浣腸などを行う。

[整腸剤の与薬]

急性期には、前述したように便失禁や便秘が生じがちである。したがって、整腸剤を与薬して腸内環境を整え、腸の機能向上を図り、下痢、便秘などを予防する。

3）不適切な排泄行動への対応

病的体験と関連し放尿、放便、弄便などの不適切な排泄行動や、トイレットペーパーをトイレが詰まるほど大量に使う、糞尿で汚染された衣類を着替えないなどの不潔行為がみられることがある。

看護師は患者がなぜそのような行為をするのかを考え、適切な行為がとれるように方向づけて援助する。

たとえば、「トイレに行くと殺される感じがして、床上に放尿・放便する」のであれば、ベッドサイドにポータブルトイレを設置

して、そこで排泄するように伝える。

また、患者なりの意味づけで「床上に排泄する」のであれば、床面に古新聞や段ボールなどを敷き、そこに排泄するように話すといった工夫で対応する。

日常生活行動を介助する

身体面の清潔保持

急性期には、排泄の後始末や洗面、歯磨き、入浴・洗髪などの清潔保持行動がみられないこともある。

原因としては、患者自身の清潔に対する認識の低下や、思考の歪み、幻聴などがあげられる。その結果、患者のなかには、何週間（月単位や年単位のこともある）も、洗面や入浴・洗髪をせずに生活し、皮膚、頭皮に埃と垢が層をなして付着していたり、頭髪が埃と垢で固まって束になっていたり、身体全体が異臭を放っていることもある。

こうした場合は、多少強引にでも、シャワー浴や入浴、洗髪に誘導して清潔を保持し、皮膚症状の改善を図る。

汚れがそれほどでもないときは全身清拭を試みる。

1）洗面、歯磨き（口腔ケア）

朝の洗面は、清潔保持に加え、「1日の始まり」や「朝になった」といった時間の流れがわかり、生活のリズムを形成するうえでとても重要な生活行為である。

また、看護師の「おはようございます」の声かけや、洗面の介助は自己と他者を意識する現実的な行為でもある。

しかし、急性期には、看護師が「患者に朝歯を磨くように伝えても、応じない」「歯磨きを介助しようにも、口をまったく開こうとしない」など、歯磨きを拒絶することもある。

また、「口をゆすいだ水を飲み込む」といった行動をとることもある。こうした場合は、看護師が口腔ケアを実施する。

2）全身の清拭

持続点滴や尿道カテーテルの留置などの身体管理が必要なときや、身体拘束をしているときは、清潔保持のために全身を清拭する。

この際、患者の激しい動きや拒絶がなければ、患者の抵抗の少ない部位から徐々に範囲を広げて清拭していく。

看護師は、清拭時に皮膚に発赤、損傷、湿疹などの異常がないか観察し、異常があれば原因を把握し適切に処置する。

なお、患者が清拭を拒絶する場合は、看護師は患者が他者に肌を見せること、あるいは触れることが嫌なのか、「清拭させるな」という幻聴の命令なのかなど、拒絶する原因を把握し、原因に応じて清拭できるように工夫する。どうしても拒絶する場合は、日を改めて行うことを伝えるなど、柔軟に対応する（こうした援助の繰り返しが、自発的で継続的な清潔保持行為につながる可能性がある）。

3）シャワー浴・入浴

シャワー浴や入浴を勧める時期は、患者の

■ 口腔ケアの手順

1	患者の名前を呼び、意識レベルを確認する
2	開眼、覚醒を保ち、口腔ケアをすることを患者に伝える
3	坐位が保てない場合は、誤嚥予防のためにベッドを30〜45°挙上し、頸部前屈位、または60°挙上位とする
4	口腔内を観察し、痰や唾液を吸引する
5	歯ブラシで舌、口蓋粘膜の清掃と歯垢を除去する。また、歯肉のマッサージをする
6	うがいをさせる ・唇が閉じられない場合：水を含ませたら、すぐに上下の唇を指でつまんでうがいをさせる ・軟口蓋の閉鎖が不十分な場合：口内の水を誤嚥しやすくなるので、顔を下に向けてうがいするように指導する
7	口腔機能や嚥下機能が低下し、うがいができない場合：顔を横向きにして、口内にシリンジで少量ずつうがい水を流す。同時に左手に吸引チューブを持ち、水を吸引する ・片方が終わったら、顔を反対側に向け同様に洗浄する

病状によって異なるが、一般にシャワー浴や入浴に耐えられるまで、精神症状が軽快したと判断できた段階である。

ただし、患者は自閉性や病的な不安、幻聴による命令など以外に、羞恥心や他者に介助してもらうことへの抵抗感があり、なかなか入浴したがらないことが多い。

看護師が入浴を強制するように誘導すると、全力で抵抗し、興奮のあまり器物損壊などの事故を引き起こすことさえある。

また、なかには浴室に入っても、

- 身体を洗わない
- 顔だけ洗ってそのまま出ようとする
- 落ち着かずに浴室内を動き回ったり、突然熱湯をかぶる

といった行動をとることもあるので、安全確保の観点から、入浴の介助は複数のスタッフで行う。

いずれにしても、入浴は患者のプライバ

■ 入浴拒否の理由

1. 水が怖い
2. 大勢の患者といっしょに入浴するのが嫌（羞恥心）
3. 脱衣した後の自分の着衣が心配（被害妄想）
4. 手が震えて力が入らない（薬の副作用）

■ 入浴への誘導の工夫

入浴の拒否の理由を把握し、患者の気分がよいタイミングを見はからって誘う

▶ 清潔行動の途中で動作が止まってしまい、最後までやり通せない
▶ 入浴時、急に熱湯をかけたり、浴槽から飛び出たりする

▷ 次の動作を促したり、制止するなどの声かけや誘導を行い、不十分なところは介助する
▷ 動作は急がせない
▷ 入浴中はそばに付き添い、十分注意して行動を見守る

▶ 妄想によって入浴しない場合

患者ができるだけ安心するように
▷ 衣服は一時的に預かることをきちんと説明する
▷ 財布などが盗まれることを心配している場合は、浴室にいっしょに持っていく
など、配慮する

シー保護の観点や、対人刺激を回避するために、他患が浴室に入っていないとき、また、浴室に入ってこないような配慮が必要である。

次に、患者が身体を洗うときは「石けんをつけたタオルを渡す」「洗う部分を示す」など、できるだけ自分で洗うように根気よく声をかけ誘導する。

なお、看護師は患者が入浴する前に、全身状態を点検する旨を告げ、脱衣後に皮膚（頭皮を含め）に発赤、損傷、湿疹がないかチェックし、異常があった場合は、医師に報告し適切に処置する。

4）洗髪

患者が自分で洗髪しない場合は、患者に事前に髪を洗うこと、そのためには髪に触ることを伝えてから、手際よく洗髪する（洗剤が患者の目や耳に入らないように注意する）。

患者の興奮が激しく、落ち着かない場合は、アルコールやドライシャンプーを使用して短時間で洗髪する。

I 統合失調症の理解と看護

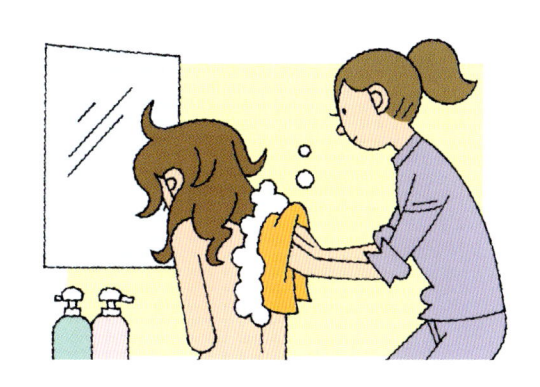

■ 入浴中の声かけ

▶清潔保持のための介助時は、たとえば、「さっぱりしたでしょ」「きれいになったね」などの指示的な声かけよりも、「さっぱりしたね」「気持ちいいね」など、共感的な声かけを心がける。

汚れがひどく、髪が束になっているような場合は、まず髪の毛をときほぐしてから通常のシャンプーを使用して洗髪する。浴室や洗髪台で洗髪が難しい場合は、ケリーパッドなどを使ってベッド上で洗髪する。

5) ひげ剃り

安全の確保のために、ひげ剃りには電動カミソリを使用する。

患者が自分で剃る場合、看護師は剃り残しがないか見守り、残っていれば指摘し、剃り残しがないように誘導する。

食事の援助

被害妄想や幻嗅などの陽性症状が原因で、食事摂取ができないことがある。

また、食事のにおいを嗅いで、すぐに捨ててしまう場合もある。

さらに、抗精神病薬の副作用で食欲が低下したり、手指がうまく使えずに食事動作ができない場合もある。

[食事の介助]

患者の状態によって、全面的に介助を要する場合と、看護師が部分的に介助すれば食べられる場合がある。

①幻嗅や幻味を訴える場合は、調理しているところや同じものを食べている他患の様

■ 食事が摂取できない原因

精神運動興奮	▶精神運動興奮が激しい場合には、飲食物に関心が払われなかったり、食べていても立ったり、座ったり、話したりと落ち着いて食事がとれない
昏迷状態	▶意志の発動性の障害によって精神運動が抑制され口を開けることも、箸を持つことも、噛むことも、飲み込むこともできない
幻覚・妄想状態	▶「食べるなと命令される」「毒が入ってる」などと認知しているために食事ができない

●命令と支配の違いを理解して援助する

「早くご飯を食べなさい」というような命令や支配、あるいは使役しようとするような言動、また、それらの言動と誤解されやすい表現、たとえば「入浴をしないとかぜをひきますよ」というような表現を避ける。

なぜなら、「入浴をしないとかぜをひきますよ」という言葉の裏には、「だから、早く入浴しなさい」という命令が潜んでいることがあるからである。

101

子を見せ、安全であることを保証し、食事摂取を促す。

②薬の副作用で食事動作ができない場合は、スプーンやストロー、吸い飲みなどを活用する。

③嚥下困難・咀しゃく困難の場合は、誤嚥が生じないように、食事を粥や軟菜に変更したり、細かく切り嚥下しやすくする。肉、魚、野菜、果物などをミキサーで粉砕し、ゼラチンで固めた嚥下食を利用するのもよい。

更衣

看護師は患者の発汗や汚物などによる着衣の汚染状況を観察し、汚れている場合には更衣を促す。

着衣が汚れていることを看護師が指摘しても、更衣しない場合は、幻聴による命令に支配されている可能性が高いので、肩を揺するなどの聴覚以外の感覚を刺激し、更衣を促すとよい。

> **＊月経時の対応**
>
> 女性患者で月経時の始末が適切にできない場合は、状況に応じて生理用品の使い方などを適切に介助する。月経異常となることもあり、生理用品は常に準備し、女性看護師が「生理で気になることはありませんか」と尋ねたり、女性患者がいつでも月経で汚れた生理用品の処理を相談できるように配慮することが大切である。

精神的な混乱の鎮静化後の援助

患者の精神的な混乱が鎮静化し、穏やかな言動がみられるようになったら、行動範囲の拡大を図る。

その際、患者が看護師に「退院させろ」などと迫り、退院への焦りを露わにすることがある。

看護師は、患者が前駆期〜急性期に感じた精神的苦痛や不安、精神科病院に入院した事実を知ったことで生じた苦悩や、社会復帰を焦る気持ちに共感しつつ、患者の訴えを否定も肯定もせずにじっくりと訴えを聞くことが大切である。

そのうえで、患者には、まず陽性症状で消耗した体力を取り戻すために、十分な休息をとることの重要性や、栄養豊富な食事を摂取する必要があることなどを、できるだけわかるように、現実的な説明をして、退院への焦りの軽減を図る。

2 消耗期（臨界期、休息期）のケア

この段階の患者の特徴と看護

統合失調症による入院時の精神的混乱が鎮静化した後の入院2～3週目から、4～6週目くらいを消耗期というが（研究者によっては休息期、あるいは臨界期ともいう）は、本格的な回復を目指す最も重要な時期である。

たとえば、この段階での看護師の働きかけが強すぎたり、回復を急ぎすぎると、精神症状の再燃につながる一方、働きかけが遅かったり、弱いと慢性化しやすくなるという。つまり、この期間の看護の質が、その後の回復過程に大きな影響を及ぼすことを、看護師は十分に理解したうえで、患者の状況に合わせた働きかけ方を工夫していく。

■ 消耗期の患者の特徴

睡眠、生活リズム	▶まとまって睡眠をとれるようになるが、今度は「早寝・遅起き」になる。 ▶何もせず1日を臥床して過ごすなど、生活リズムはいぜんとして乱れがちである
食事	▶身体感覚が回復し、空腹を感じ、食事をおいしく感じられるようになり、食欲は亢進する
自己管理能力	▶疲労感や眠気、薬物の副作用の倦怠感などのため、身辺処理行動はおっくうな状態にある。そのため、ひきこもりがちになりやすい ▶興奮状態は治ってくる。しかし、易刺激性があり、外界の刺激によって幻覚・妄想が誘因されることにより、衝動的な行動をとることもありうる
現実との関わり	▶病識には欠けるが、病感はもつようになる患者もいる ▶入院の必要性までは認識できていない場合が多いが、「ここは病院だ」ということはわかる ▶言語的交流は多少回復してくるが、いぜんとして困難なことが多い。 ▶退行がみられることもある
身体的側面	▶薬物の副作用の一過性増強がみられることがある ▶栄養状態は回復してくるが、逆に体重過多の傾向になる ▶自律神経症状、易疲労性、倦怠感を訴える

具体的な看護の方向性

　急性期を乗り越えた患者が安心・安楽に生活できるような保護的な環境のなかで、十分な休息を保証しつつ、日常生活を援助して心身の機能回復を図っていく。

　その過程で、患者が看護師に依存的な援助を求めてきた場合、看護師には、患者を「依存的」だとか、「甘え」ているといった否定的な見方ではなく、なぜ、そうした援助を求めてきたのかを、よく考えたうえで対応することが求められる。

患者の状況を把握する

　消耗期にある患者は、睡眠時間が延長（早寝・遅起きによる）し、1日の生活リズムや身体の生理的なリズムは乱れがちである。

　また、全身の脱力感、消耗感や意欲の減退などを訴え、自律神経症状も出現しやすい状態にある。

　したがって、この段階では、抑うつ症状や無為・自閉状態などの陰性症状とみられる症状が出現することがある。

　ちなみに、抑うつ状態の出現は回復過程のあらわれと考えられる。

　この原因としては、

①脳内の物質的な状態の変化
②症状が改善したことの心理的反応
③入院で時間や目標を失ったと感じた

④向精神薬の効果で認知機能が改善し、自分の状況がわかり絶望した

などが考えられる。

　看護師は、このような患者の心身の状況をきちんと把握したうえで、薬物療法の効果による患者の状態の変化を予測した看護計画を立案し、実践していく。

　ただし、この段階での看護計画は、マニュアル的でない、患者の状況に合わせた臨機応変の看護を必要とする。

安全・安心な環境を提供する

　消耗期の初期は、騒音などの聴覚刺激や、他者の動きなどの視覚刺激が、幻覚や妄想、興奮状態などのいわゆる陽性症状の再燃のきっかけとなる。

　したがって、看護師は、病室が患者にとって安全で安楽を兼ね備えた雰囲気で、脅威となるような刺激もなく、しかも現実のなかに長くとどまれるようにする。

　たとえば、気が向けば雑誌や絵本などをすぐに手にとれるようにしたり、静かな音楽を流すなど、患者が受け身でいられる生活環境に整える。

十分な睡眠を確保する

　一般に消耗期に入った患者の睡眠時間は10時間以上になり、前述したように入眠時

間が早まったうえに朝の目覚めが遅い、いわゆる「遅起き」となり、1日の生活リズムも乱れがちである。

こうした遅起きの患者に対し、看護師はつい生活リズムを整えるためと称し、院内の決められた朝食時間までに起こそうとしがちである。

しかし、この段階では、基本的に看護師は声かけだけですませ、患者が自ら起きられるように、そして、患者が"よく眠れた"という感覚が生じるまで待つことが大切である。

看護師は、睡眠表などを使って患者の睡眠状況と、生活状態や精神状態の関係を検討し、できるだけ睡眠時間が十分にとれるように配慮する。

また、家族の面会など、特別な用件があるときは、起床時間を早めたり、就床時間を遅らせるなど、睡眠時間の調整も求められる。

継続的な服薬を促す

患者は、医師から向精神薬や、副作用止めの服薬の必要性について一通りの説明を受けるが、病識のない患者は、服薬の必要性を納得して、受け入れていない場合が多い。

そのため、

- ・今、飲んでいる薬は何だろうか
- ・なぜ、薬を飲み続ける必要があるのか

といった疑問や、不安をもっている患者もいる。

服薬への意欲を高める

こうした状況では、患者は医師が処方した薬を飲まずにすませようとする。

看護師は、時間をかけて「服薬の必要性」を繰り返し患者に説明するとともに、服薬しているかどうかを確認し、服薬していない場合は、タイミングをみて服薬を促すとともに、医師に服薬状況を説明しておく。

服薬を促す際、たとえば、

- ・頭のなかが騒がしいって、おっしゃっていましたよね、お薬を飲むと、頭のなかの混乱が治まり、静かになりますよ
- ・眠れないのは辛いですよね

などの声をかけることや、患者の服薬に対する疑問に、看護師が丁寧に答えるなど、余裕をもって焦らずに服薬を勧める。

そして、患者自身が、

- ・薬を飲むとよく眠れる
- ・幻聴が聞こえなくなる
- ・気分が軽くなる

といった体験を重ねられるようにする。

なお、他患が毎日決められた時間に服薬する様子を患者に見せると、「服薬の必要性」を理解し、服薬を続けることもある。

拒薬や飲んだふりに注意する

看護師は、患者が自ら服薬するようになる

拒薬のあらわれと対応

拒薬のきっかけ
- 薬を飲まないと、また部屋に鍵をかけられる（保護室など）
- 主治医や看護師に注意される　など

拒薬のあらわれ
①本人が飲みたくないと拒否する
②病状の悪化（妄想、幻覚、不眠などが激しくなる）
③他者からの情報
④環境整備のときなどに隠してあった薬を発見する
⑤服薬行動の不自然さ
・舌下にためておき、水だけ飲み、トイレやごみ箱、コップの中などに吐き出したり捨てる
・錠剤を指の間にはさんで、何錠かを残して服用するなど

拒薬のときの対応
①拒薬を非難しない
②できれば理由を確かめる（詰問するのではなく、患者が自分で話すのを待つ）
③再度、患者に服薬の必要性や、薬の安全性をわかるように説明する
④時間をずらし、患者の状態が変わるのを待って再度勧める
⑤服薬を勧める人を変えてみる
⑥飲みやすい状態に剤形を変更する（散剤を錠剤にしたり、シロップにしてみる）

と、患者に病識が生じ、「服薬の必要性がわかった」と思いがちである。しかし、なかには「飲まないと看護師がうるさいから」とか、「早く退院できないから」と思い、薬を飲んだふりをしたり、薬をごみ箱や便器などに廃棄するといった行動につながることもあるので、服薬したかどうか確認する。

悪性症候群を早期に発見して対処する

おもに、抗精神病薬や、抗うつ薬、抗不安薬、抗パーキンソン病薬などによる副作用で、以下のような症状が出現するものを悪性症候群という。

- 発熱（37.5℃以上）、発汗
- 意識障害
- 錐体外路症状：手足の震え、身体のこわばり、発語のしづらさ、涎（よだれ）、飲食物の嚥下困難など
- 自律神経症状：頻呼吸、頻脈、血圧上昇など
- 横紋筋融解症：筋組織の障害（筋の痛みなど）

悪性症候群は、放置すると、重篤な経過をたどることもあるので、救急セットの用意などの迅速な対応が求められる。

看護師は、患者が前述の薬剤を服用しているときにこれらの症状がみられたら、ただちに医師に報告する。

なお、医師の診断がつかないうちに、勝手に服薬を中止したり、中断すると、状態の悪化をまねくことがある。看護師はまず医師に

報告したうえで、指示に従って、副作用の原因となった薬剤の用量を漸減、ないし中止してみる。

副作用の症状が強い場合には、医師の指示により、輸液などで薬物の排出を促すとともに全身管理が必要になる場合もある。

無為・自閉状態からの脱却を図る

無為・自閉状態とは、自発性が完全に麻痺しているわけではなく、弱くなっている状態である。

そのため、たとえば、患者はボーッとして何もせずに膝を抱えて座っていたり、毛布にくるまったまま臥床していたりする。

こうした状態の患者は、日常生活行動全般が障害されるだけでなく、体力も低下していく。また、他者とコミュニケーションする機会が減少するため、対人関係、および社会生活が希薄になっていく。

看護師は、患者が精神症状としての無為・自閉状態にあることを認識したうえで、患者がそうした状態から、できるだけ早く脱却できるように、さまざまな工夫を試みる。

看護師が声をかけ、働きかけを続ける

無為・自閉状態にある患者は、

- 何もしたくないから臥床している
- 人と話したくないから病室にいる

のではない。

したがって、看護師が、たとえば、

- ○○さん、おはようございます。朝ですよ。そろそろ起きましょうか
- 毛布から顔を出して、顔見せてくれませんか
- 毛布（掛けふとん、タオルケットなど）をたたみますよ

などと声をかけてみる。

そして、声かけしたときに、患者が

- 少し身体の向きを変えた
- 毛布が動いた
- 顔を看護師のほうに向けた

など、些細な変化にも注意を払い、さらに嫌がる様子がなければ、ベッドを上げて身体を起こすように促し、声をかけながら身体を起こすのを介助してみる。

とにかく、看護師があきらめることなく、タイミングをみながら、何度でも働きかけることが大切である。

現実感のある日常生活を援助する

無為・自閉状態で、現実に目が向けられない患者に対し、まず、日中はベッドに寝ないように援助していく。

たとえば、洗面をはじめとした日常生活行動を声かけして促し、行為が中途半端であっても、口やかましく指図したり、焦らせず、気長に根気よく誘導する。

自力でできそうもない部分については介助

する。

そして、

- 今日は暖かいから、こっちの服のほうがいいですよ
- 清拭後には、さっぱりしましたね
- とってもきれいになりましたね

といった、患者が答えなくてもすむような声をかけ、現実感がもてるようにする。

興味・注意を喚起する

　看護師は、新聞や雑誌を持って毎日訪室し、患者が臥床していても、たとえば、患者が若い男性であれば、雑誌や新聞の記事から、サッカーや野球などのスポーツの話題や車、ゲームなどの話を取り上げ、「へえー、こんなことがあったのね」など、患者の関心が向くような、話題をいろいろと提供してみる。

　また、若い女性の患者ならば、ファッション雑誌などを見ながら、「あら、今、こんな服が流行しているのね」など、視覚を通して働きかけられるような話題がよいかもしれない。

　そして、看護師は、このような働きかけを続けつつ、患者が無為・自閉状態から脱却できるように、患者が楽しめる話題などを提供し、興味や注意を喚起していく。

患者とのコミュニケーションを続ける

言語的に気持ちを表現するように促す

　患者は看護師から、前述したような、いろいろな働きかけを受けているうちに、自分の否定的な側面や、過去の失敗を思い出し、気持ちが揺らぎ混乱し、乱暴な言葉や奇声を発することがある。

　これは、入院前の体験を受け止める精神的な準備ができないまま、それまで抑圧してきた感情が動き出したことによると考えられる。

　看護師は、患者のそうした言動に動揺することなく、患者が落ち着きを取り戻せるように、穏やかな態度で支持的に話しかける。

　反対に、ときには表情や抑揚に乏しく、ポツリポツリと、断片的に淡々と、抑揚なく意味不明なことを話すことがある。

　こうした場合は、患者は感情を抑圧していると考えられるので、「今はどのような気持ちでいるのか」を尋ねてみるなど、感情を言葉で表現するように促してみることも大切である。

話題は患者が話したいことだけに

　患者 − 看護師関係が構築され、信頼関係が生じてきた段階になると、患者は「眠い」「だるい」「今日は食欲がない」など、体調に関すること以外に、入浴日や、食事の献立など、現実に目を向けた話題に関心が向かうよ

Ⅰ 統合失調症の理解と看護

うになってくる。

　また、短い会話のなかで、ときには冗談を言って、笑うようなゆとりも生まれてくる。

　そうした関係を続けていても、看護師は患者が自発的に入院前の出来事を話す以外は、あえて当時の状況を聞かないように配慮する。言いたくないこと、それは患者の秘密であり、それを保てることは精神面の健康度が高くなっている証しと考えて、コミュニケーションを図っていく。

デイルームへ出るように援助する

　患者が無為・自閉状態から脱却しかかってきたという生活状況になったら、看護師は患者との1対1の関係を維持しつつ、患者のペースを大切にしながら、患者が看護師以外の人がいる環境でも落ち着いていられるように誘導していく。

　そのためには、まず、看護師といっしょに病室から出て、他患がいるデイルームへ移動するように働きかける。デイルームでは、看護師がテレビのチャンネルを患者の趣味や興味に合わせて選択したり、雑誌を見せたりといった受け身でいられる活動から始め、次に自己肯定感がもてるような活動を勧める。

自己肯定感がもてる活動を選択する

　患者は、過去に大きな挫折を体験し、「自分に自信がもてない」「自分は他者と同じよ

● 何かするときは患者と共有する

患者が何かその人らしいことをしたいと表明したときには、そのことに問題がなければ、必ず「私もいっしょにしたいな」と、2人でそれを共有するようにするとよい。そのことによって、命令や支配の違いがわかるようにしていく。

■ 看護師と1対1で関わる
　（看護師が接点をみつける）

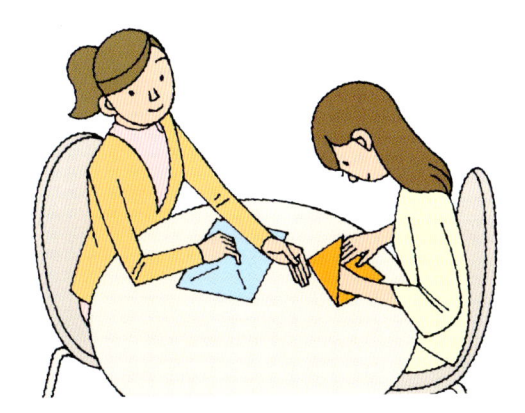

▶声をかける
▶病室内でゲームや折り紙など、ストレスのかからない活動をする

■ 看護師とともに、デイルームやテレビの視聴室など、病室外に出て、外界と関わる

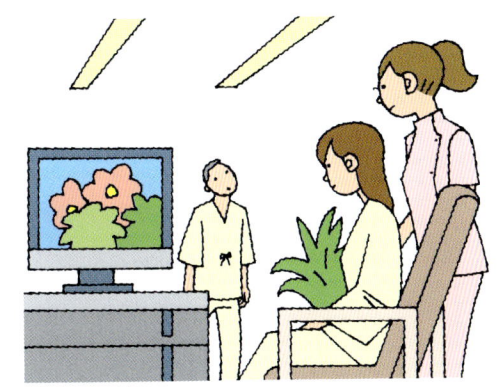

▶ホールで読書する
▶テレビを視る
▶看護師と院内を散歩する

109

■ 自己肯定感につながる変化の例

- 個室から大部屋へ移室した
- 中途覚醒せずに眠れるようになった
- 病院の決められた起床時間に起きられるようになった
- 自分で入浴できるようになった
- 自分で洗たくができるようになった
- 表情が柔らかく、周りの人を見る目が優しくなった
- 自室のベッドで寝て過ごすことが多かった患者がデイルームへ出られた
- デイルームで落ち着きなく動いていたが、テレビを視て過ごせるようになった
- 看護師とゲームなどが集中してできるようになった
- 臥床がちの患者が自ら病棟行事に参加するようになった
- 作業療法への参加を勧めると、「見学してからね」と応じた

うな思考や行動ができないから、だめな人間だ」という否定的な自己評価をしていることが多い。

したがって、患者がこなしきれなかったり、過去に体験したことのない活動をさせると、患者が混乱し、精神症状を再燃させる危険性があるので、たとえば、

- ・折り紙をして作品を見せ合う
- ・疲れない程度の軽い運動
- ・無理なく体験でき、かつその活動自体が楽しめる要素が含まれる簡単なゲーム

など、最初は30分程度ですむものがよい。

そして、看護師は、活動の途中で患者ができないことがあっても、患者自身が自分を否定的にみないように、患者の言動の肯定的側面をできるだけみつけ、控えめに「その状態でOKですよ」というメッセージを伝えていく。

つまり、看護師は、デイルームでの活動内容を評価するのではなく、活動できたことを喜ぶ姿勢を示すことが大切である。特に、看護師から自分のよい点を指摘されたり、褒められる体験は自己肯定感につながる。

なお、患者は何かあると、すぐに自室に戻ろうとするかもしれないが、少しずつデイルームにいる時間を長くするように関わっていく。

無理のない活動を選択する

患者がデイルームで、楽しそうにしているからと考え、「もう少し」、あるいは「昨日よりももっと」といった具合に、患者の活動性を急に高めようとする働きかけは、患者を疲労させる。

看護師は、この段階では、まだ、そうした性急な働きかけをしないように注意する。

つまり、看護師は、患者から「疲れた」という言葉を聞く前に、患者の動きや表情をよく観察し、疲れないように配慮し、精神的な安定の維持を図る。

そして、いつもと変わらない外的環境がそこにあり、自分は1人ではなく、守られているという状況が理解できれば、患者は少しずつ次第に、自分や周囲の状況を現実として感じられるようになっていく。

セルフケアの自立に向けて援助する

食行動の自立を促す

　睡眠と休息を十分にとると、食欲も回復してくる。それまでは空腹を感じることがなかったのが、食事時間まで待てない状態になり、「お腹が空いた。今何時（時計を見て）3時かぁ〜、夕食まで時間があるな〜」と思うようになってきたら、食行動の自立に向けた援助を行う。

　誰にとっても、食事は単に空腹を満たすためにだけあるのではなく、日常生活上での楽しみの1つでもある。したがって、患者には食事前に献立を伝えたり、においのよさや旬の食材について説明し、食事が楽しめるように配慮する。

①患者が食事するときは、照明を適度な明るさに調整するといった、食事にふさわしい環境を準備する
②食べこぼしても大丈夫なようにエプロン、タオルなどを用意し、さらに患者の手を清潔なタオルで拭くといった衛生面にも配慮する
③実際に患者が食事をするときは、看護師は摂取量や食事の仕方にはこだわらず、食べられないものは無理して食べなくてもよいことを保証する
④この段階で、まだ患者の心身の活動性が十分に回復していない場合は、食事摂取を介助する

など、患者に食事することへの余裕と楽しさが感じられるような援助を行う。

> **＊体重の増加への注意**
> 　心身の機能が回復するにつれて、食欲が亢進し、食物や水分の摂取量が増加してくるが、それに伴って体重も徐々に増加してくる。
> 　これには家族の面会が自由にできるようになり、自分の好みに合った食べ物の差し入れ回数が増加すること、自分で菓子などを購入し間食できるようになるといったことが関係している。
> 　看護師は急激に体重が増加しないように食事摂取量や間食の内容を把握し、増加傾向が続くようなら、油っぽいものや甘い菓子などをあまり間食しないように注意する。

清潔保持行為の自立を促す

　洗面、歯磨き、入浴などの清潔保持行為に対する介助の程度は、それぞれの患者の能力や習慣、精神症状の回復状態などによって異なるが、この段階では部分的な介助を必要とする場合と、指示や声かけだけですむ場合がある。

1）洗面・歯磨き

　この時期は、前述したように朝の起床時間が遅いだけでなく、起きてからの洗面や歯磨きを忘れやすい。無理に他の患者と同じ時間

に起床を促す必要はないが、少しずつ規則正しい生活リズムを取り戻せるように、起床後には洗面や歯磨きを促していく。

初めは看護師が蒸しタオルや歯磨きを準備して病室に持ち込んでもよいが、徐々に自分から洗面所に行って、1人で洗面、歯磨きをするように声をかけ促していく。

2）入浴・洗髪

急性期を過ぎても精神的・身体的疲労感から入浴を拒否することが多い。看護師は患者になぜ入りたくないのか理由を聞き、対応を検討する。

拒否する理由がはっきりしないときは、看護師が浴室まで付き添い、患者が身体を洗う様子を見守りつつ、洗う部位を誘導したり、洗髪を一部介助することで、清潔が保持できるようにする。

更衣・身だしなみを介助する

起床時間が遅くても、まず起床したら寝衣から普段着に更衣し、日中ベッドから離れて活動するように促し、夜就寝前に寝衣に更衣するように働きかけていく。自力でできない場合は看護師が介助する。

看護師は患者が更衣する際に、皮膚の状態を観察し、発赤、発疹などの有無を把握する。

更衣には、「着替える」という行為だけでなく、暑ければ、上着を薄いものにするか、1枚脱ぐ、女性であれば、このシャツとこのスカートの組み合わせにするという、好みが含まれる現実感を伴う日常生活行為である。

この段階の患者は、他患の服装を見て、自分も身なりを整えようとするが、それが場にそぐわない衣服だったりする。そうした場合は、看護師が状況に合った衣服を選択するようにアドバイスする。

また、シャツの裾が半分はみ出ているなど、きちんとした着方ができない場合は、「シャツの裾は、全部ズボンのなかに入れたほうがカッコいいですよ」といった声をかけ、シャツをズボンのなかにさりげなく入れるといった援助を行う。

> **＊女性患者の化粧**
>
> 女性にとって、化粧は身だしなみの1つであるが、口紅を唇からはみ出して塗ったり、アイシャドウを目の縁全部に真っ黒に塗ったりする。こうした場合は看護師が印象をやさしい表現で伝え、修整するようにアドバイスする。

対人関係の形成を促し、社会性の維持を図る

病棟内での集団活動への参加を勧める

患者に活動するエネルギーが回復し、意欲が出てきたと看護師が感じたら、他の患者がいる食堂での食事や、病棟活動に患者を誘ってみる。ただし、他患といっしょにいると、外的からの刺激が避けられず、自分自身で対処する必要があることが増えてくる。

■ 対人関係の観察

患者の回りにいる人を避けるか	▶あいさつ、話しかけ、誘いに反応しない。 ▶近づくとその場を去る。 ▶食事なども自室で1人で食べる。
他者の存在や会話を気にかけるか	▶他者の会話を聞いて笑ったりするが、自分からは関わろうしない。 ▶話しかけには「はい」「いいえ」などの返答はする。
他者といっしょにいることはできるか	▶他者の輪のなかに入れるが、自分から話したり、自分の考えや意見を相手に伝えられない。
表面的な関わり合い	▶日常的な会話には問題はみられないが、患者自身のことや病気の話などになると話をそらす、 ▶特定の人に対してだけ、表面的に関わる。 ▶特定の話の内容に対してだけ、表面的に反応する。 ▶病状に関連して、以下のような言動がみられる。 　1）表情が硬い 　2）落ち着きがない 　3）徘徊や空笑、独語
他者に対して拒絶的	▶他者に接近されると、緊張して身構える。 ▶話しかけても、黙っていて答えない。 ▶他者がいると、その場から離れる。 ▶他者がいるとどこかに隠れたりする。 ▶言語表現が攻撃的、易怒的、口調が荒い、声の調子が高い。 ▶表情は硬く緊張し、相手をにらむなどの威嚇行為がみられる。
他者に依存的	▶日常のすべてのことについて他人まかせにする。 ▶スタッフがいっしょだと行動するが、援助しないと行動しない。 ▶自分でできることでも、他者に援助を求める。 ▶判断や決定を他人まかせにする。
他者と相互的関係のあり方の把握	▶患者は周囲の人と誰とでもコミュニケーションし、関係をもつか ▶要求を受け入れる相手を選び、要求が通らないと相手を攻撃するか ▶共生関係にある相手とだけ同一行動をとろうとするか ▶自分と他者との所有物の違いについての認識が乏しくなっていないか（洋服、靴など）

●作為体験（させられ体験）への対応

統合失調症の患者が「○○させられる」というように訴えた場合、看護師はそれを否定したり、説明するよりも、「あなたはそんなふうに思えるのね、でも私は××だと思いますよ」というように相違を事実として伝え、現実の世界との関わりがもてるように誘導する。
ただし、患者にとって、それが強い刺激になると現実の世界は恐ろしいものになり、かえってひきこもりを強め、それがさらに「どうしていいかわからない」という不安を強くする可能性がある。

そのため、集団活動への参加を促す前に、誰をいっしょに参加させるのか、あるいはどんな活動が適切かなどを、看護師同士で話し合って決めておく。

たとえば、料理は患者の自立を促進する目的で、献立から買い物までを含めた作業の1つであるが、調理を楽しむことを目的としてもよい。

■ 看護師といっしょに他の入院患者と関わる

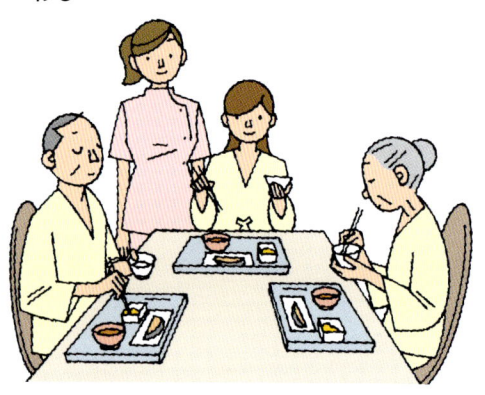

▶食堂でみんなといっしょに食事する
▶看護師といっしょに他の患者との集団活動（園芸、調理、風船バレー）に参加する

陽性症状の再燃に対応する

陽性症状の再燃のきっかけの理解

日常行動が徐々に回復し、他患との交流も続き、一見落ち着いているように見えても、内面には虚しさや焦りがあり、

- 他者との交流を煩わしく感じる
- 精神科病院に入院した事実を、受け止められない
- 現実に社会生活の戻ったときのことを考えただけで、不安が強くなる

といったことから。精神的に不安定になり、幻聴や妄想などの陽性症状が再燃することもあるので、注意が必要である。

他害を予防する

精神症状が再燃し、幻聴や妄想などの陽性症状が激しくなると、たとえば、患者同士で話し合っているときに、急に相手に「ばかにされた」と感じ、怒りから「自分を狙っている」という被害妄想が生じ、突然相手に暴力を振るうこともある。

表情が険しかったり、目つきが鋭かった場合には、患者が落ち着くまでは、他患には「〇〇さんの具合悪そうなので近づかないでね」といったように、患者に接近しすぎないように注意しておく。

その際、患者には「他者があなたを攻撃することはないから」と、安全であることを伝え、いったん、その場から引き離す。

＊保護室へ隔離する

目つきがおかしい、暴言を吐くなど、自傷・他害行為が生じる危険性があると感じたら、医師の指示を受け保護室に隔離する。

3 回復期のケア

この段階の患者の特徴と看護

消耗期からの脱却が早い患者の場合は、入院1～2か月、遅くとも3～4か月くらい経過した回復期に退院の準備を勧める。

看護としては、まず、朝自分から起床できるのかどうか、セルフケアができるかなど、日常生活面を評価したうえで、

> ①整理・整頓
> ②身だしなみ
> ③対人関係
> ④コミュニケーション能力

といった、発症前に普通にできていたことについて、現在できていること、できていないことに分けるなどをして、日常生活上の課題を把握する。

病院内でのセルフケアが自立しているようであれば、看護師の介入を徐々に減らしつつ、外出や自宅への外泊の回数を増やし、患者の問題対処能力を強化していく。そして、できるだけ早期に退院できるように方向づける。

退院後、患者に求められる日常生活上の能力は、患者の周囲の人々の期待の程度や、患者がしない、あるいはできない部分に関し、支援する他者がいるかによって異なってくる。

看護師は、退院後の患者を取り巻く社会的環境を把握し、家族や地域の保健師などとの関係を深めていけるように支援していく。なお、統合失調症の再発予防には、薬物療法の

■ セルフケアでみる回復傾向を示す兆し

服薬	▶薬を拒んでいた患者が抵抗なく服薬するようになる
食事	▶食べこぼしがなくなる ▶食事量が徐々に増えてくる ▶拒んでいた食事をするようになる
清潔保持行為	▶洗面、歯磨きなどを自ら行い、目脂などのない清潔な顔になる ▶入浴に抵抗しなくなり、入浴の用意を自分でし、洗身・洗髪も可能になる
更衣	▶更衣をしなかった患者が、自ら更衣するようになった ▶いつも洋服を裏返しに着ていたが、表向きに着るようになる ▶季節に合わせた着衣ができるようになる ▶1日に何回も更衣しなくなる

●楽しむ

人は何かに熱中しているときには、そのことに注意が集中しており、少なくともその間は病的体験へのとらわれが緩和される。スポーツや簡単なゲーム、木工や園芸などの作業、あるいは手芸や絵画などの創作活動などが病的な体験へのとらわれを少なくさせるのに有効である。

これらの活動は、患者がそれに熱中できるようにすることが大切であり、そのためにはまず楽しめるということを第一に考える必要がある。

散歩しながら「お天気がよくて気持ちがいいですね」「お花が咲いていますよ」などの声かけをしたり、部屋で写真集や絵本を見ながらそれに関することを話題にするのもよい。

継続とともに家族との関係が問題となってくる。そのため、近年では家族教育が重要視されてきている。

退院を準備する段階での看護の基本的方向性は、楽しみ、安心である。

患者の状況を把握する

回復期の患者は、おおむね1日の生活リズムが形成され、セルフケアも自立し、複数のスタッフや他患との関わりにも問題がなく、身体的苦痛や不調、不安や抑うつ感などを言葉で表現できるようになる。

しかし、患者のなかには発病、あるいは再発の誘因となったストレス状況が解消されていない現実に直面し、抑うつ状態や自傷行為に至る場合もあるので、注意が必要である。

SST（生活技能訓練）への参加を促す

SSTの場で、複数の他の患者と、服薬、体調不良時の対処方法や、日常生活上の注意点などについてセッションすることは、患者同士の交流を促進し、よい相互作用を生む可能性があるので、積極的にSSTへの参加を促す。

また、そうした訓練で、医療者への相談の仕方をロールプレイしておくことは、体調不良時に医療者とコミュニケーションする際に役に立つ（SSTについては、68頁参照）。

病棟からの外出を促す

病棟から出て散歩するときは、看護師が必ず付き添って外に出るが、その前に、患者の社会性が保たれるように散歩に適した服装に着替え、また歩きやすい靴を履くように注意する。また、散歩中は、看護師のほうから季節や気温のこと、周囲の外観の変化などを話題にして、患者の感情が少しでも揺れ動き、散歩したことが楽しいと感じられるように働きかける。

こうした経験を通して、看護師が、患者が単独でも外出できると判断したら、単独での外出を勧めてみる。

なお、外出時の服装、履物など、身だしなみに注意し、また、外出中の出来事など、話し合いの機会を設け、個別的に働きかける。

外出時にいつもの表情と違うとか、妙に沈

■ 単独での外出を試みる

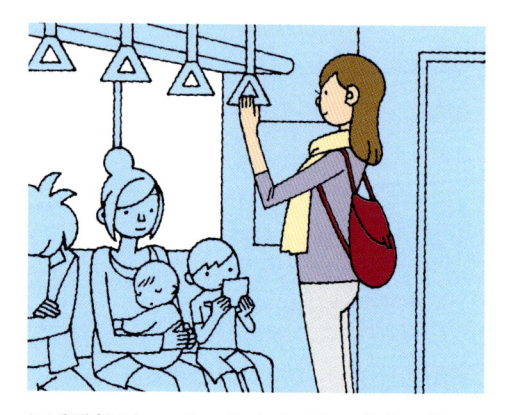

▶看護師がいっしょになくても、他者と関わりがもてる

みこんでいる場合には、患者の気持ちを確かめ、医師の診察を受けさせ、外出を見合わせるように勧める。

服薬の自己管理を指導する

下表に示したが、退院前の服薬の自己管理は、患者にとって重要な課題なので、服薬を継続する方法を患者とともに考え、入院中に問題があれば解決しておく。
①気持ちが落ち着かないときの薬の服用方法
②不眠のときの睡眠薬の使い方
などの指導が特に重要である。

退院への意欲を高める

入院前の患者のセルフケアの内容と、現在の状態を比較し、退院に向けてセルフケアの自立が不十分な部分があれば、そこに働きかける必要がある。

なお、患者の状態を評価する際、看護師に気持ちの余裕がなく、
「あれができない、これもできない」だから、「退院はまださせられない」と、退院に否定的な見方をしていると、退院という、肯定的な答えを導き出すことは難しくなる。

患者のほうも、看護師から、「日常生活上で、これができないうちは、退院できませんよ」などと、決めつけられると、退院への意欲を低下させることになる。

したがって、看護師は、患者の退院が可能になる条件を、いろいろな角度から検討したうえで、問題点があれば、早急に改善を図るように支援する。

■ 服薬の自己管理

処方薬の確認	▶1日単位の場合：翌日、きちんと服薬できたかを患者といっしょに確認する ▶1週間単位の場合：1週間の経過後、いっしょに確認し、何か不都合を感じた点はないか把握する
処方薬の分別	▶比較的、多種類の薬物が処方されるので、朝・昼・夕・就寝前など、服薬時間ごとの自宅での薬の分別が必要である（この分別の面倒臭さが、服薬の中断の一因ともなる） ▶服薬時間ごとに分別された状態で渡し、患者が自分が、いつどんな種類の薬を飲んでいるのかを目で覚えるように働きかける
服薬時間パターンの変更	▶社会生活を送るうえで服薬時間が問題となるような場合は、そのパターンを工夫する。たとえば、毎食後および就寝前という服薬パターンを、昼食後には服薬しなくてよいパターンに変えるとか、内服と注射を組み合わせるなど、服薬を継続しやすい方法を医師とともに話し合う

■ 退院の条件（例）

▶ 退院後の生活について、家族の支援が得られるか、単身生活の場合は住む部屋と経済的支援が得られる

▶ 地域で生活するための最低限の日常生活技能（食事、金銭管理、火の始末など）があるか、不足している場合には家族などの支援が得られる

▶ 自分で服薬し、定期的に通院できる

▶ 再発の注意サインをモニタし、サインが出現したときに医療スタッフに連絡できる

▶ 現在の入院の契機となった問題（たとえば、興奮や暴力、自殺企図、違法な薬物やアルコール摂取など）がほぼ解消され、地域生活における自傷・他害の危険が低い

▶ 必要な場合は、訪問看護師や保健師、精神保健福祉士（PSW）などの訪問を受け入れることができる

▶ 重い身体疾患がないか、通院で治せる程度に改善している

また、たとえば、

- 治療や社会復帰を実現するためのデイケア施設の見学など、福祉制度や訪問看護制度といった社会資源を紹介する
- 服薬や、精神症状などの自己管理能力を高めるための援助

などを計画的に実行し、退院へ結びつくようにしていく。

外泊へ向けて援助する

外泊は、保護的な病院から社会への移行をスムーズに進めるための支援という意味合いがある。患者にしてみれば、「患者」から「生活者」への役割移行であるが、発症エピソードの場へ戻ることで、不安や緊張が強くなることが予想される。

また、自宅への外泊を試験的に行った際、病院外での自傷行為や自殺、交通事故、行方不明、傷害などの事故を引き起こすことがある。

したがって、外泊を進める場合は、

①患者が自らの病気を理解しているか
②患者の治療に対する心構え
③患者の使用薬剤の理解度
④患者の心理状態

などを把握したうえで、外泊前に外泊目標を

設定する。

その際、患者には目標をクリアすることも大切であるが、たとえ、クリアできなくても"OK"であることを説明し、外泊がストレスとならないようにする。

家族の理解と協力を得る

患者が家族のいる自宅へ戻る際には、看護師が家族に状況を説明して理解を求めるとともに、家族が患者に期待していることを尋ね、それが実現可能かどうかを検討したうえで、安心して外泊できるように援助する。

外泊時の様子を把握する

患者が外泊を終え、帰院したときは、患者から外泊先での様子、たとえば、家族といっしょに食事をしたのかといったことや、よく眠れたかなどを確認する。

また、家族にも患者の様子、たとえば、生活状況や、他者への言葉遣い、態度などを同時に尋ねておく。

そしてたとえば、患者が「よかったです。退院してもやっていけると思います」という報告があった場合に、その内容が家族から得た情報と食い違っていたときには、可能なかぎり事実を把握する。

そのうえで、問題点が明らかになれば、患者と話し合い、新たな目標を設定したり、目標水準を下げたりして、外泊を繰り返しながら、問題点を解消しつつ、円滑な退院へと進めていく。

患者を受け入れる家族を支援する

外泊などで、患者と家族の関わりが増えてくると、看護師に「迷惑行為を再度引き起こすのではないか」と尋ねたり、「本当に治ってからでないと、退院されても困ります」と

■ 外泊に伴うリスク防止対策

- ▶自宅外泊を単独で行う際に、当日の表情、態度、言動などから危機的なサインがみられる場合は主治医または他の医師に診察を依頼し、対応方法を検討する
- ▶帰院時の持ち込み品を確認する（患者によっては、カミソリなどの危険物を持ち込むことがあるので注意したい）
- ▶外泊中の患者の生活状況などの情報を家族から受け、今後の治療活動に活用する
- ▶帰院時の患者の様子から、病状の変化、危機の徴候がみられたら、速やかに主治医、または医師の診察を受け、指示に基づき適切に対応する。また、その後の経過観察を十分に行う
- ▶今後の外泊日程などを調整する

■ 再発を誘発するストレス

非特異的ストレス
▶個人の価値観と密接に結びつかないストレス
役割過剰、疲労、複合負担、不眠、支援者の消失、自尊心の傷つき、焦り、不安、心配過剰、怠薬

特異的ストレス
▶個人の価値観と密接に結びついたストレス
金銭問題、愛情問題、プライドの問題

訴える家族が多い。

特に、入院前に患者の迷惑行為で、近隣の人々との折り合いが悪くなるなど、生活環境に何らかの問題が生じていた場合には、患者が退院後に自宅へ戻ることに家族が反対することが多い。また、統合失調症の発症に関し「自分たちの関わり方が悪かったのではないか」と自責の念を抱いている家族もある。

家族がこのような気持ちを抱えたままでは、患者との家族関係を再構築するのは難しくなる。したがって、家族への支援は、家族関係の調整と家族教育（心理教育）の2つがポイントとなる。

家族関係の調整

患者との良好な関係の維持に適した退院後の生活設計づくりへの援助や、家族自身のストレスの緩和、家族の健康管理への配慮などを行っていく。

家族教育

家族が患者を受け入れたとしても、患者の行動にいちいち干渉する、無視するといった腫れ物に触れるような対応を続けると、精神症状が再燃する確率が高くなるので、病気の理解や再発の注意サイン、対処法などについて、退院前の家族教育が重要になる。

内容は、病気に対する理解を深めることと、日常生活の維持、再発予防のための患者への接し方や、コミュニケーションのとり方に関する学習の機会の提供などである。

また、情報として、地域には精神障害者を家族にもつ家族会、保健所などでの精神障害者に関する講演会や勉強会などが行われていることを伝え、精神障害者をもつ家族が孤立しないですむように配慮する。

なお、家族がそれらにすぐに参加しなくても、情報としてパンフレットなどを渡しておくと、そのパンフレットをもとに後から家族

会を訪れることもある。

ただし、家族関係の再構築が困難な場合は、看護師は患者が単身で生活するための社会資源の活用方法を患者とともに考えていく。

〔関根　正〕

■ 家族教育の内容

▶病気の理解（病因、予後、病気の特徴、治療法など）
▶薬物療法への理解
▶患者に対する家族の対応の方法
　▷日常生活の過ごし方、接し方
　▷患者のストレス脆弱性への対応（感情的に叱らず、冷静にアドバイスする）
　▷患者の社会参加は、長期戦であることの理解を促す（生活できることを目標に、仕事は次のステップ）
　▷休息の重要性
▶社会資源に関する知識の提供
　▷サポートシステム
　▷福祉制度
▶再発の兆候の理解（初発症状の確認）
▶再発防止のための注意事項
　▷服薬の継続
　▷焦らず、あきらめず
　▷過干渉、過保護、強い批判を避け、本人の意見を大切にする

＜参考文献＞
1. 中井久夫、山口直彦：看護のための精神医学（第2版）、医学書院、2004
2. 萱間真美編：精神看護学習ガイド、照林社、2007
3. 車地暁生：統合失調症のための神経発達障害仮説と神経変性仮説．特集－統合失調症の新しい治療の展望－1．精神科治療学、20（1、2）、2005
4. 伊藤順一郎：統合失調症／分裂病とつきあう、保健同人社、2002
5. 臺　弘：生活療法の復権．精神医学、26：803、1984
6. 春日武彦：統合失調症－最新の薬物治療とその他の治療方法．患者のための社会福祉制度ガイド－よくわかる最新医学、主婦の友社、2005
7. 南　裕子、稲岡文昭監修：セルフケア観念と看護実践、へるす出版、1987
8. 南　裕子編・著：「こころを癒す」オレム－アンダーウッド理論、講談社、2005
9. 田中美恵子編・著：精神障害者の地域支援ネットワークと看護援助、医歯薬出版、2004
10. 川野雅資編：精神科看護技術の展開、中央法規出版、2004

II 気分障害の理解と看護

▶ 気分障害の理解

Summary

気分障害とは、身体には異常がないにもかかわらず、自分でコントロールできる範囲を超えて気分が浮き沈みする「こころの病気」の総称である。

1 症状

気分障害の症状は、おもに情動の変化、欲動の変化、思考や認知の変化や異常、身体の症状に分けられる。うつ病を例に具体的な症状を以下にあげる。

情動の変化

抑うつ気分

うつ病の中核症状である抑うつ気分とは、「気の滅入るような感じ」、あるいは「何とも重たい気分」というように体験されるが、うつ病の憂うつな気分は、一過性の気分の落ち込みとは違って、ある程度の期間（2週間以上）持続するという性質がある。

不安、焦燥感

不安は漠然としたものであるが、我慢するのが辛い性質のものである。不安のために、じっとしていられなくなった状態を「焦燥」という。

また、イライラし、易怒性のほうが目立つこともしばしばある。その背景には不安や焦燥感があるためと考えられる。

何をしても気持ちが落ち着かず、ため息をつきながら、立ったり、座ったり、うろうろしたりと落ち着かなくなる。このような症状が特に目立つタイプのうつ病は、50～60歳代の女性に多い。

希死念慮・自殺企図

「憂うつな気分」が強くなると、「消えてなくなりたい」、あるいは「自分は生きる価値がない」と思え、自殺を繰り返し考えるようになる（希死念慮）。

何を考えても、悪いことしか考えられず、「自分は、役立ずのだめな人間だ」「自分は、生きる価値がない」と思い込み、希死念慮、自殺企図が生じることがある。ことにうつ病初期と回復期は、自殺の危険性が高い時期で

ある。

　自殺の危険性を高める因子としては、うつ病を含めた精神科疾患の既往、自殺企図の既往、身近な人の死などの喪失体験、社会的孤立、加齢などがある。また、うつ病にアルコール依存症や不安性障害が併存した場合は、特にハイリスクといわれている。

日内変動

　たとえば、朝の目覚めから気分が悪く、離床が困難となるが、午後から夕方になるにつれて気分も多少楽になり、活動性が出てくるなどの日内変動がみられる。うつ病のタイプにより、朝方に気分が悪くなるタイプ（メランコリー親和型のうつ病、130頁参照）と、夕方に気分が悪くなるタイプ（非定型うつ病、133頁参照）などがある。

興味や関心の低下、易疲労感

喜びの感情の低下

　物事に対する興味・関心が低下し、何をやっていてもつまらなく思え、喜びの感情が湧いてこなくなる。

　たとえば、テレビや新聞を視る気がなくなり、今までの趣味や娯楽にも関心が向かなくなる。

　興味や喜びの低下は、多くの患者に認められるが、あまり目立たないタイプのうつ病もある。

易疲労感（おっくう感）

　気力が低下し何かをするとすぐに疲労を感じる。たとえば、洋服を着るといった日常的なことさえ面倒くさく、おっくうで時間がかかるようになる。何とかしなくてはならないと気持ちだけは焦るが、それをするだけのエネルギーが湧いてこないため、しばしば寝たきりに近い生活になる。

　また、ほとんど身体を動かしていないのにひどく疲れたり、身体が重く感じられたりする。身体の動きが鈍くなり、口数が減ったりする。

　おっくう感や易疲労感は、うつ病の症状のなかでも遷延化しやすい症状の1つである。専門用語では、精神運動制止と呼ぶ。

思考、認知の変化や異常

思考制止

　考えが進まなくなった、頭の回転が鈍くなった、決断力・判断力が低下したなどの状態である。

　深く考えたり、決断することができず、新聞や雑誌、テレビを見ても、その内容が頭に入らなくなる。そのため、記憶障害、認知症と間違えられる場合も多くある。

　特に高齢者の場合、うつ病（抑うつ状態）による一時的な記憶障害を「仮性認知症」と呼ぶが、これはもちろん認知症ではない。抑

うつ状態が改善すれば記憶の障害は回復する。

反対に躁状態では、脳の活動が活発化し、さまざまなことが気になって気が散りやすく、関心の対象がすぐに変わる状態（観念奔逸）になり、思考がまとまらなくなる。

妄想や念慮の出現

うつ状態が悪化すると、妄想などの精神病症状があらわれることがある。妄想とは、非合理的な訂正不能の思い込みのことである。

妄想というと、一般的には統合失調症を思い浮かべがちであるが、うつ病でも出現することがある。

ただし、うつ病の場合に出現する妄想は、ある程度かぎられている。統合失調症の妄想が状況からはまったく理解不能な妄想であるのに対して、うつ病の妄想はある程度状況から理解可能な妄想がほとんどである。

うつ病でみられるおもな妄想には、

> ・みんなに迷惑をかけている
> ・「私は罪深い人間だ

といった罪業妄想、

> ・決して治らない病気にかかった
> ・家が破産した
> ・私なんか、ちっぽけな人間だ

などの微小妄想、

些細な身体の不調を重大な疾患ととらえる心気妄想、

そういう事実はないのに、

> ・ひどく貧乏になった
> ・もうやっていけない

などの貧困妄想がある。

逆に躁状態のときには、誇大妄想や「自分は天皇の家系だ」などと称する血統妄想がしばしばあらわれる。

うつ病や躁病に伴う妄想は、通常一過性であるが、精神病性うつ病、妄想性うつ病といわれているような、妄想が目立つタイプのうつ病も、まれではあるがある。

身体症状の出現

身体的不定愁訴

うつ病には、さまざまな医学的に証明できない、検査しても異常がみつからないような身体の不調が必ずといってよいほど出現する。

頭重感や身体のだるさ、胃部不快感に加えて、交感神経優位の症状として便秘や口渇などが多くあらわれる。性欲減退もしばしば聞かれる。

これら身体症状のほうが目立ってしまい、情動や欲動の低下が目立たないことがある。このような症状を示すうつ病は、「仮面うつ病（masked depression）」と呼ばれている。精神科を訪れることはまれで、内科など、身体科を受診するケースが多いため、背景にある「うつ病」が見逃されがちである。

うつ病に伴う身体症状は、身体の器質的な

●念慮
妄想とまで言い切れない、非合理的な考えである。

疾病によっても出現するため、初めから精神症状であると、決めつけることはとても危険である。

筆者の経験であるが、うつ病の再発を繰り返している経過の長い外来の患者で、抑うつ状態の悪化に伴って嘔気や頭痛が出現した事例があった。

本人は、うつ病の症状だろうと理解していたようであったが、ちょっと症状に気になった点があったので、念のためにと考えて頭のCT画像を撮ってみた。結果、脳腫瘍を発見し、嘔気や頭痛は、そのための症状とわかった。無事手術をしてことなきを得たが、あのまま見逃していたらと考えると、冷や汗が出た。

この事例は、患者の身体症状を、精神症状と過信してはいけないという、筆者には貴重な教訓となった。

食欲減退

欲動の低下とも関連するが、食欲がなくなり、好きな食べ物を食べても、おいしいと思えず、まるで砂を噛んでいるような感じで、食が進まず、体重がどんどん減っていくような食欲の減退、およびそれに伴うるいそう（やせ）もみられる。

反対に、非定型うつ病などでは、食欲が亢進して過食ぎみになる場合もある。

一般的に、気分障害に伴う食欲の減退、もしくは亢進は、摂食障害（神経性無食欲症や過食症）によるものとは異なり、拒食、むちゃ食い、嘔吐、下剤の乱用などはみられない。

睡眠障害

気分障害に睡眠障害はほぼ必発である。筆者は、睡眠障害をまったく合併していない気分障害の患者をまだみたことがない。

睡眠障害には、

- ・入眠困難（寝つきが悪い）
- ・熟眠障害（ぐっすり眠れない）
- ・中途覚醒（何回も目が覚める）
- ・早朝覚醒（朝早く目が覚める）

といったタイプがあり、うつ病ではいずれかのタイプが出現する。

不眠のタイプを理解するためには、睡眠覚醒リズム表を毎日つけてみることを勧める。

ことに不安焦燥感の強いタイプのうつ病では、しばしば早朝覚醒を伴い、午前3時とか4時に目が覚め、そのまま、朝までベッド上で悶々として眠れないという訴えが聞かれる。この状態を。午前3時症候群と呼ぶ人もいる。

なお、非定型うつ病など、うつ病のタイプによっては、過眠傾向になる場合もある。

2 発症頻度

世界保健機関（WHO）は、気分障害は児童期から老年期までのあらゆる世代に発症しうる精神疾患で、「2000年には人類を悩ませている疾患の第4位であり、2020年までに2番目に多い病になる」と予測している。

わが国でも2011年6月に、これまでの四大疾病（糖尿病、がん、脳卒中、心臓病）に、糖尿病よりも罹患人数が多い精神疾患を新たに加え、五大疾病について、今後重点的に対策を検討すると発表した。精神疾患のうち一番多いのは、気分障害で、全体の約1/3を占めている。

厚生労働省が実施した患者調査によれば、日本の気分障害の患者数は、
・1999年：44.1万人
・2002年：71.1万人
・2005年：92.4万人
・2008年：104.1万人

と著しく増加している。この10年間で2倍に増えている疾患というのは他にはあまり見当たらず、特筆すべきことである。

2002～2006年の岡山市、長崎市、鹿児島県の一般の住民（一般人口）を対象にした疫学調査では、うつ病の12か月有病率（1年間に、その病気になると思われる人の割合）は女性2.8%、男性1.5%、平均2.2%であった。

また、生涯有病率（一生の間にその病気になると思われる人の割合）は女性9.7%、男性4.6%、平均7.5%であった（厚生労働科学研究：主任研究者川上憲人）。

日本人約10人に1人が一生の間にうつ病になるということで、うつ病は、実はとても身近な病気なのである。

また、女性の罹患率が男性の約2倍ということも、この病気の大きな特徴である。

●うつ病の再発率
これまでに1回うつ病になった人が再発する確率は50%、2回うつ病になった人が再発する確率は75%、3回以上うつ病になった人が再発する確率は90%とされている（DSM-Ⅳ）。
一方で、躁状態を伴う躁うつ病は、うつ病に比べて少なく、国によるばらつきもあまりない。12か月間有病率約1%、生涯有病率1～2%の報告がほとんどであるが、軽度の躁状態を伴う双極Ⅱ型障害（DSM-Ⅳ）を含めると5%程度になるという報告もある。
単極性の躁病の報告はきわめて少なく、気分障害の1%程度しかないといわれている。

3 診断基準

うつ病、大うつ病、抑うつ状態…同じうつ病でも、医師が書く診断書には、さまざまな診断名が用いられている。

現在、精神科医は、おもに最近の臨床症状を重視して診断する操作的診断法、あるいは発病の要因の洞察を含め、病態メカニズムや疾病構造論にも踏み込んで診断する伝統的診断法のどちらかで診断名を決めている。

大学病院などの教育研修病院では、操作的診断法が重視されていることから、比較的若い精神科医は操作的診断法を、ベテランの精神科医は伝統的診断法を用いる傾向が強いよ

うである。

　一般に、臨床の現場では、何らかの統計をとるなど、調査に用いる場合や各種診断書には、操作的診断法に基づいた病名をもっぱら用いている。

　一方、臨床現場で自ら用いるカルテや、他の精神科医師宛の診療情報提供書には、伝統的診断法の病名を操作的診断法による病名に付記して用いている場合が多いように思う。

　現在、おもに用いられている診断基準は次の2つである。

・アメリカ精神医学会が作成・発表した「精神疾患の診断・統計マニュアル（Diagnostic and Statistical Manual：DSM-Ⅳ-TR）」
・世界保健機関（WHO）による「国際疾病分類（International Classification of Diseases：ICD-10）」

　上記の両者の内容から、うつ病のイメージと、おおよその症状を理解できる。
　DSM-ⅣとICD-10では、似た病態でも、

●本書の病名の扱い
本書の病名の表記は、公的な診断書では国際疾病分類（ICD-10）表記がスタンダードになっている現状を踏まえ、ICD-10に基づいた表記を標準とし、とICD-10にはないが、DSM-Ⅳでは定義されている病名（たとえば、双極Ⅰ型・Ⅱ型障害や非定型うつ病など）を使う場合は、そのあとに（DSM-Ⅳ）と付記しておく。このほかにも、長い伝統のなかで培われてきた伝統的診断に基づく病名も、必要に応じて用いた。

診断の歴史的変遷

　気分障害のうち、うつ状態については、紀元前400年頃には、ヒポクラテスがうつ状態について、それは黒胆汁の増加によるとして、メランコリーと名づけたことが知られている（メランコリーについては、130頁参照）。

　その後、ファルレ（フランス）が、躁状態とうつ状態を繰り返す病態を循環性精神病と呼び、さらに、1899年にクレペリン（ドイツ）は、躁うつ病という概念を確立し、その後の著書で、統合失調症（当時の呼称は早発性痴呆）と相対するものとして位置づけ、これにてんかんを加えた3つを内因性精神疾患の中心をなすものと定義し、三大精神病と呼んだ。

注：内因性精神病とは、脳に器質的異常がなく、またはっきりした心因がないのに生じる精神疾患のことをいう。

　その後しばらくの間、精神疾患は、以下のような発症要因で分類され、精神疾患分類の基本になってきた。①前述の内因性精神病、②外因性精神病（認知症など、脳に器質的異常がある、あるいは中毒症を含む全身の疾患に原因がある精神疾患）、③心因性精神病（ストレスなど、何らかの心因により発症する精神疾患）の3つである。

　今でも、これらの呼称は、伝統的診断名として、精神科医の間で用いられている。

　1970年代になり、内因性精神疾患の長期予後を予測するための診断基準として登場したのが、アメリカ精神医学会による操作的診断基準DSM-Ⅲである。そのなかでは、躁うつ病という伝統的な名称は用いず、「感情障害」という診断名が採用された。

　しかし、その後、病気の本態が感情表出の変化だけにとどまらず、「内面の気分の病的な変化にあるのではないか」という議論があり、DSM-Ⅲ-Rから、「気分障害」という診断名が用いられるようになり、現在ではこの「気分障害」という呼称が一般的である。

名称や基準がやや異なる。

DSM-ⅣとICD-10では、細かいところで診断基準が異なり、専門医レベルではDSM-Ⅳのほうがうつ病概念が広いなど、両基準のうつ病の解釈について議論になっている部分もある。

これは、アメリカとヨーロッパの精神科学会のうつ病概念の違いに基づくものである。このように、地域、および国の風土、文化などによって診断の解釈が違うというのも、精神医学の奥深さの一端だと思う。

4 分類

本書では、気分障害を厚生労働省作成の『保健医療従事者マニュアル』に則り、躁の状態を体験したことがあるタイプ、抑うつ症状だけを体験する中核的なうつ病タイプ、比較的軽い症状が長期間続いているタイプの3つに分けて概略を説明する。

躁の状態を体験したことがあるタイプ

双極性感情障害（躁うつ病）

躁状態とうつ状態（抑うつ）を繰り返す病気で、両極を呈するという意味で、双極性感情障害（躁うつ病）と呼ぶ。

うつ病の経過が長い人で、途中1回でも躁状態（ハイテンションの状態）があると、双極性感情障害と診断される。

これは、躁状態の重症度でⅠ型、Ⅱ型の2つのタイプに分類される（DSM-Ⅳ）。この場合、躁状態からこの病気が始まる人もいるが、躁状態そのものは比較的まれで、数回のうつ状態の間に躁状態が1回あるか、どうかという人が多いようである。

うつ状態の後に躁状態があらわれるとはかぎらないが、躁状態の後には程度の差はあれ、ほとんどの人がうつ状態を経験する。

躁状態でもうつ状態でもない状態が安定したときには、精神疾患をもたない人と何ら変わりはない。

・双極Ⅰ型障害（重症型）

明らかな躁状態が、1週間以上の気分障害の経過中に1回以上ある人である。

多くの場合、躁状態は何か月間も長続きしないが、その間に借金を重ねたり、家族や周りの人とトラブルを起こすなど、後で処理しなければならない問題を残す患者もいる。

また、患者のなかには、顧客や同僚とトラブルを引き起こして休職したことが、復職の障害となる事例も少なくない。

このような問題を防止するために、発症直後から精神科に入院となることもある。

・双極Ⅱ型障害（軽症型）

双極Ⅰ型との違いは、躁状態の程度が軽いことである。本人はいつもより調子がよい、早朝から目が覚め、元気になったくらいの認識で、気づかないこともある。

こうしたことから、患者の多くは「うつ状態」で受診するから、医師に「うつ」の苦しさしか訴えない。そのため、「うつ病」と診断され、治療経過中に、軽躁状態を呈し双極Ⅱ型障害とわかるケースも多くある。

この場合、周期的に軽躁状態が出現したり、軽躁状態が攻撃性や衝動行為を引き起こし、パーソナリティ障害との区別が難しい事例もある。

周囲の人に気分屋、浪費家、飽きっぽい性格などと誤解されていることもしばしばである。後述するが、軽症・慢性型うつ病や、新型うつ病に含まれる概念の1つと考えられる。

気分循環症

双極Ⅱ型障害の前駆症状としてとらえられる病態で、躁もうつも軽く短い症状が繰り返し出現し、その状態が年余にわたり続くものを気分循環症という。

躁状態については、軽躁病の診断基準を満たさない程度の気分高揚程度のもの、うつ状態については、診断基準を満たさないような軽いうつ状態を繰り返す。

後述する気分変調症の人を抗うつ薬で治療中に、躁転し、気分循環症になるという意見を提唱している研究者（アキスカルら）もいる。

精神疾患の存在に気づかないまま、気分屋で不安定な性格の人だと誤解されている場合もある。双極Ⅱ型障害は、抑うつ状態の程度によって分類されるが、臨床では厳密に区別されず、気分循環症の人でも双極Ⅱ型障害と診断されている事例も少なくない。

バイポーラースペクトラム（bipolar spectrum）

1987年にアキスカルが提唱した気分障害の概念の1つである。

バイポーラースペクトラムとは、統合失調感情障害（気分障害のような気分変化を示す統合失調症の1群で非定型精神病ともいう）のような、重症群から軽躁病の診断基準を満たさないような気分循環症まで、バイポーラリティ（bipolarity、双極性要素）がある疾患が連続的に存在し、さらにバイポーラリティがない単極性のうつ病エピソード（病相）との間にも、連続的に気分障害が存在しているという、従来の双極性障害の概念をより拡大してとらえる考え方である。

この概念では、DSM-Ⅳにある双極性障害の分類だけではなく、双極Ⅰ1/2型として統合失調双極性障害、双極Ⅱ1/2型として循環気質者（人付き合いがよく、同調的ではあるが、気分の浮き沈みの波が大きい人）のうつ病、双極Ⅲ型に抗うつ薬や身体的治療によりもたらされた軽躁とうつ病、双極Ⅲ1/2型として物質（薬物依存のこと）、もしくはアルコール乱用によって引き起こされた軽躁とう

●バイポーラースペクトラムという概念が生じた背景
従来の診断でははっきりとしなかった軽度のバイポーラリティを有するうつ病患者（双極Ⅱ1/2型〜Ⅳ型の人、ソフトバイポーラースペクトラムとも呼ばれている）の治療に際して、しばしば抗うつ薬による躁転、自殺企図の誘発といった問題が起きており、それを予防するためということがある。
今後、躁うつ病の概念は、このバイポーラスペクトラムに集約されていく可能性が高いといわれている。

つ病、双極Ⅳ型として発揚気質者（もともとハイテンションで快活な気質の人）が分類されている。

抑うつ症状だけを体験する中核的なうつ病タイプ

うつ病エピソード（うつ病相）

躁状態を伴わない、うつ状態だけのタイプである。何回も繰り返すこともある。うつ状態に至ったはっきりした心因（原因）が推測できる場合もあるが、まったく思い当たることがない場合も少なくない。

ICD-10では、うつ病の診断基準の対象となる症状を、次の10症状としている。症状の持続期間は2週間以上である。

①抑うつ気分
②興味と喜びの喪失
③易疲労感の増大、活動性の減退
④集中力・注意力の減退
⑤自己評価と自信の低下
⑥罪責感と無価値感
⑦将来に対する希望のない悲観的な見方
⑧自傷あるいは自殺の観念や行為
⑨睡眠障害
⑩食欲不振

診断基準としての症状の数は、4つ以上あることと、それら4つ以上のなかに①～③のうちの2つ以上が含まれていることとされている。つまり、①～③の3つが、うつ病の中核症状ということになる。

診断基準上の継続期間は2週間であるが、少し余裕をもって1か月間以上中核症状が継続しているようであれば、うつ病を疑って専門医を受診する必要があると考えてよいであろう。

このうつ病エピソードを繰り返すタイプのうつ病を反復性うつ病性障害と呼ぶ。

メランコリー親和型うつ病（内因性うつ病）

病前性格をもとにしたうつ病の伝統的診断名の1つである。

具体的には、几帳面、勤勉性、強い責任感、自分よりも他人のことを第一に考える他者配慮性などの性格特徴が該当する。

若干、繰り返しになるが、メランコリー親和型うつ病は、几帳面で、完全主義で、責任感が強く、凝り性で、自分より他人のことを第一に考える性格傾向の人が、現実世界で、理想との間で自己矛盾をきたし、それがうつ病の引き金になるタイプといえる。

特に多いのが、完璧に仕上げなければという強い思いから、仕事を抱え込みすぎて破綻したり、他人の分まで頑張って過重労働になったり、昇進させてもらったのに職責を十分に果たせていないという思い込みが強いケースである。

症状としては、不眠、食欲減退、精神運動制止（何もする気力がない）、思考制止（考

●メランコリー

メランコリーという単語そのものは、紀元前5世紀のアリストテレスやヒポクラテスの時代まで遡ることができる古い概念であるが、有名なのは1910年代にフロイト（オーストリア）が提唱したメランコリー論と、1960年代にテレンバッハ（ドイツ）が提唱したメランコリー型である。

フロイトは、メランコリーを、行動の制止と自責にあらわれる自我感情の低下、自我の喪失と位置づけている。一方、テレンバッハは、内因性のうつ病（当時の表現ではメランコリー）に陥りやすい性格（メランコリー親和型の性格）の中核として、秩序性をあげている。

秩序性とは、几帳面さと、「こうであらねばならない」と、自らを特定の秩序的空間のなかに閉じ込めようとする封入性、さらには自らが規定する高い要求水準を達成できないことへの負い目などのことで、テレンバッハは、わずかでも秩序に反していることが、不釣り合いなほどの罪責感と負債の意識を抱かせ、それがうつ病につながると、メランコリー親和型の性格を説明している。

えが浮かばない、まとまらない)、興味や意欲の減退、自責感、罪業念慮（すべて自分が悪いという思い）、微小念慮（自分はとるに足りない存在だという思い）、症状の日内変動（朝方に不調の場合が多い）などが出現する。

一般的に抗うつ薬への反応はよく、ある程度の期間休養し、服薬すれば改善する場合が多いが、もともとの性格傾向に対する気づきと対処法を得るために、抗うつ薬の服用と休養で治療効果がみられた段階から、認知行動療法を併用したほうが再発、再休職の防止に役立つようである。

職場結合性うつ病

加藤敏により提唱されたうつ病概念で、産業保健の分野で、しばしば用いられている病名である。

以前は自ら仕事に没頭しすぎて過労になり、うつ病を発症するケースが多かったが、近年は仕事に振り回される、強いられることで、結果として疲弊状態となり、うつ病を発症するケースが増えていることに着目している。

高度経済成長期に仕事量は膨大で、忙しかった。企業は終身雇用制で年功序列の賃金体系をとり、家族のような共同体を形成していたが、近年では、企業は業績主義で、業績が上がらなければ給料が下がるような賃金体系とともに、終身雇用制が崩壊し、場合によっては職を失うこともある。

このため、社員間の競争が激化し、完璧な仕事が求められる緊張状態での過重労働を強いられ、共同体の意識が希薄になってきている、という職場環境が影響していると指摘している。

加藤は、病前性格がメランコリー親和型性格ではない人にも、そうした働き方を求める現代の職場環境を、職場の「メランコリー親和型化」と呼び、そこで生み出されるうつ病の本態は、神経衰弱であるとしている。

このタイプのうつ病は、加藤も指摘しているように内因性うつ病（中核的なうつ病）の1つの型と解釈される。

症状は、不安、焦燥感優位で、精神運動制止が目立たないこともある。このため、無理して出社を続け、周囲も異常に気づかず、状態を悪化させ、突然仕事を休んだり、自殺企図をして驚かせることもある。

初期症状は、不眠、心身疲労、頭痛、肩凝りなどの筋緊張症状や、身体不調を伴うことが多いといわれている。なかには、パニック様の発作や、突然の自殺企図などの衝動行為を引き起こし、救急外来経由で精神科受診に至る事例もある。

この場合は、治療導入が難しく、自分がうつ病になったと信じられず、病気を否認し、通院を拒みがちである。

治療は薬物療法に加え、入院を考慮したしっかり休息がとれる環境を整えることと、復職後の職場環境の調整、就労・復職デイケアの活用などが有効である。

● 執着気質

わが国でも、1940年代に下田光造が、内因性うつ病の病前性格に執着気質をあげているが、これは仕事熱心、几帳面、正直、凝り性、強い責任感や正義感などの熱中性や、徹底性を有する人が該当し、メランコリー親和型性格と類似した概念といえる（テレンバッハは、自らが下田の執着気質との関連を自著で述べている）。

こういう経緯もあって、厳密には少し違うが、わが国ではメランコリー親和型うつ病の病前性格に、執着気質も含めて考えるケースが多いようである。

● メランコリー親和型性格の評価

日本では、まじめで理想的なサラリーマンの典型像とされているが、欧米では、どちらかというと、融通の利かない、だめなサラリーマンの典型という受け止め方のようである。

最近の価値観の多様化、欧米化の流れのなかで、わが国でも若年層を中心にメランコリー親和型の性格の人が減少し、それにつれてこのタイプのうつ病の割合も減ってきている。

比較的軽い症状が長期間続いているタイプ

比較的軽い症状が長期間続いているタイプには、①統合失調症の陰性症状、②発達障害、パーソナリティ障害、アルコールや薬物への依存症など、別な精神障害を背景にもつ二次的な抑うつ状態、③認知症の前駆症状、④身体疾患や神経難病の付随症状、⑤脳血管障害あるいは脳外傷の後遺症（いわゆる高次脳機能障害）などとの鑑別が必要になる。

最近、出版物やマスコミでしばしばみかける「新型うつ病」という用語があるが、専門医は新型うつ病という病名を用いないし、操作的診断基準にもない。この新型うつ病という概念は、あまりにいい加減で、かつあいまいであるため、筆者はDSM-Ⅳで規定された診断基準を用いて「軽症・慢性型うつ病」群として定義して用いている。軽い抑うつ状態が長期間続いている＝「新型うつ病」という考え方は大変危険である。

気分変調症

気分変調症（dysthymia）は、年余にわたる長い期間（DSM-Ⅳでは2年以上と規定されている）、抑うつ気分、広範な興味の消失や、何事も楽しめないといった抑うつ状態が続いているが、日常生活が送れなくなって入院を要するほど、重症化することはほとんどない。

きわめて長期にわたって症状が続くことが特徴で、数年間続く場合も珍しくない。終生続く場合もある。

症状は、疲労感が持続し、「自分は社会から必要とされていない」「何をやってもうまくいかない」という考えや、自己嫌悪感や不全感、不平不満感が慢性的に伴うこともよくある。身体不定愁訴が多いことも1つの特徴である。

一時的には、軽症とはいえない抑うつ状態に陥ることや、軽躁状態とまでいえない程度のやや気分の高揚した状態が出現することもあるが、いずれも長続きはしない。

反復性うつ病は、うつ病相のエピソードとエピソードの間は特に抑うつ気分は感じない発症前に近い状態に戻るが、気分変調症では回復した実感がなく、不調感や自己不全感がつきまとう。

その結果、長期に休職、あるいは離職して社会からひきこもり、不眠を契機に日常生活リズムを乱し、昼夜逆転傾向の生活を送ってしまう人も少なくない。

従来の診断では、抑うつ神経症、神経症性うつ病などの病名であり、DSM-Ⅳでいう抑うつ性パーソナリティ障害などの一部のパーソナリティ障害も、気分変調症に含まれる。

これは、抑うつ性格や、回避性格などの性格的素因を背景に、何らかの社会的ストレスにより抑うつ状態が引き起こされる神経症的傾向が重なり合って、うつ病エピソードとまでいえないような、比較的軽症の抑うつ状態が遷延している病態と考えればよい。

●新型うつ病とは
①非定型うつ病（DSM-Ⅳ）、②逃避型抑うつ、③ディスチミア親和型うつ病、④未熟型うつ病などの概念を包含した、パーソナリティ要因を背景として、比較的若年者に発症しやすい遷延性のうつ病の総称として用いられていると考えられる（詳しくは成書参照）。

非定型うつ病（DSM-Ⅳ）

非定型うつ病は、DSM-Ⅳ（1994）で初めて登場した比較的新しい概念のうつ病である。

ちなみに、ICD-10（1992）にはこの概念はまだ記載されていない。

「非定型」とは、古典的なうつ病概念である内因性うつ病の病像との対比、という意味で用いられている。

非定型うつ病の最も特徴的な症状は、①気分反応性で、自分にとって肯定的な出来事、自分が楽しめることや、興味あることには反応し、気分が明るくなり元気になる一方で、そうした出来事がない場合にはうつ状態を呈する。気分反応性は非定型うつ病の診断に必須の症状である。

他に、②著明な体重増加、または食欲の増加、③過眠（1日10時間以上）、④手足が鉛になったかのように感じる疲労感、④長期にわたる対人関係の拒絶に対する敏感さなど、4つの症状のうち、2つ以上を満たせば非定型うつ病と診断される。

うつ病エピソードや、双極Ⅰ型・Ⅱ型障害、気分変調症などの他の診断基準を満たす場合でも、前述の特徴があれば、非定型うつ病と診断される。

社会生活を送るうえで、一番問題になるのは、長期にわたる対人関係の拒絶に対する敏感さで、しばしば対人関係のトラブルを引き起こしたり、休職や離職を繰り返したりする行動につながる。

対人関係の拒絶は、しばしば回避行動や不安、焦燥感として行動にあらわれ、不安性（回避性）パーソナリティ障害や、社会不安障害、パニック障害などの診断基準を満たす場合もある。

過眠や体重増加は、慢性的な疲労感と、対人関係での失敗を恐れた結果、社会から引きこもってしまい、1日中臥床傾向で過ごしたり、摂食障害のようなむちゃ食いのエピソードはないものの、菓子などを食べ続けたりすることで引き起こされる、一昔前の表現になるが、カウチポテト族風の生活に陥って生じる事例が多いように感じる。

症状の日内変動を伴う場合には、内因性うつ病が朝方の不調を訴える傾向が強いのに対して、非定型うつ病では夕方の不調を訴える場合が多い傾向がある。

非定型うつ病は、女性に多く（男性の2～3倍といわれている）、比較的発症年齢が若いことが知られているが、筆者が所属するセンターでの自験例をみるがぎり、年齢に関してはそうともいえないように思われる。

30歳代以降の非定型うつ病の病像は、10、20歳代の若年発症者に比較して内因性うつ病の要素も併せもつなど、複雑化した事例が多い。

この場合、抑うつ状態そのものは気分変調症、もしくは双極Ⅱ型障害、気分循環症の診断も可能な軽症で、慢性化した事例が多いのが特徴である。

軽症・慢性型うつ病

筆者は、さまざまな研究者が比較的軽い症状が長期間継続するタイプを、いろいろな名称で呼んでいる現状、および「新型うつ病」という診断基準も明確ではない用語が、人口に膾炙している現状を受け、①DSM-Ⅳによる気分変調性障害、②非定型うつ病、③双極Ⅱ型障害、④気分循環性障害、⑤大うつ病性障害などの診断を満たしているが、パーソナリティ障害を背景要因としてもち、これらを診断併記できるうつ病のことを、「軽症・慢性型うつ病」と定義し、「新型うつ病」というあいまいな呼称に置き換えられる概念として用いている。

そして、この概念を用いて、筆者は現在おもに就労や復職に有用な、うつ病患者のためのリハビリテーションのあり方、方法について、さまざまな検討を加えている。

5 発症に関わる要因

気分障害だけではなく精神疾患全般にいえることであるが、発症の要因は、個体要因と環境要因、他の疾患（一次障害という）によって引き起こされる症状（二次障害という）の3つに分けることができる。

治療やリハビリテーション、再発予防を考えるうえで、この3つの要因に対するアプローチを常に考えて戦略を立てることが重要になる。

個体要因

個体要因は、生来の遺伝的素因に基づく生物学的な要因と、遺伝的素因をベースにある程度の年齢までに形作られる1人ひとりの気質（病前性格ともいう）により形成される。

遺伝的要素

重要なことは、気分障害はメンデル形式の遺伝（優性遺伝や劣性遺伝）はみられないことである。

統合失調症や気分障害、さまざまな神経症、パーソナリティ障害、発達障害などの精神科疾患は、メンデル形式の遺伝形式ではなく、まだはっきりとは解明されてはいないが、多因子遺伝という遺伝形態をとると考えられている。

多因子遺伝とは、いくつかの遺伝的因子の条件が揃ったときに発症するタイプである。これは精神科疾患のみならず、がんなどの身体疾患でもよくみられるポピュラーな遺伝様式である。

●遺伝子研究の現状
最近では遺伝子レベルでの解析が進み、各疾患ごとの多因子遺伝を構成している遺伝子についての検索が行われている。たとえば、うつ病や統合失調症の発症にはDisk1という遺伝子が関与しているという報告を日本の理化学研究所が2007（平成19）年5月にしている。
実際に、気分障害や統合失調症について、患者がいる家系、あるいは1卵性双生児間では、一般に比べて発症率が高いということがいわれている。ただ、メンデル形式の遺伝ではないので、発病を予測もできないし、一定の確率で子や孫に伝わっていくというものでもない。仮に自分の近親者に気分障害の人がいたとしてもびくびくする必要はない。

気質（パーソナリティ要因）

気質（性格、人格）は遺伝的な素因をベースに形成される（次頁の分類参照）。その過程では、家族や教育などの環境要因も関わっている。

気分障害の分類の項で触れたが、気質と発症する気分障害のタイプには、密接な関係があることが言われている。下図は、患者に説明するときに用いているうつ病の概念図である。

■ 軽症・慢性型のうつ病の理解のために（気分障害と病前性格）

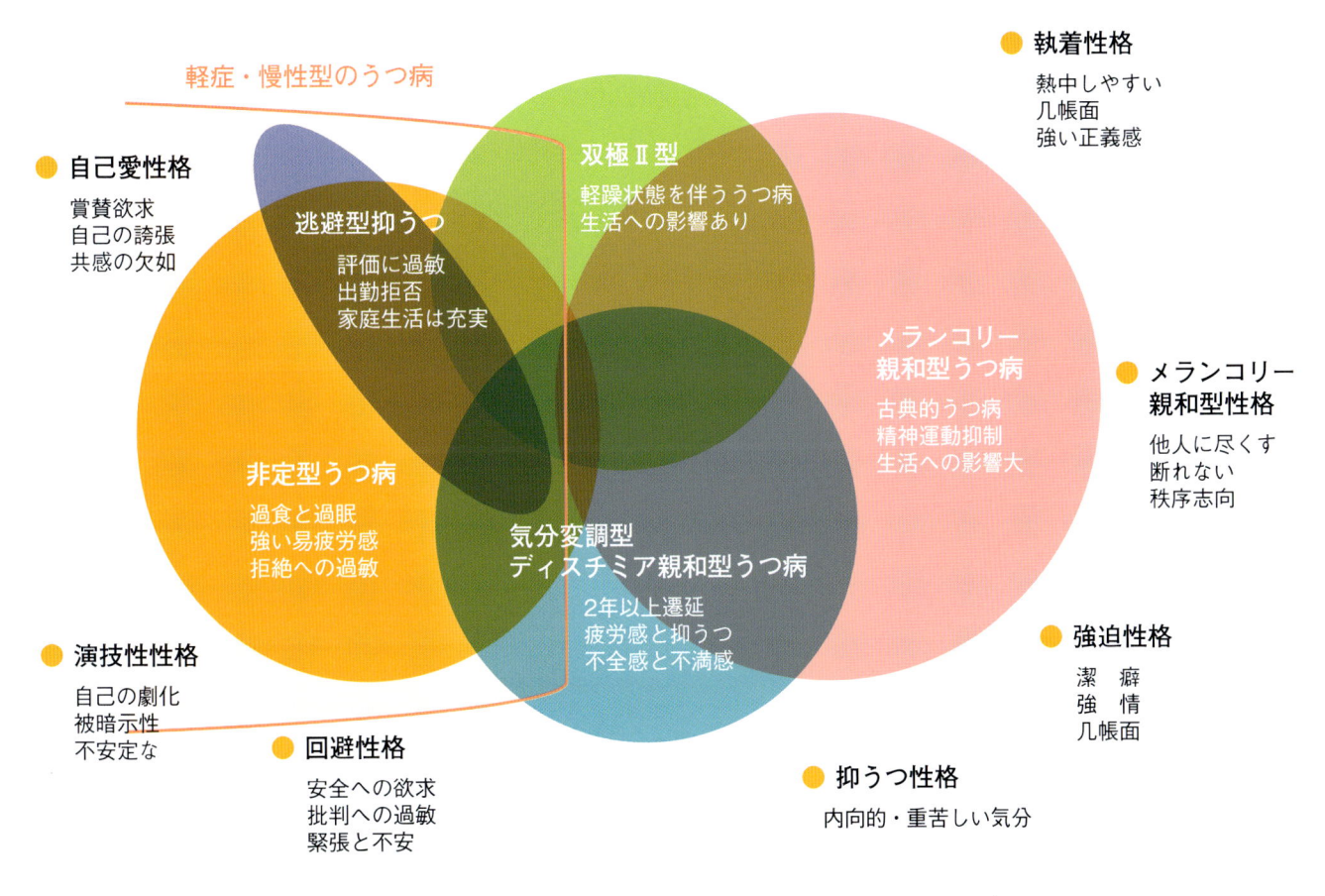

軽症・慢性型のうつ病

- **自己愛性格**
  - 賞賛欲求
  - 自己の誇張
  - 共感の欠如

- **執着性格**
  - 熱中しやすい
  - 几帳面
  - 強い正義感

- **双極Ⅱ型**
  - 軽躁状態を伴ううつ病
  - 生活への影響あり

- **逃避型抑うつ**
  - 評価に過敏
  - 出勤拒否
  - 家庭生活は充実

- **メランコリー親和型うつ病**
  - 古典的うつ病
  - 精神運動抑制
  - 生活への影響大

- **メランコリー親和型性格**
  - 他人に尽くす
  - 断れない
  - 秩序志向

- **非定型うつ病**
  - 過食と過眠
  - 強い易疲労感
  - 拒絶への過敏

- **気分変調型ディスチミア親和型うつ病**
  - 2年以上遷延
  - 疲労感と抑うつ
  - 不全感と不満感

- **強迫性格**
  - 潔癖
  - 強情
  - 几帳面

- **演技性性格**
  - 自己の劇化
  - 被暗示性
  - 不安定な

- **回避性格**
  - 安全への欲求
  - 批判への過敏
  - 緊張と不安

- **抑うつ性格**
  - 内向的・重苦しい気分

うつ病論の現在（広瀬、2005）一部改変

■ 気質（パーソナリティ要因）の分類

メランコリー親和型性格	▶几帳面で勤勉で強い正義感をもち、堅実に物事をこなそうとするが、融通はきかない傾向がある。他人に尽くす傾向が強く、しばしば自己を犠牲にしようとする。対人関係では誠実、律儀、世話好きで、権威と秩序を尊重するが、自分自身に課す要求水準が高いという特徴がある
執着性格	▶物事に熱中しやすく、几帳面で凝り性である。正義感が強く、責任感旺盛で、模範的と評価されることが多いである。反面、押しつけがましいと敬遠されることもある。対人関係には敏感で、一度起こった感情が長く持続し、むしろ増強する傾向がある
強迫性格	▶秩序指向、完全主義、精神および対人関係の統一性にとらわれ、柔軟性、開放性、効率性が犠牲にされる傾向がある。潔癖、強情、几帳面な一面ももつ。
抑うつ性格	▶内向的、重苦しく、自分に自信がなく、自責的で、ちょっとしたことでもくよくよ悩み、悲観的な認知をする傾向がある
回避性格	▶否定的評価や人に嫌われることに対し、過敏な傾向がみられる。安全欲求が強く、失敗の恐れがあることには立ち向かおうとせず、引っ込み思案な傾向がある。自分に自信がもてず、不安感や不全感を抱きやすい傾向がある
演技性性格	▶自分への注意を引こうとする傾向が強く、身体的外見を重視し、ときに芝居ががかった演技をする。他人の影響を受けやすく、感情の起伏が激しく不安定になりがちである
自己愛性格	▶優れていると認められ、賞賛されたいという欲求が強く、そのために周囲の人との調和を欠いたり、相手の気持ちを理解できなかったりする。特別扱いを求めたり、自分は特別だという思いから尊大な態度で接し、トラブルを引き起こしたりする場合もある

生物学的要素

気分障害や統合失調症、神経症など、ほとんどの精神疾患の患者の脳をCTやMRIでいくら撮影して調べてみても、疾患に特有な形態的な異常はない。ただし、認知症や脳外傷、脳血管性障害による高次脳機能障害では形態的な異常が認められる。

つまり、精神症状は、脳の器質的な（構造的な）異常ではなく、機能的な障害によりもたらされると考えられる。

Ⅱ 気分障害の理解と看護

■ 生物学的要素

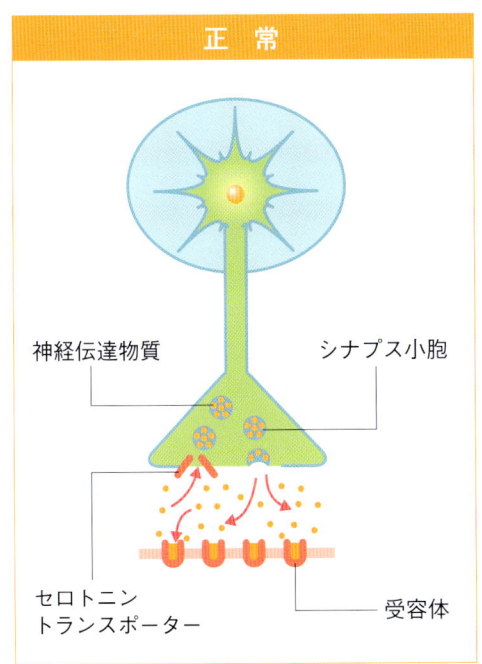

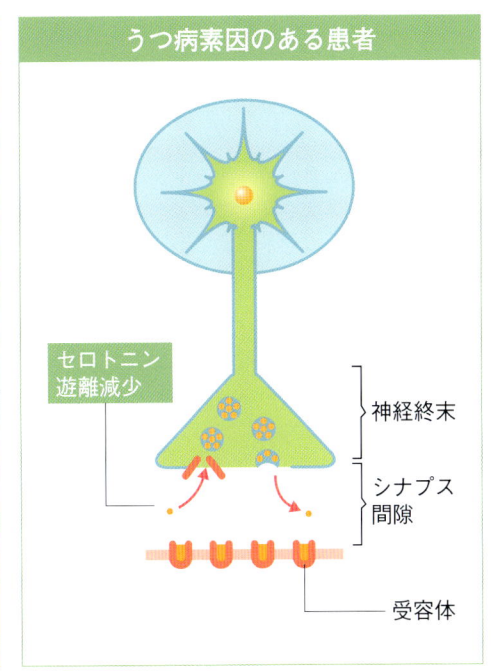

正常	うつ病素因のある患者
神経伝達物質 / シナプス小胞 / セロトニントランスポーター / 受容体	セロトニン遊離減少 / 神経終末 / シナプス間隙 / 受容体

　脳で働く神経伝達物質には、

- ドパミン
- セロトニン
- ノルアドレナリン
- アセチルコリン

などが知られている。そして、これらの神経伝達物質のアンバランスが精神症状を引き起こすと考えられている。たとえば、うつ病は、シナプス終末端からのセロトニンやノルアドレナリンの放出が少なくなることによって生じ、統合失調症の幻覚や妄想などの症状はドパミンの過放出によって引き起こされていることなどがわかっている。これは、うつ病には何らかの原因でセロトニンやノルアドレナリンの放出が少なくなるという生物学的な素因によると言い換えることもできる。

　こうした生物学的な知見をもとに、抗うつ薬はシナプス間隙のセロトニンやノルアドレナリンの濃度を高め、抗精神病薬はドパミンの受容体での取り込みを阻害するような作用をもつように精製されている。

　シナプス終末端での神経伝達物質の放出や、受容体の感度を司っている遺伝子、その異常を引き起こす遺伝子についてはまだわかっていないが、今後の研究によって突き止められれば、うつ病発症の予防が可能になるかもしれない。

■ 脳内セロトニン神経系

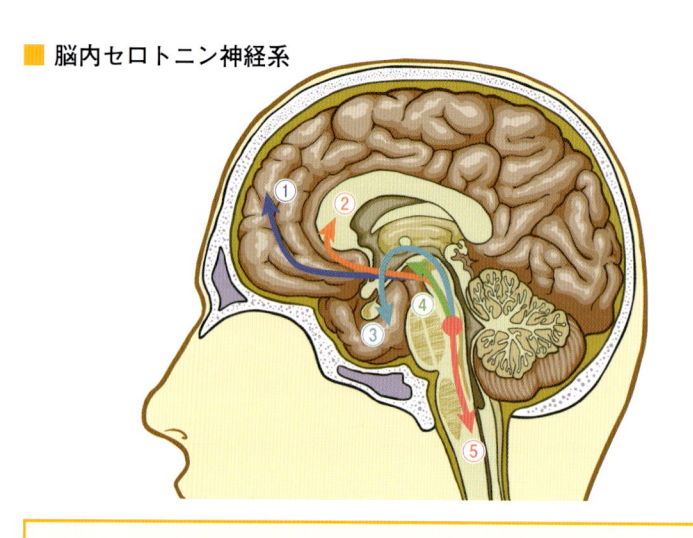

①中脳縫線核：前頭皮質経路
認知など高次精神機能に関連
抗うつ薬の作用に関連

②中脳縫線核：線条体経路
強迫症状に関連
行動の調節に関連

③中脳縫線核：辺縁系経路
(中脳縫線核：海馬・辺縁系)
情動の調節、睡眠に関連
パニック・不安・記憶に関連

④中脳縫線核：視床下部経路
摂食行動や食欲に関連

⑤中脳縫線核：脊髄経路
性機能、女性ホルモンに関連

セロトニン (5-HT)
- モノアミンの一種で、必須アミノ酸の1つトリプトファンから生成され、消化管など体内に広く分布（脳血管関門を越えない）
- 脳内ではおもに中脳縫線核から脳内各部分に投射される神経伝達物質として作用
- ドパミンやノルアドレナリンなど他の神経伝達物質と相互作用がある

	ドパミン (DA)	セロトニン (5-HT)	その他
統合失調症	ドパミン (DA) 仮説 陽性症状：大脳辺縁系 DA 系の機能亢進 陰性症状：大脳皮質 DA 系の機能低下。皮質と皮質下の DA 系はリンクしている	5-HT 系は DA 系の神経細胞の起始部と終末領域で DA 系を抑制 5-HT 受容体遮断薬 (SDA) が投与されると DA 放出が増加し錐体外路症状が軽減	グルタミン酸 (Glu) 仮説 Glu 系機能低下により DA 系機能が亢進することから陽性症状は Glu 系機能低下に伴う二次的なものとする仮説
気分障害	うつ状態では DA 系は低下、躁状態では亢進 精神病性うつ状態では DA 系は亢進の報告	うつ状態では 5-HT 系低下、躁状態では亢進 5-HT2A 受容体感受性はうつ状態でも躁状態でも亢進	うつ状態でノルアドレナリン系低下、Glu 系亢進、GABA 系低下の報告
不安障害	ストレス下で前頭前野の DA 系亢進の報告	5-HT 作動性神経は部位によって異なる作用を示す 5-HT1A 自己受容体作動薬により抗不安効果	ベンゾジアゼピン (BZ) と GABA の受容体は複合体を形成、BZ 投与により GABA を介して抗不安効果

環境要因

環境要因とは、さまざまな周囲の状況や、ストレスによって引き起こされる心身の異常のことである。

たとえば、ラットによる実験では、毎日強制的に長時間水泳をさせるというストレスをかけ続けると、ラットはやがてうつ病になることが知られている。

人間も同じで、重いストレスが長期間続いたり、繰り返されると、ストレスにうまく適応できなくなり、ストレス障害やうつ病を発症するという。

ストレスを与える要因をストレッサーというが、ストレッサーには外的ストレッサーと内的ストレッサーがある。外的ストレッサーには、仕事の忙しさ、職場、家庭での対人関係など、内的ストレッサーには、内面から生じる葛藤などがあげられる。

ストレス耐性

同じストレッサーにさらされても、ストレス障害やうつ病を発症する人と、発症しない人がいる。

ストレスに耐える力をストレス耐性という。ストレス耐性は、ストレス感知能力とストレス回避能力、ストレッサーへの処理能力により決まる。各能力は1人ひとり固有の能力を基本に、おかれている環境や、ストレッサーの種類で常に変動する。

ただし、固有の能力は、気質と生育環境などによって変わる。環境面では、ストレスに対する緩和要因がどの程度あるのかによって変わってくる。

ストレッサーの種類には、同じストレスが状況によって快ストレスにも、不快ストレスにもなりうるという二面性があるため、簡単には評価できないという難しさがある。

ストレスの生物学的な影響

生体にストレスがかかると、生物学的には、脳の視床下部が反応し、下垂体に向かってCRF（副腎皮質刺激ホルモン放出因子）を放出し、これを受けた下垂体が、腎臓の上にある副腎に向かってACTH（副腎皮質刺激ホルモン）を出する。

ACTHに刺激された副腎からは、血中のグルコース（ブドウ糖）を増やしたりして、ストレス状況に対応できるように準備するホルモンの一種グルココルチコイド（糖質コルチコイド）が放出される。そして、血中のグルココルチコイドの濃度が上がると、今度は負（ネガティブ）のフィードバックが働いて、これらの活動が低下する。この一連のメカニズムをストレス応答系という。

しかし、慢性のストレス、特に心理的ストレスが持続すると、ストレス応答系が活性化され続け、血中のグルココルチコイドの濃度が上がったままになる。すると、グルココルチコイドが感情を司る視床や海馬の細胞を萎縮させるため、感情の働きが低下する。

うつ病の人の約60％に、このストレス応

●海馬や視床の傷害の原因とうつ病の検査
ストレス応答系の異常だけでなく、免疫系の亢進も原因の1つと考えられている。
近年、海馬領域の神経損傷や前頭前野や帯状回の機能低下が、頭部のMRI（核磁気共鳴法）などの画像検査や、近赤外光を頭皮から当て脳血流量の変化をみる機能画像の検査（近赤外線スペクトロスコピー）などで、明らかにされ、うつ病と脳組織の関連が若干わかってきているが、そうした検査だけでうつ病のすべてが解明されたわけではない。

答系の異常がみられるという。

働く人のストレス

厚生労働省が5年おきに実施している労働者健康情報調査では、働く人のストレスで最も大きいのは、対人関係で、以下、仕事の質、仕事の量と続いている。

2002（平成14）年と2007（同19）年を比較して大きく増えているストレスは、対人関係と仕事の質、昇進昇給問題である。

他の精神疾患が原因のうつ病

他の精神疾患が原因で、抑うつ状態になることがしばしばある。

代表的なものとしては、

- 適応障害、心的外傷後ストレス障害などのストレス関連障害
- 不安障害などの神経症圏の障害
- 統合失調症

うつ病再発のメカニズム

■ 気分障害の発症・再発過程

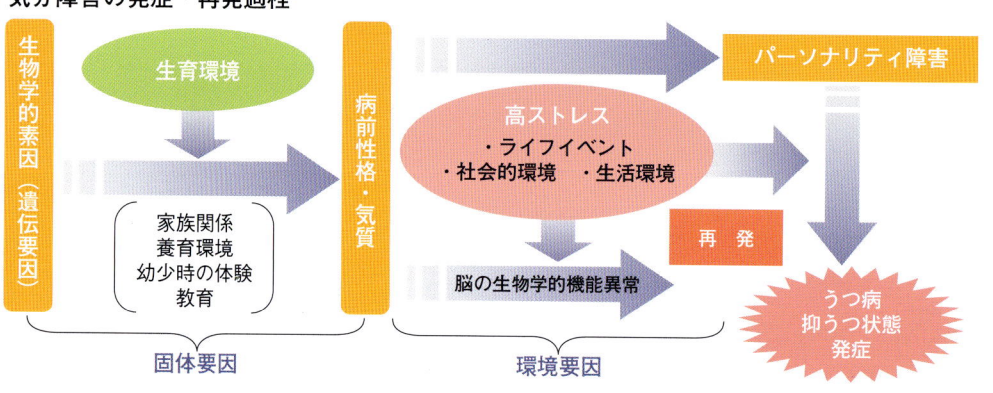

気分障害発症のメカニズムや再発のメカニズムについて、まだ確固たる原因は解明されていないが、図示したような要因が複合的に関与していると考えられている。

こうした要因があって、気分障害を発症した人は、高い確率で気分障害を発症し、寛解しても再度ストレスに曝露されることで、再発を繰り返すという。

なかには、ストレス環境下になくても気分障害を発症したり、再発を繰り返す人もいることから、すべてをこの考え方で説明できるものではないが、同じストレス環境下にさらされて気分障害になる人とならない人がいること、再発の前には何らかのストレス状況下におかれている場合が多いことから、この考え方には一定の信憑性があるといえる。

- パーソナリティ障害（人格障害）
- 発達障害
- 高次脳機能障害（脳外傷や脳血管障害の後遺症）
- 認知症
- 依存症

などである。

別の原因疾患がある場合、主診断としては原因疾患を、副診断としてうつ病をつける場合が多いが、抑うつ状態が重篤な場合は、主診断をうつ病とすることもある。

また、背景にある原因疾患に気づかずに、うつ病と診断されていることもある。

たとえば、

- アスペルガー症候群などの発達障害
- 幻覚・妄想の体験が目立たない単純型の統合失調症
- 認知症の初期症状（前駆症状）としてみられる抑うつ状態

などが、しばしば（内因性）うつ病との鑑別を要する疾患としてあげられる。

ちなみに、これらの疾患は、専門家でも短期間の診療では判別が難しい場合が多く、

- 詳細な病歴の聴取
- 薬物療法の効果の確認
- 年余にわたる経過の観察
- 心理検査や画像診断の併用

などが、確定診断のために必要となる。

他の身体疾患が原因のうつ病

身体の病気が脳に影響してうつ状態（症候性うつ病）になることがある。

原因となる疾患を下表に示した。

身体疾患が原因のうつ病

- 内分泌疾患：甲状腺機能低下・亢進症、糖尿病
- ウイルス感染症：インフルエンザ、肝炎
- 中枢神経疾患：パーキンソン病、脳動脈硬化症、脳梗塞
- 免疫系疾患・膠原病：関節リウマチ、全身性エリテマトーデス（SLE）など
- その他：がん、手術後など

薬物因性のうつ病

- 降圧薬：高血圧の治療で使われるレセルピンなどで起こる。レセルピン服用者の20%で起こるという報告もある。
- 抗パーキンソン病薬：レボドパなどで起こるとされているが、これもうつ病の治療に使うこともある。
- 経口避妊薬：アメリカでは、28%にうつ状態が起きるという報告がある。

このほか、抗結核薬、ステロイド剤、肝炎治療の際に用いるインターフェロン製剤でも起こることがある。

6 うつ病の一般的な経過

　うつ病は、10年後の追跡調査では93％が回復し、長期的な予後はよい病気とされるが、1年間という短期では43％しか回復していないと言われている。

　前にも触れたが、少なくとも50％以上が再発を繰り返す病気で、治療には長い時間を要する。

　したがって、病気を完全に治す取り組みも重要であるが、その過程でいかに上手に病気と付き合っていくか、再発したときに賢く対処するか、という発想の転換をすることも大切である。

急性期

　何をするのもおっくうで、ちょっとしたことで疲れ、「横になっていたい」という気持ちが強くなり、食事を摂ることすら面倒になったりする。

　何を考えても、悲観的になり、「自分はとるに足りない存在だ」と考えてしまいがちになる。

■ うつ病の治療段階

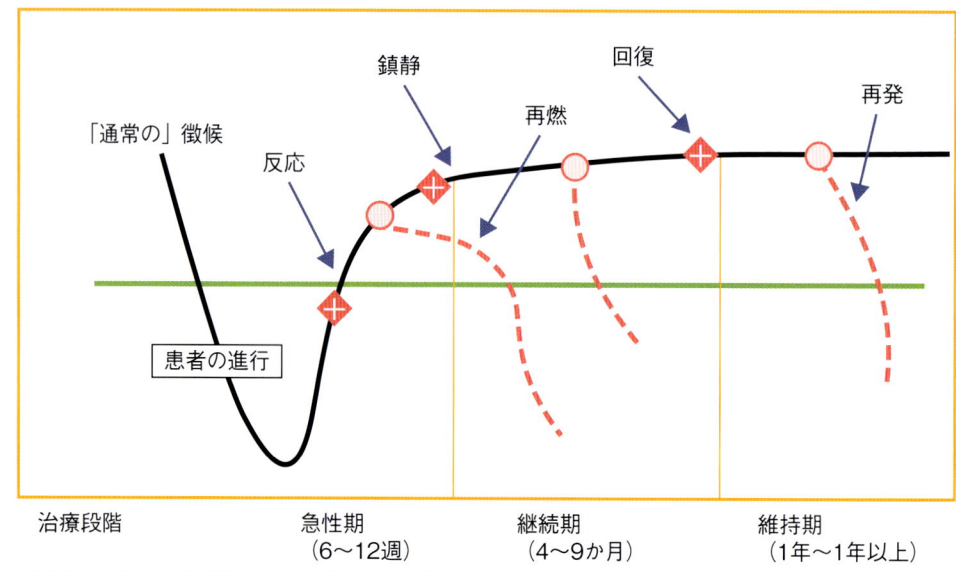

| 治療段階 | 急性期
(6〜12週) | 継続期
(4〜9か月) | 維持期
(1年〜1年以上) |

（図中ラベル：「通常の」徴候、反応、鎮静、再燃、回復、再発、患者の進行）

野嶋佐由美監修．実践看護技術学習支援テキスト精神看護学，日本看護協会出版会，2005

> うつ病は残念ながら右肩上がりにみるみる回復していかないことが多い。少しずつよくなったり、悪くなったりを繰り返しながら、だんだんに回復していく（これを「波状経過の回復」という）。
>
> したがって、回復の過程で、一喜一憂したり、一時的であっても症状が悪くなると、ひどく焦ったり、絶望的な気持ちになる患者、あるいは家族をしばしばみかけるが、うつ病は「波状経過で回復する病気である」ということを理解してほしい。

「うつ病ではないか」という考えが頭をよぎっても，まさか自分に限ってと考えて、あるいはおっくうで受診できない人もいる。こういった場合は、周りの人が精神科に連れて行く必要がある。

急性期には、まず原則として十分な休養と、薬物療法の導入治療が必要である。ただし、薬物療法を開始しても、たとえば、風邪薬を飲めば頭痛や鼻水、咳が短時間でぴたりと止まるように、すぐによくなることはない。薬が効くまで少なくとも1～2週間、ときには1か月くらいかかる。

この間の生活がままならないと判断した場合は、入院治療が適応される。入院のメリットは、日々の生活、たとえば家庭のこと、職場のことなど、身の回りの環境にあるストレスから離れ、ゆっくりと休養できること、自らがうつ病になってしまったという事実を受

■ 入院適応の例

自殺への思い（自殺念慮）が強いとき	▶将来を極端に悲観し、自責感や罪責感から死を考えることが多くなり、自殺を実行する（自殺企図）危険性が高い場合である。短期間であれば、家族の見守りなどで予防可能であるが、その恐れが続く場合は入院が必要になる
ほとんど食べず、衰弱しているとき	▶うつ気分や疲労感のために、極端に食欲が低下し、水分も十分に摂れない場合は緊急な治療が必要である。また、外界を認識しているにもかかわらず、ほとんど外界からの刺激に反応しない状態（昏迷状態）では、経口摂取が困難である。この場合は、身体的な管理も含めた入院治療が必要となる
焦燥感（いらいら感）が激しいとき	▶うつ病による焦燥感から、自分自身の行動がコントロールできず、いてもたってもいられず、破壊的な行動や暴力的な行動に至ることがある。家族や親しい人を傷つけてしまうこともある。この場合も入院治療が必要である
外来治療でなかなか改善せず服薬管理が必要なとき	▶通院治療で症状が改善せず、診断や治療方針を再検討する場合、入院治療が必要である
自宅ではゆっくりと静養できないとき	▶うつ病の治療はゆっくり、安静にすることが前提にある。しかし、さまざまな理由で自宅がそのような環境にない場合、治療に専念するために入院治療が必要となる。入院中にソーシャルワーカーの力を借りて環境調整を行うこともある

●寛解とは
服薬を継続しながらであるが、症状がほぼ消失し、だいたい元の自分に戻ったと実感が得られるような状態が継続できるようになった状態を「寛解」という。「寛解」と「治癒」（病気が完全に治ったこと）は違う。「寛解」は症状が一時的に軽くなる、あるいは消退している状態で、再発する可能性が捨てきれない状態のことである。であるから、「寛解」の段階で完全に回復したと考えてしまうのは早計である。

●「再燃」と「再発」の違い
「再燃」とは、病状が回復し一見症状が消退して「寛解」の状態にあるが、まだ「治癒」していないため、症状が再度悪化して出現することをいう。「再発」はいったん治癒したと判断し、治療を終結した後に再度症状が出現することである。
実際の臨床場面では「再燃」と「再発」の境界はあいまいで、明確に使い分けられてはいないが、厳密には意味が異なる。

け止め、治療に専念しようという自覚がもてることなどがある。

継続期

急性期が終わると、波状経過をとりながら改善していく方向に向かい、「よくなってきた」という実感がもてるようになってくる。日常生活に支障がなくなり、就職や復職など、次の目標に向けた行動をとれるようにもなってくる。

この時期に、自ら治療薬を中断し、再度症状が増悪してしまったり、無理な復職を目指しすぐに再休職してしまう人が多い。

最も再発率が高いのは、寛解後4か月までの時期とされていることから、この時期には休養と服薬の継続と、規則正しい日常生活の維持が重要である。

うつ病の回復の過程は、行動力、ついで、感情→意欲→思考の順に、前述したように波状の経過をたどりながら回復していく。したがって、この時期は行動力が先に回復するが、何か行動した後に、どっと疲れて動けない状態がしばらく続くことがある。

本格的なカウンセリング治療を開始するとすれば、この時期からということになるが、うつ病のタイプによって、カウンセリング治療に、向き不向きがある。

主治医とよく相談して、どういった治療法があるか、判定してもらってから開始したほうがよい。

寛解期に至っても主治医から指示があるまでは、通院や服薬を続ける。なぜなら、再発を繰り返す場合や、うつ病のタイプによっては、薬物療法を中止せず維持的に継続するほうが、その後の経過がよいことがいわれているからである。

具体的には、寛解後2年間は再発率が高いということがいわれている。

維持期

寛解の時期がおおむね3か月以上は継続し、うつ病によって低下した判断力や決断力など、高度な認知機能が回復し、就職や復職を本格的に目指すようになる時期である。

この時期に到達するまでに、気分障害のタイプにもよるが、1年以上かかる場合も少なくない。

入院や休職などで、社会から離れていた時間が長かった場合、特に3か月を超えるような場合には、就労や復職に向けた専門的なリハビリテーションを受けることが強く推奨される。

また、経過によっては、治癒したと判断して治療を終了する場合もあるが、その前に服薬をいったん終了して、再発しないか、定期的な通院のみで経過を確認する場合もある。

再発のリスクを少なくするためにも、主治医と相談して長期的な方針を決定することが重要といえよう。

7 うつ病の治療

治療法の基本は、まず、十分な休養で体力を回復させつつ、薬物療法を併用して不安焦燥感の軽減や、気分、意欲の回復を待ち、寛解が近づいてきたら認知行動療法などを併用して、思考や認知の歪みの修正を図り、再発予防やストレスへの対処法を身につけるべく、心理教育の機会を設ける。

うつ病の治療期間は、中央値でおよそ3か月とされるが、半年以上改善しないケースが1/3以上といわれている（DSM-Ⅳ）。したがって、3か月を超えるような休職、あるいは休養期間を要した場合には、復職・再就労に向けたリハビリテーションを専門施設で受けさせることを検討する。

治療を適切に行っても長期に改善しない場合を、難治性うつ病というが、このうちのかなりの部分が性格的要因を背景としたうつ病、軽症・慢性型うつ病で占めていると考えられる。

休養

筆者は、休養することの意味を理解していない患者が大変多いことに驚かされる。

患者自身がうつ病という病気をしっかりと受容できていないことが原因の1つと考えられる。

特にメランコリー親和型のうつ病の人の多くは、休養することは悪いことと考えていることが多い。もちろん、軽症・慢性型うつ病の人もしっかり休養せず、趣味の活動に没頭したり、気分転換と称して旅行に出かけて、その後しばらくの間疲労して動けなくなって、ひきこもりがちの生活を送ることを繰り返したりする。

何もやる気が起こらず、倦怠感も強い状態の悪いときには、無理をする必要はなく、1日中寝ていたければ、寝ていてもよいと思うが、そこまでの状態でないのであれば、動かないで寝ている必要はない。

うつ病治療に求められる休養は、たとえば大きな手術後などに求められる「動かないで、寝ていてください」という絶対安静とは違うのである。

うつ病の休養の原則は、規則正しい生活を送りながら、できる範囲のことはこなし、一方で余分な活動は避けながら、エネルギーの回復を待つことである。

休養をとる際に必要なのが、周囲の人たちの理解と支援である。それには、生活をともにする一番身近にいる家族が、まずうつ病に関する知識をもつことが大切である。

また、仕事を休んだり、仕事量の負担を軽減するためには、職場の上司や人事担当者にきちんと病名を伝えることも必要であろう。

もう1つの注意点は、医師から「リラック

スできることをやってください」と言われたからといって、それをノルマのように固く考えないでほしいということである。真面目な患者がリラックスに真剣に取り組みすぎれば、それがかえってストレスとなり、休養の意味がなくなってしまうからである。

[質のよい眠りを得る]

前述したようにうつ病には何らかの睡眠障害がほぼ必発する。睡眠は足りなすぎても、多すぎても日中に疲労感を残す。

成人の適正な睡眠時間はおおよそ6～8時間といわれている。

睡眠にはサイクルがあり、レム睡眠とノンレム睡眠を繰り返す。レム睡眠は比較的浅い睡眠で、身体は休んでいても、大脳はまだ覚醒状態にある。であるから、意識はなくとも眼球が動いたり、顔の筋肉がわずかに動いたりする。夢を見ることもある。約20～30分後、より深いノンレム睡眠に入っていく。ノンレム睡眠は、眠りの深さで4段階に分けられる。

ノンレム睡眠期には、大脳も休息状態に入っているため、急に起こされると、寝ぼけたりして、すっきり目覚められない。

ノンレム睡眠期が1時間くらい経過した後、再びレム睡眠期に移行する。レム睡眠とノンレム睡眠を合わせた1サイクルは1時間半～2時間である。

多くの人の自然な状態での睡眠時間は、その倍数になるので、自分の1サイクルの長さを知っておくと便利である。朝気持ちよく目覚めるためには、なるべく眠りが浅いレム睡眠期に起床できるように、就寝時間を調節することがコツである。

入眠困難は覚醒状態からうまくレム睡眠期には入れないため、早朝覚醒はレム睡眠サイクルに入った際に、うまく次のノンレム睡眠には入れずに目覚めてしまうため、熟眠感の不足はノンレム睡眠期に深い段階の睡眠が得られない（具体的には4段階のうち、第4段階以上の睡眠がとれない）ために起こると考えられている。

メランコリー親和型のうつ病の人の睡眠パターンには、①入眠からレム睡眠まで通常は20分程度であるものが1時間近くかかる、②ノンレム睡眠期が浅く短く、睡眠の1サイクルが通常は90分程度であるところが70分以下に短くなっていることが知られており、入眠困難や早朝覚醒、熟眠感の不足につながっていると考えられる。

軽症・慢性型うつ病に伴う過眠や、躁うつ病に伴う睡眠障害の原因についてはまだよくわかっていない。

薬物療法

精神科における薬物療法の定義は、薬を使って脳内神経伝達物質の適正化を図ることで脳機能の正常化を目指す、対症療法である。薬物治療には根治療法と対症療法があるが、うつ病にかぎらず精神科疾患の原因は解明されておらず、精神疾患に対する薬物療法

Ⅱ 気分障害の理解と看護

■ 抗うつ薬：セロトニン選択的再取り込み阻害薬（SSRI）の作用の仕組み

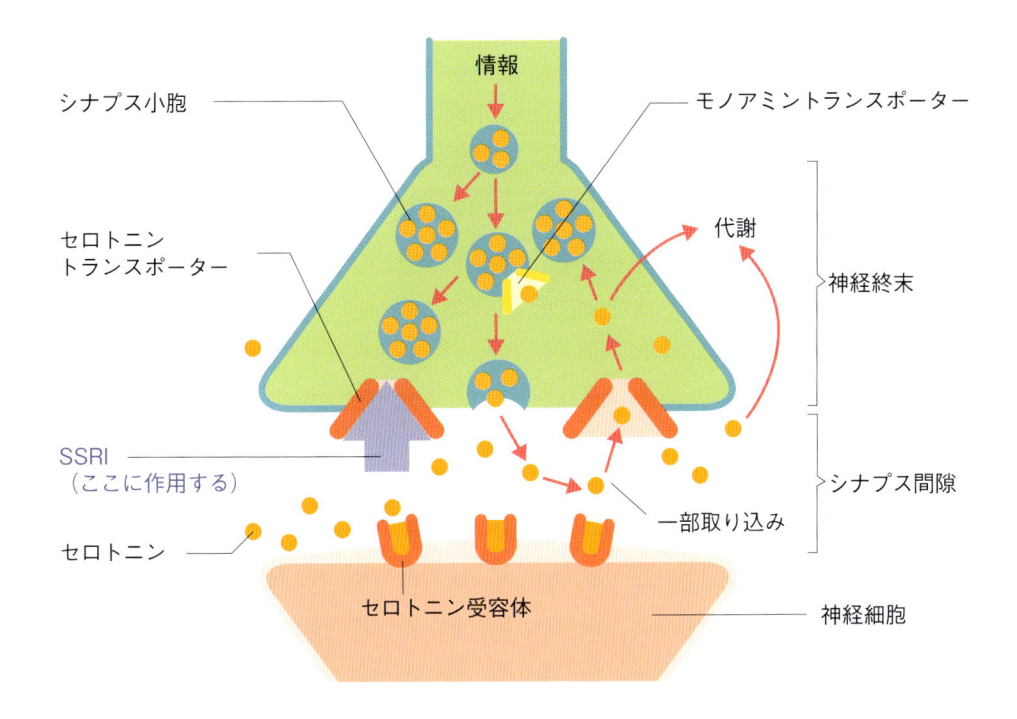

- 情報
- シナプス小胞
- モノアミントランスポーター
- セロトニントランスポーター
- 代謝
- 神経終末
- SSRI（ここに作用する）
- シナプス間隙
- 一部取り込み
- セロトニン
- セロトニン受容体
- 神経細胞

●根治療法
原因になっている病因そのものを取り除く治療法で、たとえば結核患者に抗結核薬を投与して結核菌を死滅させて治癒させる、あるいは、原因になっている腫瘍を手術で取り除くことで治癒させる治療法に代表される。
根治療法のための薬物療法は、原則的には病気ごとにある程度決まった種類の薬を決まった期間投与することによって効果が得られ、治癒を目指すものである。

●漢方薬
柴胡加竜骨牡蛎湯、半夏厚朴湯、加味逍遙散、加味帰脾湯などが、不眠や鎮静安定作用、便秘などの抗うつ薬の副作用緩和を期待して補助的に用いられるが、抗うつ効果はあまり期待できない。効果の個人差が大きい傾向がある。

抗うつ薬と自殺企図

　若年者の場合、抗うつ薬服用後に、自殺や衝動的な他害行動を実行することがある。特に、24歳以下の若年者でこうした副作用が出やすいといわれている。その理由として、脳神経系は10代を通じて発達を続けており、この過程で、抗うつ薬がもつ中枢神経刺激作用が予想外に強くあらわれるのではないか、あるいは潜在的な躁うつ病が、抗うつ薬で刺激され、躁転し落ち着かない状態になるのである。

　このように注意を要する副作用が数％の割合で起こる可能性はある。若年者が抗うつ薬を服用しているときに、いらいらや落ち着きのなさがみられたら、いったん服用を中止して、すぐに主治医に相談すべきである。また、中・高年者でも、薬の効果でうつ症状が改善してきたときに、自殺を実行する危険が高まるので注意が必要である。

■ うつ病の薬物療法Q&A

Q なぜ、たくさんの種類の薬を飲まなければならないのですか？
A 精神科の治療薬の種類が多くなるのは対症療法だからです

Q 薬を飲み続けると中毒や依存症になりませんか
A 指示された量の範囲での内服では依存性は生じません

Q 薬が多いと思うので自分で減らしてもいいのでしょうか
A 自己調節は禁物です。
主治医に薬を減らしたいと考えた根拠（日中の眠気など）をしっかり伝えて相談しましょう。

Q お酒が飲めなくなりませんか
A アルコールは肝臓に負担がかかります。なるべく控えましょう。また、お薬といっしょに飲んではいけません。

Q 車やバイクが運転できなくなりませんか
A 急に眠くなったり、注意力が低下することがあり、事故の際、自己責任を問われることもあります。原則、控えましょう。

Q 妊娠できなくなりませんか
A 薬によっては変更が必要です（女性のみ）。妊娠を希望する場合、妊娠に気づいた場合には必ず主治医に相談しましょう。

Q 薬は飲みたくないので、カウンセリングだけで治したいのですが
A 薬物療法による生物学的な治療が不可欠です。その後、カウンセリングを併用して生活面などの心理的問題を整理するのが効果的です

のほとんどが対症療法である。

うつ病患者の脳ではシナプス間隙のセロトニンやノルアドレナリンといったモノアミンの減少が起きているので、それらを補充して脳内神経伝達物質のバランスの適正化を図る。

したがって、精神科医は、そのアンバランスによって生じる1つひとつの症状に合わせた対症療法として、治療薬を選択し、投与する。たとえば、

・躁うつ病の抑うつ気分には抗うつ薬
・不安、焦燥感には抗不安薬
・罪業妄想には抗精神病薬
・躁状態に対して抗躁薬
・睡眠障害には睡眠導入薬

などを、それぞれ処方する（それぞれの薬物については第2章、「薬物療法」の項参照）。

さらに、抗うつ薬も1種類ではない。意欲の減退によく効くもの、精神運動制止によく効くものなど、さまざまな特徴のある薬が販売されており、うつ病の症状やタイプによって、ときには何種類か組み合わせて使われる。

結果として、精神疾患のある患者は、症状の数だけ、薬の種類が増えてくる。

「精神科は他の科に比べて薬が多い」と安易に批判する人もいるが、同じうつ病の患者でも、症状がまちまちであることから、処方される薬も増えてくるのである。

そうした批判には組みしないほうがよいと、患者に説明しておく。

心理療法（精神療法、心理カウンセリング）

心理療法は、精神療法、心理カウンセリングとも呼ばれているが、ほぼ同義語である。
ちなみに、

- 精神科医が治療的に行うのが精神療法
- 心理士や心療内科医などが治療的に行うのが心理療法
- 治療ではなく相談の範疇で行われるのが心理カウンセリング

というように呼び分ける場合もある。

心理療法を効果的に受けるには、ある程度精神的なエネルギーが必要とされるため、薬物療法である程度回復してから、心理療法を受けることが推奨される。

しかし、成果を上げるためには、ある程度の精神的な安定と内省ができる余裕が必要となるため、繰り返しになるが、十分な休養と薬物療法の導入なしには成果を上げるのは難しいといえる。

つまり、薬物療法などの生物学的治療法と、認知行動療法などの心理学的治療法は車の両輪であり、両者がうまく噛み合えば、相乗的な治療の効果が期待できる。

心理療法にはさまざまな方法がある。たとえば、認知行動療法、精神分析、森田療法、内観療法、対人関係療法、家族療法、芸術療法、催眠療法などである。

うつ病に対する有効性が確認され、わが国の臨床現場で用いられている代表的な心理療法として、認知行動療法がある。

認知行動療法

ストレス対策には、認知行動的な考え方を取り入れるとよいといわれている。

認知行動的とは、物事の解釈や理解の仕方を修正して、行動に結びつけようというものである。

たとえば、「気分が落ち込む」とか、「何もする気が起きない」状態でも、「食欲は少し出てきた」「散歩ぐらいはできそう」と、自分のなかでのよい変化に視点を移してみる。

ネガティブ（否定的）にしか考えられない自分の思考を、少しポジティブ（肯定的）に変えるだけで、前向きな気分になれるのである。

たとえ、悪いことばかり続いたとしても、そのなかに、よいところをみつけていくと、少しずつ元気になっていることが実感できるようになる。

認知行動療法では、出来事－自動思考－感情－行動の相互関係に注目し、「自動思考」を現実に沿った適応的なものに改め、かつ、その人が本来もっている「スキーマ」（考え方のくせ）に気づき、修正するきっかけをつかむことを目指す。

認知行動療法にはさまざまな手法があるため、主として医師と患者の治療関係のなかで行われる（認知行動療法については、成書参照）。

〔菅原　誠〕

●認知の過程

認知とは、何らかの情報が目や耳、口などの感覚器から入ってきた際に、無意識下で認知が行われ、その結果感情の表出や何らかの行動につながる。

認知の過程は、「スキーマ」と「自動思考」の2段階に分けられる。「スキーマ」は、基本的な人生観、気づかれないまま存在する個人的確信、考え方のくせで、その人らしさと表現することもできる。「スキーマ」を土台に「自動思考」は行われる。

「自動思考」とは、ある状況により自然にわき起こる思考、イメージのことである。スキーマの形成には、もともとの気質、育った環境や教育などが関わっている。「自動思考」はそのときにおかれている状況やストレスなどにより変化する。

▶うつ病で入院した患者の看護

Summary

　うつ病の患者は著しい精神的な苦痛を体験する。また、その程度にかかわらず社会的な機能が低下し、日常生活に支障が生じ、自殺や、虚血性心疾患、糖尿病、骨粗鬆症などの身体疾患にかかる危険性も高まる。

　うつ病は、「こころの風邪」と表現をされることがある。しかし、風邪のように、すぐに回復するものではなく、波状に、らせん階段を上がるように改善していく。

　つまり、うつ病で入院の適応となっても、入院中の治療やケアで完結するものではなく、退院後の継続的な治療やケアが必要となる場合が多い。ここでは、うつ病の治療段階に合わせた看護について述べる。

■ うつ病患者のケアに有効なキーポイント

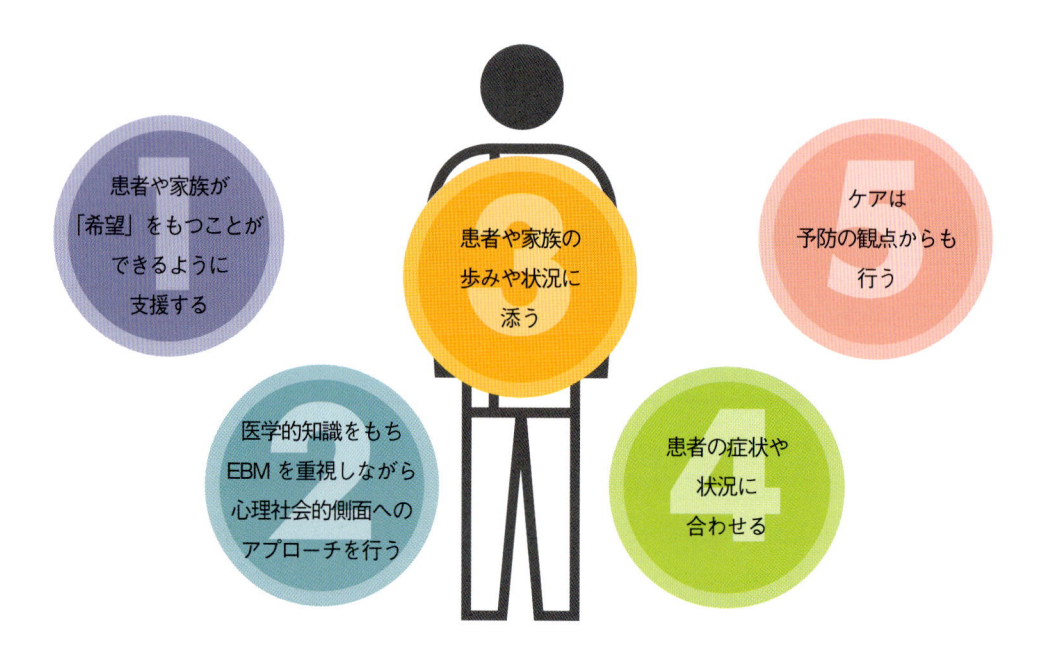

1. 患者や家族が「希望」をもつことができるように支援する
2. 医学的知識をもちEBMを重視しながら心理社会的側面へのアプローチを行う
3. 患者や家族の歩みや状況に添う
4. 患者の症状や状況に合わせる
5. ケアは予防の観点からも行う

1 急性期のケア

この段階の患者の特徴と看護

　入院を要するようなうつ病患者の苦しみは、外見から想像する以上に大きい。看護師は、まず患者が抑うつ状態から抜け出せるように、疲れた身体を十分に休めるように援助する。

　それには、仕事や学校、家事などから完全に離れて、徹底して休養をとることが必要であるが、うつ病の場合は、几帳面で手を抜くことができず義務感の強いタイプの患者が多く、休むことへの罪悪感を抱くことが多い。

　この感情を十分に理解したうえで、「辛いかもしれないが、今は休むことが仕事である」といったことを伝え、保護的な環境で十分な休息を得られるようにする。

　それと併行して、抗うつ薬を服用し、脳内神経伝達物質のバランスの乱れを調整していくことが大切であるが、患者の多くは薬に頼ることを嫌がる傾向にある。

　看護師は脳内の神経伝達物質のバランスの乱れを修正しなければ、うつ病は治らないということを、患者にできるだけわかりやすく説明し、医師の指示に従って服薬を促していく。

患者の状態を把握する

　まず、看護師は入院した患者の身体的・精神面の状態を把握し、看護計画を立案する。

■ 看護介入の基本

1	▶安心して休養できる環境を提供する：室温・採光・周囲の音や声、同室者との関係
2	▶身体状態の回復へのケアおよびセルフケアの介助を行う
3	▶患者には、回復するという希望と信念をもつ看護師がいつでも近くにいることを伝える
4	▶気がかりなことや相談ごとは、1人で考えずに看護師に伝えるように話す
5	▶複雑な話は避け、シンプルな話をする
6	▶長時間の会話よりも、短時間の話（5～6分程度）を繰り返す
7	▶患者が話しかけてきたら、受容的・支持的にゆったりと聞く。しかし、聞きすぎない、詮索しない

■ 一般的な観察ポイント

身体的側面	
睡眠状態	▶睡眠パターン、入眠障害、不眠、中途覚醒、早朝覚醒、浅眠、昼夜逆転
栄養状態	▶食欲（低下・亢進）、体重減少、衰弱、脱水、低栄養状態、食物への興味の低下
自律神経障害	▶疲労感、倦怠感、頭痛、頭重感、めまい、しびれ、口渇、肩こり、便秘、下痢、嘔気、発汗、月経不順、性欲低下、心悸亢進
排泄状態	▶便秘、下痢、排尿困難
薬物の副作用	▶胃腸症状（食欲亢進または低下）、甲状腺機能障害、多飲・多尿、振戦、肝機能障害、腎機能障害、神経症状など

精神的側面	
情動	▶憂うつ、不安、焦燥、苦悶状態、自我感情の低下、劣等感、悲観的、絶望感、さびしさ、悲哀感、無感情、感情喪失感、罪責感
思考	▶思考制止、悲観的、否定的、虚無的、断念的、判断力の低下、希死念慮、微小妄想（罪業妄想、心気妄想、貧困妄想）
意欲・行動	▶意欲低下、行動制止、寡黙・寡動、精神運動制止、混迷、動作緩慢、自殺企図、閉居、徘徊、易刺激性
自我	▶自我感情の低下、否定的な自己評価
自傷・自殺	▶自殺企図・念慮、既往、エピソード

その他	
日常生活動作	▶身だしなみ、身辺の整理・整頓、清潔、1日・1週間の行動パターン、活動と休息のバランス
周囲の人との関係	▶依存、拒絶
発症原因の有無	▶災害や事故、リストラや家族の死別、昇進や結婚などの環境の変化、生活状況の変化

入院直後のケア

必ず治ることを保証する

患者には休養をとり、適切な薬物療法を受けることによって、時間的な差こそあれ、完全に回復することを保証する。

ただし、看護師が必ず治ると伝えても、患者はなかなかそうは思わないことも多いので、さまざまな場面で何回も繰り返し伝えていくことが重要である。

たとえば、「必ず回復するから」「人間には、よいときと、悪いときがあって当然である」「うつ状態は、波があるけれど、必ず改善されていく」などの言葉をかけることで、不安や絶望を緩和させる。

人生の進路に関する決定は先に延ばすように伝える

退職、離婚などの重大な決定は、先を見通した現実的なものではないため、後悔することになるので延期させるようにする。

自殺を予防する

自殺の可能性の査定

うつ病患者の場合、必ず自殺の可能性を念頭におく必要がある。自殺予防の第一歩は希死念慮の有無と、その強さを把握することである。

特に、過去に自殺企図の既往がある場合は、繰り返す可能性が高いため、既往歴を確認するとともに、自殺企図で入院してきた場合は特に注意を要する。

言動を継続的に観察するとともに、看護師がなぜ頻回に訪室するのか、理由を説明する。

自殺を決行しやすいのは、

①入院したばかりで、まだ自殺するだけエネルギーが残されているとき
②抗うつ薬の効果によって回復に向かい始め、自殺するエネルギーが生じたとき

とされている。

注：このようなとき、患者は、「死」という言葉は口にしない。だから油断するというか、見逃してしまうことになる。

安全な場の提供

1）死にたいと思うほどの辛さを受け止める

看護師としては、患者の絶望的な気持ち、苦悩を共有し、「今のあなたの望みとは違うかもしれないけれど、私はあなたの命を守りたいし、守ります」ということを言葉や、態度で示す。

2）危険物の除去

自殺の多くは、発作的に行われる。患者に説明をしたうえで、危険物となりうるものはあらかじめ置かないようにする。

刃物や薬、ガラス類による自傷以外に、入院時の自殺は縊首が多いので、ベッドの柵やドアノブ、フックなどにかけるシーツ類や

ナースコールのコード、衣服の紐も危険物となることがあるので、注意が必要である。

3）隔離、身体拘束

希死念慮が強く、自殺に及ぶ可能性が著しく高く、危険を回避することが困難な場合、安全を確保するための隔離、あるいは身体拘束を必要とする場合もある（隔離、身体拘束は、42頁参照）。

服薬を促す

うつ病の治療として重要となるのが薬物療法である（第2章参照）。ただし、抗うつ薬は、すぐに効果があらわれるわけではない（通常、効果がみられるまで、1～2週間かかる）。特に、三環系抗うつ薬が処方された場合には、医師から事前に抗うつ薬の副作用に関する説明を受けていたとしても、効果より副作用のほうが先に出現（3日～1週間）するため、患者は「以前よりも不快で病気が悪化した」「もう治らない」など、病気が悪化していると思い込みやすい。看護師は、患者の訴えを傾聴し、薬物療法の必要性について繰り返し説明するとともに、副作用による不快症状の緩和に務める。

良質な睡眠を確保する

うつ状態になると、昼間もすっきり目が覚めた感じがせず、夜はよく眠れない。

特に、看護師が患者の睡眠状態を観察した際に、客観的には眠っているように見えても、患者自身には熟眠感がないことがある。患者自身の主観的な訴えには耳を傾ける。

看護師は患者が眠れるように環境を整えるとともに、睡眠薬などの薬剤を積極的に活用して、患者自身に「ぐっすり眠った」という感覚が生じるように援助する。なお、睡眠に影響を及ぼすお茶やコーヒー（カフェイン）は、就寝前は摂取量を少なくするか、控えるように伝えておく。

■ 睡眠の確保

- ▶睡眠導入薬の処方を医師に依頼する
- ▶患者の眠れなくて苦しいという気持ちを理解する
- ▶就寝前に深呼吸や軽いストレッチ体操、足浴などのリラックス方法を試みる
- ▶患者に心配や気がかりなことがないか尋ねる。その問題を言語化させることが問題解決の糸口となる
- ▶本を読んだり、静かに音楽を聴くことを勧める
- ▶睡眠導入薬は「必ず寝る前に服用してください」と指示する
  なぜなら、うつ病の患者は、判断力や決断力が低下しており、あいまいな説明だけで自己決断を迫ると、よけいに迷うことになるからである
- ▶無理のない起床時刻を設定する（初めは昼過ぎてもかまわない）
- ▶十分な睡眠をとった後、自然に覚醒できるように配慮する

栄養の補給、水・電解質バランスの補正

体重、皮膚の状態、血液検査などの結果から低栄養状態であった場合は、経鼻栄養法や中心静脈栄養法（IVH）などで栄養を補給する。

また、水・電解質バランスが崩れている場合は、点滴で水・電解質バランスを補正する。

日常生活の基本的なニーズを充足する

食事、清潔保持などの日常生活の基本的なニーズをセルフケアするか、しないか決められない状態の場合は、看護師が介助するほうが患者の負担感を軽減できる。

ただし、患者は介助されることを負担に感じ自責的になりやすい。

看護師が介助する場合は患者が負担感を感じないですむように、また自分を責めることがないように配慮して、さりげなく介助する。

食事摂取を促す

食事は栄養バランスのとれた、食べられそうな献立を工夫し、食事ができそうもないときは介助する。

清潔保持行動を援助する

思考制止や意欲低下のため、清潔保持行為が困難な場合は、必要とする部分を介助し、それ以外は見守る。

できたことを認め、自己肯定感を取り戻せるように援助する。

■ 食事摂取への援助

▶食欲低下 ▶身体的な症状（悪心・嘔吐、便秘、下痢など）により食事摂取量が減少し、体力が低下する ▶行動の抑制や意欲の減退のために摂食行動が十分にとれない ▶妄想によって摂食行動がとれない	看護	▶食堂まで穏やかに誘導する。できなければ自室に食事を運ぶ ▶食べることを急かさないで穏やかに促す ▶食べないときは、食物を口元まで運び「口を開けてください」「飲み込んでください」と指示し、全面的に介助する ▶悪心・嘔吐などの症状があるときには、食べやすいものを用意して、少しでも食事がとれるように工夫する ▶場合によっては、少量ずつの分食とする ▶体力低下や栄養状態が悪いときには補液や栄養補給を行う ▶妄想状態では、現実検討力を高めるなどして、病的な世界からの脱却を図ったうえで、再度勧める

生活リズムを整える

うつ状態が強いと、病室にひきこもり、生活のリズムが崩れがちである。

なるべく、朝起きて洗面・歯磨きをして、ふだん着に着替え、食堂で朝食をとり、日中はデイルームなどで過ごすように促し、生活のリズムの乱れによる悪循環に陥るのを防止する。

微小妄想に対応する

抑うつ状態の場合、自己を過小評価する傾向が強く、微小妄想が出現しやすい。

微小妄想の訴えに対し、看護師は評価したり、批判したり、励ましたりせず、患者の気持ちをそのままの形で受け止める。

このとき、必ずしも受け止めたことを言葉にする必要はない。静かに無言でうなずくほうが、看護師の気持ちを伝えられる場合も多い。そのうえで、話題を変えるなどの穏やかな現実的な刺激を与え、気分転換を図る。そして、その時々の明るい話題に注意が向くように働きかけ、自分の過小評価の思いに浸らないようにする。

妄想が強く、抗精神病薬が処方された場合は、副作用の出現に注意が必要である（抗精神病薬については、52頁参照）。

■ 微小妄想の言動の例

分類	訴え	行動
心気妄想	▶胸が苦しい ▶身体がだるい ▶気分が悪い ・体感異常の訴え ▶脳が溶ける ▶腸が捻れている	▶診察や検査で異常がなかったことを説明しても、それを疑ったり、自分で奇妙な病名をつけることもある
貧困妄想	▶破産してしまって、明日から食べていけない	▶「入院費が払えないから」と言って、食事を拒否したり、拒薬することがある
罪業妄想	▶みなさんに死んでお詫びをしなければならない ▶私には食べる資格はない ▶神様にお詫びをしなければ	▶自殺を企図する ▶食事をしない ▶床頭台に神様へのお供え物として食べ物を並べる

■ 安易な励ましの例

▶励まし	▶患者の気持ち
頑張ってね！	精一杯頑張った、これ以上頑張れない
早く元気になってね！	早くよくならない、自分はだめなんだ
落ち込まないで	そんなに落ち込んでいるように見えるのか
みんな、元気になるのを待っているよ	私のことはかまわないで！
いつまでもクヨクヨしないで	明るくしようと思っても、できないのに
あなたのことが心配なのよ	私は、いつも心配ばかりかけているんだ

家族を援助する

　医師が家族に疾患や病状について説明するが、家族も混乱している場合もある。看護師は、そうした家族に対して、患者が抱いている辛さ、不安や焦燥感、絶望感など、うつ病の病態をわかりやすく説明し、面会時には、患者に対し、上表のような安易な励ましはしないように注意しておく。

　また、入院中は、現在どのような治療が行われ、回復過程のどの地点にいるのかを、わかりやすく伝える。

　なお、家族も患者との関わりのなかで、情緒的に巻き込まれ、いらいらや嫌悪感など、さまざまな感情を患者に対してもっている。

　さらに、家族自身も、患者へのそれまでの対応に、疲労困憊している可能性がある。

　家族の負担にならないように、週1回程度の面会とし、面会日以外は、患者としばらく離れ、ゆっくりと過ごし、休息をとるように促すことも、家族のために大切である。

　関わり方の具体的な例については、次頁の表に示した。

　こうした点に、疑問があれば、いつでも相談するように伝えておく。

■ うつ病の急性期の家族への対応のポイント

心配しすぎない	▶うつ病の人に気を遣いすぎると、かえって言動がぎこちなくなる。基本的には、ふだんと同じ態度で接するように話す
励ましすぎない	▶家族は心配のあまり、つい患者を励ましがちである。看護師はそのような家族の気持ちに共感しながら、本人のペースに合わせて話をするようにする
原因を追求しすぎない	▶辛いことが続くと、患者はもちろん、家族もその原因を探しがちになる。それが問題解決につながればよいが、往々にして悪者探しになってしまう。「私の性格が悪いんだ」「親の育て方が悪かったんだ」と、誰か悪者をみつけて責めるようになる こうなると、患者はますます辛くなり、人間関係や家族関係がギクシャクし、協力して問題を解決していくことが難しくなる うつ病などの精神医学的障害は、原因がないことも、わからないこともあるので、あまり原因について考え込みすぎないようにする
重大な決定は先延ばしにする	▶本人も、ときによっては家族も焦りすぎて、つい仕事を辞めることを考えたり、離婚を考えたりすることがある しかし、うつ病でマイナス思考が強くなっているので、客観的な判断が患者にはできない。そのため、重要な決定は症状がよくなるまで（約1年間）、先延ばしにするように話す
ゆっくり休ませる	▶疲れているときにはゆっくり休むことも大切である まず、心身ともに休んで気分をリフレッシュするように伝える 患者の話をゆっくり聞いて、家族が手伝えることは手伝い、できるだけ本人を心身ともに休ませる
医師が処方した服薬を続けるようにする	▶うつ病の治療には薬による治療が役に立つ 抗うつ薬が処方されるが、家族が服薬の重要性を理解し、患者が医師の指示を守って薬を服用し続けるようにサポートするように話す
ときには距離をおいて見守る	▶本人はうつ病の病状のために、度重なる甘えや攻撃に出るときがある。そのようなときには、距離をおいて本人を見守るようにする

2 継続期のケア

この段階の患者の特徴と看護

　急性期を脱すると、患者の活動性が増し、客観的には回復しているように見えるが、認知や思考の回復は、行動力よりも遅れることを患者や家族へ十分に説明し、理解を得る。

　特に、うつ病の再燃（明らかな症状が再出現すること）の危険性は、寛解後の4〜6か月ごろが非常に高くなる。

　したがって、この段階は、うつ症状の再燃を防ぐこと、回復を促進することが看護の役割として求められる。

　なお、この段階では、客観的な言動と、患者自身が抱いている感情には、ズレがあることを理解して看護する。

生活リズムを正しく保つ

　多少の時間的な余裕をもって、生活のリズムを守るようにすれば、再発のきっかけを減少させることにつながる。

焦り、自殺を予防する

焦りを生じさせない・休養の必要性を伝える

　患者は、少しよくなった段階で、

- ・早く元の状態に復帰したい、という焦りを感じる
- ・やっぱり治らないのだ、と悲観的、絶望的になる
- ・遅れを取り戻そうと焦る

といった傾向がある。

　回復の目安としては、単に食事が食べられるようになった、テレビが視られるようになっただけでは本物ではない。

　たとえば、「○○のケーキが食べたい」「○○のドラマを見たい」と思えることなど、具体的な欲求が出てくることである。

　少しでもおっくう感があったり、身体の調子が今一つすっきりしないなどの場合は、看護師は、「辛いですね」「大丈夫ですよ」「焦らないで」といった声をかけたうえで、患者の話に耳を傾ける。

　たとえば、「○○さんが入院していても、みんなで家（会社）を守っているから、心配せずに、ゆっくり病気を治してね」といった言葉をかけるなど、安心感を与え、退院を焦らないように、繰り返し伝えていく関わり方が重要である。

自殺のサインを見逃さない

　急性期を脱し、回復の兆しが見えてくると、睡眠や食欲、活動性が増し、客観的に改

善しているように見える一方で、自殺の危険が高まる時期といえる。

ことに、患者が回復しかけたとき、スタッフに"清々しい落ち着き"をみせることがある。それまでと違い、穏やかに看護師に感謝を示したりする。

看護師は、うつ状態が回復したかのように思い、自殺の危機が去ったと判断しがちである。しかし、これは自殺を決断したときの"嵐の前の静けさ"ともいうべき落ち着きであり、格別の用心が必要とされる行動である。

であるから、このようなとき、もし、外出

■ 自殺のサインの例

訴え

自責的、罪業的な訴え	▶私は罪深い人間だ ▶生きていても迷惑をかけるだけだ ▶自分はばかで堕落した人間だ
必要以上に身体症状にこだわる訴え	▶自分はとんでもない病気で死ぬ ▶がんになってあと数か月で死んでしまう
状況に合わない感謝	▶お世話になりました ▶どうもありがとうございました
貧困妄想といえる訴え	▶生活するお金がない ▶家族もみんな路頭に迷う ▶すべての財産を失った
厭世的、絶望的な訴え	▶自分に将来はない ▶生きている意味がない

行動の変化

▶何も訴えなくなる
▶手紙や写真の整理をしたりする
▶周囲への関心がなくなる
▶大切なものを人にあげたり、周囲の人に別離的な行動をとる
▶病室に引きこもる
▶薬をためこむ
▶食事を摂らない
▶包丁や紐を探したり、隠しもつ

などの申し出があった場合は、看護師は患者がいつもと違う服装、態度をしていないか気を配り、少しでもいつもと違う感じがしたり、違和感を感じたときには、行く先や目的、帰る時刻などを尋ねることが大切である。

ことに、患者が帰りの時刻をはっきりと口にすることは、患者のなかにその時間に対する約束が成立し、それを守らなければ、という思いが生じる可能性があるからである。

いずれしても、患者が、監視ではなく、看護師に「見守られている」と、感じられるようにすることが何よりも重要である。

生活パターンの見直しを促す

日常生活が自立し、患者が自分のことを言語化できるようになってきたら、患者とともにうつ病を発症するに至ったこれまでの生活を振り返り、行動パターンを変更するように促す。

思考・認知パターンを修正する

患者の思考パターンや認知の傾向を把握し、肯定的な思考や認知の方向、別の考え方に修正していく。

何かをするときには「7〜8割できればよいのだ」と思えれば、うつ病を再発するまで頑張る必要はなくなるはずである。

人生観・価値観を変える

これまで頑張ってきたことをきちんと評価しながら、これまでの価値観を変え、新たな価値観を見出すように働きかける。

対処行動を変える

自分でできない部分を認められるようにする。たとえば、患者は何か1つできないと、すべてのことができないかのように考えがちである。

患者が自分の問題の1つひとつの経験や状況について、できたこと、できなかったことを明確にし、患者自身がそれを認め、自分ができないことは、他者に依頼してもよいのだと思えるようにする。

■ 活動範囲を広げるときの患者への説明

1	▶病棟での活動に参加することは決して義務ではないこと
2	▶疲れるようであれば、途中で止めてもかまわないこと
3	▶自分が苦手なものや、好きでないものは断ることができること
4	▶決して無理をしないこと

気分転換を図る

休息と服薬の継続で心理面が安定してきたら、病室の整理・整頓や洗濯など、看護師がいっしょに行いながら、日中に「何かをしていると気分が楽になる」ということが1つでもあれば、それを1日のスケジュールなかに組み入れ、気分転換を図る。

たとえば、リラックスして新聞やテレビ、散歩や音楽などを楽しむ、簡単なゲーム、木工や陶器づくりなどの創作活動など、何でもよい。気分が楽になる方法を積極的に取り入れる。

ただし、このとき、患者にとって新しい経験となる活動は避ける。新しいことには緊張がつきまとうし、失敗したときの気分の落ち込みが病状に悪影響を及ぼすからである。

また、運動は諸刃の剣である。回復に向かっている段階での軽い運動や、家事は有用であるが、疲労は状態を悪化させる危険性がある。

看護師は、患者の動きや表情に注意し、疲れないうちに、

- ちょっと休みましょう
- そろそろ止めましょう

などと声をかける。

また、患者自身が「自らの感覚で、活動を止めてもよいのだ」と感じられるように援助する。

活動範囲の拡大を促す

少しずつ、人々の集団のなかに入って行動するように働きかける。たとえば、多くの患者が集まる食堂で食事するように誘導したり、周囲のできごとや同室の人々に関心をもち、ホールや娯楽室で他の人々といっしょに活動するように勧める。必要があれば看護師が会話をリードする。

[無理をさせない] 一般にうつ病の人は、義務感や責任感から無理をする傾向がある。病棟活動などに参加し、表面的には動きが出てきて、明るくなったように見えても、内面には抑うつ感情が残っている場合もある。

病棟活動を途中で抜けたり、参加を断ってもかまわないことを保証する。むしろ、途中で止めたり、断れたことを患者が肯定的に受け止められるように支える。

家族を援助する

特に経過が長期にわたると、「怠けている」とか「甘えている」といった思いをもつ。

家族と話をしているとき、家族からそのような話があった場合には、そのような感情が生じるのは当然であり、家族が患者本人に関わろうとしているからこそ、そうした感情が生じるものであることを伝える。つまり、家族のサポート体制をつくる必要がある。

それでも、入院期間が長くなるにつれ、家族自身のイライラ感が高じ、患者のことを批

判的な目でみたり、毎日面会に来ては患者を散歩に誘ったり、昨日はできたから「今日もできるはずだ」と励ましたり、気分転換にカラオケやスポーツなどに誘ったりするといったことは、うつ病の患者の気持ちを追い詰め、病状を悪化させることがあることを説明する。

看護師は、面会時の家族と患者の会話を傾聴し、そのときの両者の気持ちを把握する。また、家族が抱える感情や思いに共感しながら、ともに治療を進め、家族も焦らずあきらめない姿勢で接するように説明しておく。

3 維持期のケア

この段階の患者の特徴と看護

うつ病は、適切な治療により多くは回復する。しかし、再発防止のためには、回復後も比較的長期間の服薬やフォローアップが必要となる。

たとえば、服薬や治療の中断は、症状の消失ばかりではなく、治療に対する不安や心配、抵抗感などから起こることもある。心配や気がかりな点があるときには、いつでも話しができるという安心できる関係を築いておく必要がある。

特に、抗うつ薬に対する忌避感から早期の服薬中断をまねく可能性がある。

ストレスは、うつ病再発の引き金になる。仕事で忙しく、「もう限界だな」と思ったときに、「でも会社に迷惑だから休めない」と思ってしまう人は再発しやすいとされる。

■ 回復の指標となるチェックポイント

睡眠	▶熟眠感、まとまった睡眠の確保、再入眠できる、早朝覚醒がなくなる
食欲	▶食欲が出る、食事をおいしいと感じられる
行動	▶動きがみられる、活動的になる
表情	▶表情が出てくる、笑顔がみられる
思考・認知	▶悲観的な傾向がやわらぐ、前向き・柔軟性のある言動がみられる

無理をして再発する前に、できるだけ休めるように職場環境を整える。

自分の「健康管理も仕事のうち」なのである。

服薬の継続を促す

服薬を6か月で中断した場合の再発率が約50%と高いのに対し、1年間継続して服薬した場合の再発率は約20%である。したがって、症状が消失したからといって、自分の判断で服薬を中断せず、必ず主治医に相談するように伝えておく。

再発の徴候の自己理解を促す

患者自身が自分の体調を知り、自分にとっての再発の兆候をキャッチできるようにする。

サポート体制を確保する

気分が落ち込んできたり、死にたくなったとき、困った状況になったときなどに、誰に相談できるか、あらかじめ決めておき、患者本人のセルフケア能力を高めておく。

病棟の担当看護師が退院後も、相談役になることもあるが、外来看護師とのつなぎ役も果たすなど、すぐに相談に応じられる体制を整えておく必要がある。

患者の通っている学校や、勤務している産業保健師らと連携することは重要であるが、そのことを患者自身や、家族が望んでいるか確認しておくことが重要である。

生活・職場の環境整備を図る

医療機関における医師からの家族への助言のほか、家族教室への参加を勧めるなども1つの方法である。

また、うつ病を体験し、そこから回復した人、および彼らを支えてきた家族からの助言が得られる、うつ病経験者の会などのピアサポートの場があることも望ましい。

うつ病は、しばしば職場の上司、同僚、部下のうつ病に対する無理解（急な労働負荷を与える、誤った励ましなど）や、職場と主治医とのコミュニケーションの悪さのために再発することがある。

うつ病になったときには、病気休暇などの制度を利用して本人が安心して休養できるようにする。

そのため、職場へ復職する際は、本人、家族、主治医、上司、人事・労務担当者、産業保健スタッフ（産業医など）が、事前に相談の機会をもち、本人を無理のない形でスムーズに出社できるような配慮を求める。

〔関根　正〕

III 不安障害の理解と看護

▶不安障害の理解

Summary

　不安は、対象のない恐れであり、健康時においても誰もが体験するものである。しかし、不安のために身体症状が出現したり、外出ができなくなるなど、社会生活を送るうえでさまざまな支障が生じた場合は、不安障害とみなされる。

　原因は不明であるが、心理的要因として、たとえば、重要な関係の破綻や、生命に危険が及ぶほどの災害に遭遇するというような、環境的ストレスに対する不適切なコーピングや、生理学的要因として、コカインなどの特定の薬物の作用が考えられている。

　その他に、同じ家族内での不安障害の発症が少なくないことから、遺伝的要因の存在も示唆されている。

　不安障害は、DSM-Ⅳ-TRでは、①パニック障害、②全般性不安障害、③強迫性障害、④心的外傷後ストレス障害（PTSD）、⑤社会恐怖（社会不安障害）、⑥特定の恐怖症（単一恐怖）などに分類されている。

　なお、パニック障害と全般性不安障害は、1980年にDSM-Ⅲで、それまで不安神経症と呼ばれていた病態が新たに分類された疾患名である。

パニック障害

病態、分類

　突然に起こるパニック発作と、その発作がまた起こるのではないかという予期不安を基本的特徴とし、DSM-Ⅳ-TRでは広場恐怖を伴うものと、伴わないものに分類している。

　発症は、男性より女性に、また青年期後半～30歳代半ばの人に多くみられる。

パニック発作→パニック障害

　DSM-Ⅳ-TRでは、

①動悸、心悸亢進、または心拍数の増加
②発汗
③身震い、または震え
④息切れ、または息苦しさ
⑤窒息感

●神経症という用語
1980年、アメリカの精神医学会は新しい診断基準（DSM-Ⅲ）を制定する際、病因や学説を排除し、症状別に新しい用語による分類（症状記述的分類）を行った。このなかで、精神分析理論に基づく神経症（次頁参照）という用語は使われなくなった。

●神経症

「神経症」(neurosis)という用語は、18世紀後半スコットランドの医師カレンが神経疾患（運動麻痺）、てんかん、精神病などを含めた広い範囲の包括的な概念として示したのが最初とされる。

そして、19世紀末～20世紀初頭に、フロイトらが精神分析学の立場から、神経症の成因を「無意識の葛藤が不安を引き起こし、それを防衛する心理機制が各症状を生じさせる」と考えるようになった。この理論は、一時期、特にアメリカにおいて神経症の定義づけに用いられた。

しかし、不安の神経生理・神経科学的研究の進歩などにより、不安・抑うつ・強迫症状にそれぞれある程度特異的に有効な薬物が明らかになったことから、神経症を「無意識の葛藤による」として説明しきれなくなったことから、近年の操作的診断基準では、この名称が使われなくなった。

⑥胸痛、または胸部の不快感
⑦嘔気、または腹部の不快感
⑧めまい感、ふらつく感じ、頭が軽くなる感じ、または気が遠くなる感じ
⑨現実感喪失（現実でない感じ）、または離人症状（自分自身から離れている）
⑩コントロールを失うことに対する、または気が狂うことに対する恐怖
⑪死ぬことに対する恐怖
⑫異常感覚（感覚麻痺、またはうずき感）
⑬冷感、または熱感の症状

のうち4つ、またはそれ以上が突然に発現し、10分以内に頂点に達するものとしている。

パニック発作自体は、何らかの出来事に遭遇した場合、健常者が経験することも少なくないが、この発作が繰り返され、予期不安が強い場合、パニック障害と診断される。

広場恐怖

パニック発作やパニック様症状が出現したときに、助けが得られない、あるいは逃げられない場所や、状況にいることに不安、恐怖を抱き、不快を感じる状態をいう。

広場恐怖は、たとえば、

①家にいて、1人で過ごす
②人混みや雑踏のなかにいる
③行列に並ぶ
④乗り物で移動する
⑤橋や陸橋を渡る

などの状況下で生じやすい。そのために、外出や仕事に行けなくなるなど、社会生活に大きな支障をきたすことも少なくない。

全般性不安障害

DSM-IV-TRでは、仕事や学業など、日常のさまざまな出来事や活動に対する過剰な不安と心配（予期憂慮）が慢性的に持続し、この状態が少なくとも6か月の間に起こる日が、起こらない日よりも多いことを診断基準としてあげている。

また、それらの不安や心配の対象、あるいは状況が特定されない点で、パニック障害や恐怖症とは異なる。

落ち着きのなさ、緊張感、過敏、易疲労、集中困難、空虚感、苛立たしさ、筋緊張、睡眠障害などが症状として出現する。

男性より女性での発症が多くみられ、治療として、抗うつ薬や抗不安薬などの薬物療法、認知行動療法、リラクゼーションなどが用いられる。

強迫性障害

1994年にDSM-IVにおいて、強迫症状とい

う症状に特徴づけられる不安障害の1つとして、強迫神経症から強迫性障害へと名称が変更された。

強迫性障害の基本的特徴は、反復する強迫観念と強迫行為である。

病因については現在、遺伝的、生物学的、行動学的、社会・心理的要因が絡み合って生じると考えられている。

しかし、セロトニン再取り込み抑制作用をもつ抗うつ薬（SSRI）により、症状の改善がみられる症例もあることから、神経科学的背景の関与も示唆されている。

また、多くの研究者が、強迫的性格特徴（融通がきかず柔軟性に欠ける、時間を遵守する、過度に良心的、秩序と規律にこだわり細かい議論に陥りがちな傾向など）をあげている。

■ 強迫観念の例

- ▶汚染されたものをまき散らし、他の人を病気にするのではないかという恐れ
- ▶大事なものを捨ててしまうのではないかという恐れ
- ▶善悪や道徳に関する過剰な心配
- ▶物の位置や対称性に関する異常なこだわり
- ▶何でも知り、かつ覚えていなければならないという考え
- ▶適切な言葉を使っていないのではないかという心配
- ▶幸運な数、不吉な数に関する過剰ななこだわり
- ▶身体の一部や外見に関する異常な心配
- ▶他人を傷つけてしまうかもしれないという恐れ
- ▶暴力的な、あるいは恐ろしい考えや場面が頭に浮かんで離れない
- ▶何か恐ろしいこと（火事、強盗事件など）が起こると、自分が知らない間に自分がそういうことをしたのではないかと考える
- ▶尿や便に関する過剰な心配
- ▶汚れや病原菌に関する過剰な心配
- ▶有害廃棄物や、放射能に関する過剰な心配
- ▶洗剤に関する過剰な心配
- ▶昆虫・動物に関する過剰な嫌悪
- ▶ネバネバするものを異常に気にする

●強迫性障害と脳

前頭葉、尾状核を中心とする大脳基底核が強迫症状との関連が深いことが指摘されている。

たとえば、脳内の糖代謝を測定すると、強迫性障害の患者では健常者に比して尾状核や前頭葉眼窩面での糖代謝が高いこと、また症状が誘発される状態としては、尾状核や前頭葉眼窩面での血流量が増えていること、さらにMRI検査の結果、尾状核の体積が強迫性障害の患者では健常者よりも小さいことなどが報告されている。

強迫観念

反復的、持続的に、自分の意思とは無関係に突然に湧いてくる思考、衝動、心像（イメージ）で、それによって強い不安や不快感、苦痛が引き起こされる。

本人は、それらの思考などを無視や抑制、他の思考や行為によって中和しようと試み

■ 強迫性障害の影響（例）

身体的損傷
- 洗浄強迫のために、手が荒れる過剰に使用する洗剤によって、皮膚に障害が生じる

日常生活全体への影響
- 就眠儀式を延々と繰り返すために、睡眠時間がとれない
- 食事の時間になっても強迫行為がやめられず、食事が摂れない

体力の消耗
- 強迫行為の間、身体的にも精神的にも緊張しリラックスできない
- 儀式的な行為のために、日常生活の時間がずれてしまい、結果として十分休息ができなかったり、眠れなかったりする

他者への影響
- トイレのドアノブに手をかけたり、手を引っ込めたりという動作を繰り返すので、他者が使用できない
- 何度も身体を洗うために、眠れなかったり、他者が入浴できなかったりする

る。また、そのような考えや想像について、自分でも過剰で不合理であると認識していても、振り払うことができない。たとえば、

- 身体からの排泄物（尿、便、汗）、汚れや埃、細菌などに対する過度の嫌悪や心配
- 火事、近親者や自分の病気や死などの恐ろしいことが起こるのではないかという不安
- 幸運あるいは不幸をまねくとされる数字へのこだわり

などがあげられる。

強迫行為

　強迫観念による不安や、苦痛を打ち消すための行為で、何度も同じ行為を繰り返す反復行動や、ある行動に至るまでに儀式的な手続きがみられたりする。

　反復行動の例としては、戸締りや火の元などの確認強迫、手洗い、入浴、洗濯などの洗浄強迫、祈ったり、心のなかで数を数えたり、言葉を繰り返すことなどがあげられる。

　また、儀式的な手続きとして、たとえば、就眠儀礼がある。この場合、就寝するまでの一連の動作の順番、枕や目覚まし時計の位置を寸分違わず整えようと努める。したがって、1つの行為に長時間を要し、自分では完了が困難となり、睡眠に著しい支障をきたす。

心的外傷後ストレス障害（PTSD）

　1980年に、アメリカ精神医学会の診断基準DSM-Ⅲで、初めて精神医学の臨床に登場し、不安障害の1つに位置づけられた。

　自然災害にかぎらず、凄惨な事件や、事故の被害者となって、人としての尊厳を踏みにじられるような体験をしたり、目撃者となったりする、極度に心的外傷的なストレス因子（心的外傷体験）への曝露（急性ストレス反応）に続き、

① 心的外傷体験を想起させる活動・状況の回避
② フラッシュバックや悪夢などによる心的外傷体験の再体験
③ 入眠困難、不眠、集中困難、いらいら、怒り、過度の警戒心、過剰な驚愕反応

などの覚醒亢進症状が発現し、これらの症状の持続期間が1か月以上の場合、心的外傷後ストレス障害（post traumatic stress disorder：PTSD）と診断される。

社会恐怖（社会不安障害）

　よく知らない人々の前で、他人の注目を浴びるかもしれない社会的状況、または行為をするという状況において、恥ずかしい思いをするかもしれないという、顕著で持続的な恐怖で、その状況への曝露により、ほとんど必

■ 社会不安障害でみられる症状

- 人前で緊張し、自分の考えを話せなくなる
- 人前で緊張し、手や足、声が震える
- 人と面と向かうと、目のやり場に困る
- いつも人から見られているようで、態度がぎこちなくなる
- 異性や、目上の人の前で顔が赤くなる
- 相手を正視することができない
- 相手を正視しようとすると、目に力が入り、目つきがきつくなって相手に不快感を与える
- 人と話しているときに、表情が引きつる
- 笑うときに、顔が引きつって、自然に笑えない
- 笑ってはいけないような場所で笑いたくなる
- 人前で緊張し、汗を異常にかく
- 人前で声が震えたり、吃る
- 電話で言葉に詰まってしまい、電話に出るのが怖くなる
- 人を傷つけたり、危害を働くのではないかと不安になる
- 何か物がなくなったときに、自分が盗んだと思われるようで不安になる

ず不安反応が誘発される。本人はその恐怖が過剰で不合理であることを認識している。

恐怖を感じる状況の例として、

①懇意でない人と会話する
②グループやパーティに参加する
③目上の人と話をする
④異性とデートする
⑤受験

などがあげられる。

したがって、たとえば、人との交流や試験・授業を回避した場合には、仕事や学業の成績が上がらない、あるいは学校を中退することになったり、面接を回避して就職活動が困難になったりと、社会生活に支障が生じる。

さらに、特定の人間関係にしがみついたり、ひきこもると、対人関係の範囲も狭いものとなり、社会生活が障害される。

特定の恐怖症

ある特定の対象や状況・場面に対し、強くて持続的な恐怖を抱き（少なくとも6か月以上）、それに圧倒されている状態を主症状と

する（以前の単一恐怖）。

そして、その恐怖は過剰、または不合理なもので、本人もそのことを認識している（子どもでは認識されない場合もある）。

また、この恐怖刺激に曝露されると、ほとんどの場合、即時的に不安反応が誘発されてパニック発作の形をとることがある。

特に、子どもの場合は、

- ・大声で泣く
- ・かんしゃくを起こす
- ・立ちすくむ
- ・しがみつく

などの行動を示すことがある。

本人は、恐怖状況を回避するか、強い不安や苦痛を伴いながら耐えているが、それにより日常生活や仕事などの社会活動、他者との関係が障害される。

病型

(1)動物型

動物や虫をきっかけとして恐怖が生じるもので、通常、小児期に発症する。

例：犬、猫、蛇、馬、クモ、毛虫、ゴキブリなど

(2)自然環境型

嵐、高所、水、雷などの自然環境の変化に対して恐怖を生じるもので、通常、小児期に発症する。

(3)血液・注射・外傷型

血液や外傷を見たり、注射などの侵襲的な医学的処置を受けることをきっかけとして恐怖が生じるもので、家族性にみられることが多く、また、失神反応など血管迷走神経系の強い反応が特徴的である場合が多い。

(4)状況型

特定の状況をきっかけとして恐怖を生じるもので、発症のピークは小児期と20歳代半ばにみられる。

例：列車、飛行機、バス、トンネル、橋、エレベーター、自動車運転、閉所など

(5)その他

①疾病恐怖：窒息、嘔吐、病気にかかるかもしれないような状況を恐れる。

②空間恐怖：壁、または他の物理的な支持物から離れると、倒れるのではないかと恐れる。

③尖鋭（端）恐怖：ハサミ、ナイフ、鉛筆やボールペンなどの筆記用具などの尖端があるものを恐れる。

④小児の恐怖：大きな物音や、仮装した人物を恐れる。

▶不安障害をもつ患者の看護

Summary

最初に、不安障害全般に共通する看護のポイントをあげ、次に不安障害に含まれるいくつかの疾患においてみられる特徴的な症状に対する看護の要点について説明する。

不安障害に共通のケアのポイント

不安の軽減を図る

看護師は患者の訴えを、心配しなくても大丈夫だからと、安易に受け流すことなく、よく聞くとともに、患者の表情、言動、表出される身体症状から、不安の程度を判断し、まずは患者の不安を受け止める。

看護師にとっては、些細に思われることであっても、患者は深刻に感じていることを忘れてはならない。

心身の緊張を緩和する

不安障害の患者は、心身ともに緊張が強いので、看護師は患者がリラックスできる雰囲気づくりに努める。

たとえば、患者から話を聞くときには、患者のペースを大切にして、話を急がせたり、患者が話すことに関し、即断的な評価を下さないようにする。

また、散歩やストレッチ体操などの軽い運動を通して、心身の緊張を解きほぐすようにする。そのような関わりのなかで、患者にとって、看護師が安心を得られる存在になることが大切である。

受療行動を支援する

薬物療法や精神療法、認知行動療法などの治療過程が円滑に進むように、看護師は患者を支える必要がある。

看護師には些細に感じられることが、患者にとっては不安の種になったり、ときには治療者に対する反発や、反抗的、否定的な態度として示されることもある。

また、看護師が、患者の治療過程に関わる他職種者と連携し、チームとして支援できるように調整役となる場合も少なくない。

また、患者が自分の状態をどのようにとらえているのか、将来的にどのような社会生活を送りたいと思っているのかなどについて把握し、それを達成するためにすべきことをいっしょに考え、必要となる対処方法を身につけられるように支援する。

セルフケアの不足について援助する

症状の程度や、その患者の元来のセルフケア能力によって援助内容は異なるが、現在、不足しているセルフケアがあれば、向上を図る。セルフケアを援助する際は、患者の自尊感情を損ねないような配慮が必要である。

パニック発作時のケアのポイント

発作時の対応

発作時、患者は「死んでしまうのではないか」「このままおかしくなってしまうのではないか」などの激しい不安に襲われているので、看護師は患者に付き添い、少しでも患者が安心できるように努める。

このとき看護師は、慌てることなく落ち着いた態度で接することが大切である。また、めまいやふらつきなどがみられる場合には、転倒に注意し、患者の安全を確保する。

過呼吸発作が生じている場合は、ゆっくりと深呼吸するように促し、必要に応じて、紙袋などを使って、二酸化炭素の過剰な排出による過呼吸発作を抑制する。

対処行動がとれるよう患者を支える

不安に関する訴えをよく聞き、患者が話しやすくリラックスできる雰囲気づくりに努める。また、パニック発作は動悸や呼吸困難などの身体症状の出現により引き起こされ、その後、また発作が起こるのではないかという予期不安が生じ、そのために社会生活が障害されるという悪循環を、患者が認識できるように説明する。

そして、看護師は、行動療法やリラクセーションなどの治療に関わるなかで、患者が発作を自分でコントロールする対処方法を見出せるように援助する。

また、この過程において、家族への働きかけも重要となる。特に、これまで何度も発作を目にしてきた家族のなかには、その様子を大げさで、わざとらしいとみていることもあるため、家族に対しても、病気についての理解を求め、医療者とともに患者の受療行動を支えるように協力を求める。

強迫性障害のケアのポイント

強迫行為を無理に止めない

たとえ、看護師が無理に強迫行為を止めても、患者はその行為を始めからやり直すだけである。

また、その行為を不合理であると、認識していながら止められないことに、患者は苦しんでいるため、強迫行為について論理的に説明したり、止めるように説得しても無駄である。しかし、自分では止められずに苦しみ、助けを求める場合には、外力で止めるようにする。この際に、「そろそろ休みましょうか」「さあ、食事に行きましょう」、あるいは

強迫性障害への対応の例

患者の言動	理由	基本的な対応
トイレに入ることができず、トイレの前で大声で泣き出す	▶患者の症状はさまざまであり、困惑させられることが多く、看護師側に否定的な感情が生じやすい	▷気持ちを安定させておく
細かいことにこだわり、強迫的に質問を繰り返す	▶患者は失敗や不潔、不完全さを見逃さないよう身構え、緊張している	▷こだわりのない態度を示す
「現代の教育制度は、なってないと思いませんか」「何だかんだ言いながら、彼らは教師に取り入って何とか内申書をよくしてもらおうと思っている俗物ですよ」など、攻撃的なことを観念的に語る	▶患者は自らの生の体験や、生の感情をなかなか表出できない	▷感情を受け止める

●強迫性障害への薬物療法
セロトニン再取り込み阻害作用をもっているクロミプラミンや選択的セロトニン再取り込み阻害薬（SSRI）が強迫性障害の治療に有効である。反対に、セロトニン拮抗薬がクロミプラミンで改善された強迫症状を悪化させることなどが知られている。

頻回、長時間にわたる手洗いで、皮膚が荒れている場合は、「手にクリームをつけましょうか」など、次に続く日常生活の流れに沿って声をかけると、止まることもある。

日常生活における援助

患者は強迫行為により、たとえば、食事や入浴、排泄、睡眠、更衣など、さまざまな日常生活行動の時間配分が不適切になり、社会生活に支障をきたし、入院治療を受けることになった状態にある。

したがって、看護師は患者のセルフケアをアセスメントし、日常生活上の困難を補うように関わる。その際、患者の自尊心を傷つけないように十分配慮し、どのようにすれば改善できるのかを、必ず患者と話し合いながら取り決める。

[日常生活における援助例]

●食事時間になっても食卓につけない

> たとえば、洗面所で手洗いをしている場合、食事時間になったことを伝える。しばらく待っても食事に来なければ、洗面所に様子を見に行き、「私が水道の栓をしめてもいいですか」などの声かけをして、その行為を止め、患者を食卓に誘導する。

●ボトル内のシャンプー類を使い切るまで、顔や身体を洗うため入浴時間が長引く

> シャンプー類を1回分の量に小分けにして渡し、ある程度の時間が経過したときに『終わりましょう』と声をかける。また、皮膚の状態に注意し、損傷の程度に応じて処置を行う。

■ 強迫行為による日常生活上の困難を補う例

生活	行為（例）	援助
食事	▶食事時間前に強迫行為を行っている場合、時間になっても食卓に着けない	▷食事時間になったことを告げ、しばらく待っても来ないようなら再度、食卓に着くように促す
洗面、入浴	▶石けんがなくなるまで、顔を洗い続けたり、身体を洗い続ける	▷初めから小さい石けんや、入浴1回分の量の必要品しか渡さない ▷皮膚の状態の観察 ▷手洗いが頻回で、手荒れがひどいときなどは、「手、痛そうね、手当てしましょうか」といいながら、看護師が誘導したりすると、応じることもある（行為以外に注意が向くようにする）
排泄	▶トイレに入ろうとするが、何度もドアのノブを握ったり離したりして、なかなかドアが開けられない	▷看護師が横からそっとドアを開けて、「大丈夫だから、入りましょう」と促してみる
その他	▶鉛筆やペンなど、先端が尖ったものを手にすると、持ったり、下ろしたりして、書くことができない	▷何か書く用件があれば、看護師が代行する

心的外傷後ストレス障害のケアのポイント

日常生活における援助

　入院時には、特に入眠や睡眠が困難であったり、少しの物音で反応し、不安が生じる場合が多いため、患者が安心して日常生活が送れるように配慮する。

　そのためには、さまざまな日常生活場面で細やかに声かけしたり、患者の行動に付き添ったりして、患者がいつも看護師に見守られていると感じられるように努める。

被災・被害体験を語れるよう支援する

　入院時の状態が回復に向かい、自分が被った体験を、患者のほうから話し出したときには、看護師は静かに耳を傾け、患者が十分に感情を表出できるようにする。

　ストレス反応を軽減させる最も効果的な方法は、被災体験をじっくり聞く（傾聴する）ことである。傾聴するときは、相手が話す

ペースに任せ、ひたすら聞くことが大切である。

まず、被災状況や体調について、「どこで被災されたの」とか、「血圧は大丈夫ですか」など、ゆっくりと自然な感じで問いかける。途中で話を遮らないないように聞き、その話に共感する姿勢が大事である。

その際、身を寄せるように隣に座る、別れ際に握手をする、高齢者の肩を揉むなど、身体が触れ合うことは、恐怖や悲しみをやわらげる効果がある。ただし、身体接触を嫌がる人もいるので、ケースバイケースの対応が大切である。

無理に話を聞き出すことや、安易な励まし、アドバイスは禁物。「そのとき、何があったの」など、被災時を無理に思い起こすような聞き方は避け、患者のニーズを読みとるようにする。

看護師に、患者が怒りや八つ当たりのような感情を表出することもある、しかし、それは看護師を責めているわけではない。患者の怒りの表出に対し、看護師は非難や否定ではなく、怒りの感情をそのまま受け止めるようにする。

ただし、患者が感情をコントロールできないようなときは、話を中断することも必要である。いずれにしても、ストレス障害に苦しんでいる患者に寄り添うことが大切である。とはいえ、感情に巻き込まれすぎないよう、一定の距離を保つことが求められる。

また、犯罪、たとえば、強姦や傷害などの被害を受けた人についても、本人がそのときの状況について語り出した場合には、しっかりと話を受け止め、被害者が自分の感情を表現できるように促す。

さらに、そのような被害が、自分の落ち度によるものと、自責している場合も少なくない。患者がそのような話をした場合は、自己価値観を回復できるように、犯罪は加害者が起こしたのであり、加害者に全面的な責任があることをはっきりと伝える。

なお、PTSDの心理療法の1つに「暴露療法」がある。これは、あえて過酷な体験を思い出し、何度も反芻して、恐怖感や悲しみに慣れていくという方法だが、あくまで精神科医や専門家が、適応する患者を見極めて施療すべきものである。

さらに、強度の不眠、強い緊張と興奮、幻覚、妄想、無表情、深刻な身体的な症状、ひどい落ち込みといった症状が顕著にみられる場合や、自殺の恐れがある場合は、すぐに医師の診察が受けられるように手配しなければならない。

〔小林美子〕

Ⅳ 身体表現性障害の理解と看護

▶身体表現性障害の理解

Summary

身体表現性障害は、DSM-Ⅳ-TRでは ①身体化障害、②転換性障害、③疼痛性障害、④心気症、⑤身体醜形障害に分類されており、器質的・生理学的には異常が認められないにもかかわらず、多種多様な身体症状を訴えることを特徴とする。

身体化障害

身体化障害は、身体表現性障害の初めに取り上げられた障害で、多数の身体的愁訴の病歴が、数年間にわたり持続し、それが30歳以前に始まっていることが診断基準となる。

患者は、さまざまな医療機関で治療を求め、そこで医学的検索で症状に相応する異常が認められないと診断されると、次にまた違う医療機関を受診し、同様の症状を訴える、いわゆるドクターショッピングを繰り返すことが多い。

患者が訴える症状は、意図的につくり出したり、捏造したものではないため、患者にとっては、その症状は大きな苦痛であり、日常生活だけでなく、社会生活にも著しい支障をきたす。

背景には、他者との関わりを求める心理的要因が働いていると考えられているが、心因が大きく関与する身体疾患の総称である心身症とは異なる。

おもな症状は、

- 疼痛症状（頭痛、腹痛、背部痛、関節痛など）
- 胃腸症状（嘔気・嘔吐、下痢など）
- 性的・生殖器症状（性的無関心、勃起・射精機能不全、月経不順・過多など）
- 偽神経学的症状（麻痺、脱力、失声、複視、盲、聾、触覚・痛覚の喪失、痙れんなど）

など、多彩である。

転換性障害

転換性障害は、かつてヒステリーと呼ばれた病態にほぼ相当するもので、患者が解決できない心理的問題や葛藤、他のストレス因子により生じた不快な感情が、身体症状に置き換えられて表現される。

出現する症状は、ほとんどの場合1つであり、医学的検索で異常は認められないが、意図的につくり出されたり、捏造されたもので

●ヒステリー
ヒステリーは、「子宮」を意味するギリシャ語に由来し、以前は「子宮が体内を遊走するために生じる女性の病気」と考えられていた。
近代精神医学では、19世紀後半にBriquetが多彩な症状を示す疾患としてヒステリーを記載したのが最初である。その後、フロイドは精神的葛藤が身体症状となってあらわれる（抑圧された欲動の代理満足）という「転換」の概念を用いてこれを説明した。
しかし、これまで感情を直接的に表現するタイプの女性を蔑視する言葉として「ヒステリー」を用いることがあったため、現在では学術用語として使用されなくなった。

はない。

しかし、その身体症状は、人前では出現するが、誰もいないところでは多くの場合、症状はみられないため、他者の目には演技しているように映ることも少なくない。

主として、失声、四肢の麻痺、失立、失歩、嚥下困難、痙れん、眼瞼下垂、チックなどの運動系の症状や、視力・聴力障害、感覚鈍麻・過敏、疼痛などの知覚系の症状、その他、心悸亢進、呼吸困難、過呼吸発作などの症状がみられる。

疼痛性障害

疼痛性障害は、1つまたはそれ以上の解剖学的部位の疼痛を訴え、医学的関与が妥当なほど重篤であるが、その発症や重症度、悪化、持続には心理的要因の関与が大きいと判断される。

それらの症状は、意図的につくり出されたり、捏造されたものではなく、患者は医学的に著しい苦痛を感じ、日常生活、社会生活に支障をきたす。

疼痛は、背部、腰部、頭部、腹部、胸部、関節、乳房、歯、尿路など、身体のあらゆる部分において生じる。

心気症

心気症は、身体の些細な不調などから、たとえば、がんやエイズなどの重篤な病気にかかるのではないかという恐怖を抱いたり、あるいはすでに罹患しているという観念にとらわれる。そして、その恐怖やとらわれは、医学的評価や保証にもかかわらず持続し、ドクターショッピングを繰り返す。

身体的訴えは、動悸、発汗、腸蠕動、疼痛、咳、静脈の痛み、心臓の疲労など、さまざまであるが、これらの身体的愁訴は、その患者の感情や不安、葛藤に対するコーピングという見方も可能である。

身体醜形障害

身体醜形障害は、自分の外見を、本人の想像上の欠陥としてとらえる。また、仮に小さな身体的異常が存在する場合は、著しく過剰に心配し、苦痛を伴い社会生活に支障をきたす。

患者が醜形を訴える部位は、鼻、目、顎、唇、皮膚、体型など、さまざまであるが、他人からみると、ほとんど気づかなかったり、何ら問題と思われない部位を欠点として固執する。結果として、患者は外出できなくなったり、美容整形手術を繰り返す場合もある。

▶身体表現性障害をもつ患者の看護

Summary

治療としては、患者の状況に合わせて精神療法、抗不安薬や睡眠導入薬などの薬物療法、認知行動療法、リラクゼーション、家族療法などが行われる。

ここでは、身体表現性障害に含まれる疾患全体に共通する看護の要点を説明する。

患者の気持ちを理解する

身体表現性患者が訴える身体症状を、看護としてはまず受け入れるが、身体的評価に異常がないことが明確な場合は、たとえば、症状ではなく、日常生活や家族、仕事などのうち、患者が優先すべき事柄に目を向けられるように関わる。

その際、看護師は患者の身体症状の訴えだけに着目したり、それに振り回されないように、注意して関わる必要がある。

また、患者の訴える身体症状が、看護師の医学的な知識として、無意識のレベルから表出されているとわかっていても、患者から執拗に症状を訴えられると、単なるわがままな言動としか思えず、腹立たしくなったり、うんざりしていい加減に聞き流したり、できるだけ関わりを避けようとするなど、否定的な対応をする場合があるかもしれない。

しかし、そうした看護師の対応では、患者にストレスを与え、余計に訴えを助長させてしまうので、

・自分を認めてほしい
・関心をもってほしい
・助けてほしい

といった患者の気持ちを汲み取り、適度な心的距離をとりつつ関わることが重要である。

そして、患者自身が訴えている内容と、本質的なニーズの違いに気づき、身体症状としてではなく、そのときの素直な感情やストレスなどを言葉で表現するように働きかけ、それが健康的な自己表現であり、他者に受け入れられるコミュニケーション方法であると、理解できるように説明する。

身体症状の訴えに関する注意

身体的評価に異常がないことをもって身体表現性障害と診断されることは、患者としては受け入れ難いことである。

そうであるからこそ、看護師は患者の身体症状の訴えに対し、前述したような否定的な感情を抱いたり、好ましくない対応が生じる

ことにもなる。

しかしながら、入院中に他の身体疾患を発症したり、また、ふらついたときに身体をどこかにぶつけ打撲するなど、思いがけない外傷を負うこともある。

したがって、看護師として当然行うべき患者の身体面のアセスメントを、精神面のアセスメントと同様に忘れてはならない。

身体表現性障害患者の訴えはすべて心理的なものと軽く考えず、

- 患者の年齢
- 既往歴
- 薬物療法の内容（副作用の確認）
- 日常生活における出来事

などを把握し、身体面の異常を見逃さないようにしなければならない。

家族を援助する

医師から患者の身体症状について、臨床的に何の異常もなく、心理的なものであることを説明されると、家族は患者が仮病を使っているとか、精神の鍛錬がなっていないなどと受け取り、患者の訴えをいい加減にあしらったり、叱りつけたりすることがある。

これではますます患者の回復を遅らせてしまうので、家族には、まず患者の病気に関する正しい理解を求める必要がある。

患者の訴える身体症状は、意図的ではないこと、その訴えは、率直な形で自分の心（思い）を表現できない代償方法であることを説明し、患者が健全な方法で自己表現できるように、家族内の人間関係の調整を図っていく。

そのためには、家族とよく話し合いながら、今後の家族の成長を促すような働きかけが必要がある。

〔小林美子〕

V 境界性パーソナリティ障害の理解と看護

▶境界性パーソナリティ障害の理解

Summary

パーソナリティ（personality）という言葉は、一般に「人格」あるいは「性格」と規定されるような個人に特有の心の反応様式の総体をさしている。

パーソナリティ障害とは、個人の人格の発達に関わるさまざま問題によって、ものの受け取り方、考え方、感情の動きなどの認知パターンや、対人関係のもち方、あるいは衝動コントロールの仕方などの行動パターンといった人格機能が、広範に未発達の状態にとどまっている病態である。

そして、その個人に特有の認知パターンや、行動パターンに、その人が属する文化が許容する範疇を越える「際立った偏り」「著しい偏り」があるために、本人に主観的苦痛が生じたり、周囲の人々が苦しむ（困る）ことがある場合に定義される。

1 概念、分類

アメリカ精神医学会の診断基準「DSM-Ⅳ-TR日本語版」のパーソナリティ障害のなかの下位概念である。これまでの「人格障害」という語感が、誤解や、偏見をまねく恐れがあるということで、和訳が「境界性人格障害」から「境界性パーソナリティ障害」と修正されている。

境界性パーソナリティ障害の概念は、

①潜伏性統合失調症の立場
②神経症と統合失調症の中間状態にあり、そのどちらにも移行しうるものとする立場
③慢性的に、ときに一生、神経症と統合失調症の中間状態にとどまり続ける臨床単位とする立場
④臨床的に神経症と統合失調症の中間的な特徴を示し、背後にある特異な人格構造上の障害にその本質があるものとする立場

という歴史的発展の流れで、まとまってきている。今日では統合失調症との近縁性は否定され、むしろ躁うつ病に近い病態像を呈する

とされている。

「境界（ボーダーライン）」という意味は、あいまいで多義的であるがこれらの患者の特徴は、自己同一性が不安定で、原始的防衛機制を用いることが多い半面、現実検討は、ある程度保持されている点にある。

分類

「境界パーソナリティ構造」とDSM-Ⅳ-TRにおける、境界性パーソナリティ障害とは、厳密には一致しないが、現在ではほぼ同義語として用いられることもある。

ちなみに、ICD-10では、F60特定のパーソナリティ障害のうちの、3 情動不安定性パーソナリティ障害に位置づけられ、これを2つに分けたうちの1つを「境界型」としている。

気分障害（感情障害）や、物質関連障害などを合併することも多く、抱えている不安感を解消させるために、自分で自己評価を上げることもあり、自己愛性パーソナリティ障害と重なり合う部分が多く、両者の間に一線を画することはできない、ともされている。

有病率は、一般人口の約2％といわれ、女性に多く（約75％）みられる。

また、精神科を受診する患者の約10％が、何らかのパーソナリティ障害を疑われ、そのうちの約5％が、境界性パーソナリティ障害が疑われるという報告もある。わが国では、1980年代に入ってから注目を集めるようになり、近年患者数が増加しているともいわれ

●境界パーソナリティ構造
精神分析医であるカーンバーグ（1967）は、従来移行状態とみなされていた境界例を、特異な力動的水準で安定して機能する人格構造を有することを明らかにし、精神病的人格構造と、神経症的人格構造の中間の水準に位置するとして「境界パーソナリティ構造（borderline personality organization）」と名づけた。

パーソナリティ障害の考え方

パーソナリティ障害を歴史的に概観すると、プリチャードによる「背徳狂」から、クレペリンによる「精神病質」、そして「精神病質」を発展させ、「性格の偏りのために、自分で苦しんだり、周囲を苦しめるもの」という定義づけを行い、概念化したシュナイダーに、その起源をたどることができる。

「パーソナリティ障害」という用語は、1980年のアメリカ精神医学会の「精神疾患の診断・統計マニュアル第3版」（DSM-Ⅲ）において、初めて1つのカテゴリーとして採用されたが、基本的にはシュナイダーの概念を継承しているといえる。

現在、わが国では、DSM-Ⅳ-TRの定義に基づく分類を用いている。

DSM-Ⅳ-TRでは、次頁の表のようにパーソナリティ障害を3群に分類し、特定不能のパーソナリティ障害を含め11型をあげている。

パーソナリティ障害の全般的な患者の特徴は、「自分に対し、強いこだわりをもっている」ことと、「非常に傷つきやすい」の2点に代表され、「信頼関係のある対人関係を築くことの障害」に集約される。

有病率は、一般人口の2〜13％と報告されている。また、農村部に比べて都市部に多いといわれている。

■ DSM-Ⅳ-TRによるパーソナリティ障害の分類

A群パーソナリティ障害 ［奇妙、奇矯さの様式］	
妄想性（PPD）	▶広範な不信と疑い深さ
スキゾイド（SPD）	▶社会関係からの遊離、対人関係状況での感情表現の範囲の限定
失調型（StPD）	▶社会的・対人関係的な欠陥

B群パーソナリティ障害 ［演技的、感情的、気まぐれさの様式］	
反社会性（AsPD）	▶他人の権利を無視し、侵害する
境界性（BPD）	▶対人関係、自己像、感情などの不安定、および著しい衝動性
演技性（HPD）	▶過度な情動性と人の注意を引こうとする行為
自己愛性（NPD）	▶誇大性、称賛されたいという欲求、共感の欠如

C群パーソナリティ障害 ［不安で臆病さの様式］	
回避性（AvPD）	▶社会的制止、不全感、および否定的評価に対する過敏性
依存性（DPD）	▶面倒をみてもらいたいという広範で過剰な欲求
強迫性（OCPD）	▶秩序、完全主義、精神および対人関係の統一性にとらわれ、柔軟性、開放性、効率性が犠牲にされる

特定不能のパーソナリティ障害 ［特定のパーソナリティ障害の基準を満たさないもの］

ている。情動不安定で、種々の行動化を繰り返すことが多いことや、感情をコントロールする力が弱いため、ときに暴力的だったり、自殺を図ったりする。

精神科医と安定した治療関係を形成・維持することが難しいことなど、精神医療の場で課題が多い障害の1つである。

2 病因論とメカニズム

　病因論については、多くの研究がなされており、早期母子関係における愛着形成不全や、幼少期での親からの身体的・心理的虐待経験による一種の心的外傷後ストレス障害（PTSD）などが考えられてきた。

　最近の研究から、脳内神経伝達物質セロトニンの分泌異常や、大脳辺縁系の海馬の萎縮がみられることが報告されており、今日では遺伝的・体質的要因や、前頭前野機能の脆弱性といった脳の器質的な異常などの素質的要因をベースに、乳幼児期の母子関係における愛着形成の不足に由来し、発症するという説

が、研究者には受け入れられるようになってきている。

前頭前野機能の脆弱性

人間の脳の前頭前野は、衝動をコントロールし、物事を的確にとらえ、計画性をもって柔軟に行動するために、また、自分や他者の気持ちへの気づきに重要な役割を果たしていることが解明されている。

境界性パーソナリティ障害の患者はこの前頭前野機能に、先天的な脆弱性をもつため、認知や情動の統合機能が低く、衝動的な傾向が強くなったり、自分や他者の気持ちを踏まえたコミュニケーションがとりにくいという傾向をもつと推測されている。

母子関係の愛着形成不全

たとえば、極端な母子密着、あるいは母親の支配的態度で、子どもが精神的に自立することが困難な状況が継続すると、母親を「自分を可愛がるよい母親」か、「自分を拒否する悪い母親」の二分割（スプリッティング）や、「100点の母親」か、「0点の母親」といった全か無かの評価しかできないため、認知や行動、感情、対人関係などで、人格上のさまざまな問題が生じると考えられている。

また、思春期ごろまでは、いわゆる「おとなしいよい子」で、親の期待通りに育ち、学業成績も優秀なケースが多い。これは思春期ごろまでの対人関係が、学校を中心に限定されており、また「子ども」ということで、周囲から保護的に扱われることも多く、そのために、問題となるような場面に遭遇することが少ない状況にあったからと言える。

見捨てられ不安

見捨てられ不安は、幼児期の母子分離の問題に関係し、分離不安が遷延したものとみる説が一般的である。

境界性パーソナリティ障害の患者の多くが、愛する人や大切な人に見捨てられてしまうという「見捨てられ不安」を抱いている。

人間は、誰しもこの不安を抱いているが、彼らの場合は、周囲の人には理解できないほど非常に強く、しかも絶えず抱いている。

- 少し約束した時間に遅れた
- 目線を合わせてくれない
- その人から軽く注意を受けた

など、周囲の人からみれば、気にもとめないような些細な出来事からも感じてしまうほどである。

マスターソンによると、この見捨てられ不安は、這い這いを始めたばかりの赤ちゃんが、母親を探し求め、泣き叫んでも母親を見つけることができない場合に起こる、さみしさ（孤独感）や不安感、怒りの感情のように、心の奥深くから湧き上がってくるものであるという。

彼らが抱いている「見捨てられ不安」は、

この泣き叫ぶ赤ちゃんと同じような状態にあるといえる。

それゆえ、患者の多くは、親へのこだわりを強くもっているケースが多い。これは、幼少期に親からの愛情や保護、養育を十分に受けていないと感じているために、親からの分離独立ができていない状態とされる。

障害の表面化のきっかけ

思春期を過ぎて「第2の誕生」と表現される青年期になると、さまざまな個性や性格をもった人との対人関係や、社会との関係が築かれていき、独立した1人の成人としての機能を獲得し始めるようになる。

しかし、その過程で、たとえば、会議で自分の意見が通らなかったなど、他者からみれば些細な出来事を契機に、過去に「見捨てられた」と、感じた何らかの辛い経験が思い起こされ、衝動性や過剰反応、パニックなどの症状が表面化し、さまざまな問題が顕在化しやすくなってくるためではないかとも考えられている。

問題が顕在化したエピソードを調べると、他者からみれば些細なことが原因になっていることが多い。

しかし、本人にしてみれば、大きな衝撃を経験させられたと感じてしまい、それまで「よい子」だったのが、突然衝動的になったり、ひきこもってしまったり、自傷行為や自殺未遂を起こすなどの反社会的行動・非社会的行動などの特徴的な症状がみられ、繰り返すようになる。

原因因子は、一様ではなく複雑で、個別的ではある。しかし、脳機能の脆弱性を基盤に、環境を含めた不適切な被養育体験の影響があるという点を念頭において看護する必要がある。

3 特徴

境界性パーソナリティ障害は、思春期ごろにその徴候があらわれ、青年期後期、もしくは成人期に次第に顕著となる。そして、加齢とともに安定していくのが一般的である。

境界性パーソナリティ障害の本質的特徴は、
- 対人関係
- 自己像、感情などの不安定性
- 著しい衝動性の広範な様式

と総括される。

思考面

境界性パーソナリティ障害の患者には、以下のような特徴がみられる。

よい自分と悪い自分（スプリッティング）

患者は「よい自分」と「悪い自分」が分裂しているという。「よい自分」は、多くの人たちに愛される人間で、「悪い自分」は、多くの人たちに見捨てられる人間、というように本人のなかでは、完全に分裂している。

悪い部分をもった自分を周囲の人が愛してくれるとは考えられないために、「よい子でなくては愛されない」との思いから、「よい自分」であり続けようと努力し、「よい自分」だけで生きようとしている。

しかし、思春期以降、人間関係が複雑多様になり、「よい子」であり続けることが次第に困難になっているが、それでも「よい子」であり続けようとするために、自分の悪い部分を切り離し、不都合な点は他人に押しつけることで、問題を乗り切ろうとする。

したがって、悪い部分を完全に切り離している患者に、他者が悪い部分を指摘すると、「悪い人」は自分自身の悪い部分をもった人間であるため、その指摘が受容できず、そうした指摘をした人に対する攻撃が始まり、争いをまねく結果となる。

不安定な感情をもつ患者にとって、悪い人がいつの間にか、よい人になっている場合やその逆の場合もある。

このように、大好きな人が、いつの間にか大嫌いな人になるという、不安定な状態が続くうちに、心は不安や孤独感・むなしさで覆い尽くされ、この苦しみから逃れるかのように、自傷行為や家庭内暴力、自殺未遂、性的逸脱行為などを繰り返すケースもある。

自分で自分がわからない（同一性障害）

境界性パーソナリティ障害の患者は、自分がわからない状態にあり、自己イメージは脆弱といわれている。

これは、幼少期からの成長発達の過程で、親をはじめとする他者から愛されている感覚や、必要とされている経験がなく、安定した自己イメージを形成することができなかったためと考えられている。

- 自分が何を求め、何をしたいのか、わからない
- 自分は何のために生きているかわからない
- 自分は誰

と、同一性が未確立な場合も多い。

そのため、「なぜ、薬物に手を出したのか」「なぜ、激しい自傷行為をしていたのかわからない」と言いながらも、自分が望んでいるものが、あやふやで理解できないため、そのような行為から抜け出すことができずに繰り返している状態である。

過剰適応

「見捨てられたくない」という思いから、他者に同調している患者もいる。環境に適応して同調しているというより、過剰適応しているだけと考えられる。つまり、「偽りの自己」を表出し、同調しているかのように振る舞っているだけなのである。

見捨てられる前に、自分から離れていく。非難される前に、非難する。これは自分の意志で対人関係をコントロールしているともみることができ、自分の意志ではなく、他者から強いられる別れなどの「対人関係の変化」で傷つくことから自分を守っている、自己防御行動とも理解することもできる。

こうした傾向は、「カメレオン人格」と呼ばれることもある。

患者のなかには、他者から愛されるために、そして必要とされるために、「カメレオン人格」や「偽りの自己」で過剰適応的に生きている場合もある。いわゆる「親の言うことは何でもよく聞くよい子」はその代表的な例といえる。いずれにしても、患者は「自分がない」「自分がわからない」という苦しみのなかで日々を過ごしている。

行動面

衝動的で、短絡的な行動が多くみられる。空虚感や不安定な感情をごまかすために、また他者から注目を集め、つなぎとめるために自殺企図や自傷行為、浪費、アルコール・薬物乱用、拒食・過食、家庭内暴力、性的逸脱行為、放火など、多岐にわたる自己破壊的な行動（アクティングアウト）をとることもある。

治療中に自殺に至ったという報告数は少ないが、自殺の脅しやそぶり、自傷行為はしばしばみられる。

表出される言葉も激しく変わりやすい。今まで称賛していたかと思えば、突然反抗や非難に転じることなど、周囲の人々が振り回されやすくなる。また、患者の多くが表面的な対人関係と、極端に退行した対人関係の間を揺れ動くといわれている。この動揺によっても、衝動行為や自己破壊的な行動に走ることとなる。

これらの行動は、周囲に向けた「アピール」という側面や、感情を麻痺させるためという側面は確かにある。しかし、単純にそう考えることは危険であり、事実誤認にもつながる。なかには根深く激しいものもあり、自分という存在を跡形もなく消し去りたいという衝動から行動しているケースもある。

対人関係

表面的なことが多く、自分を支え、愛情飢餓を癒してくれる人を常に求めているような状態である。これはという人に出会うと、相手に対する期待は一気に高まり、極度に理想化したり、両親などの代理を求めて依存したり、しがみつきがみられる。

そうかと思うと、相手の言動から「支えきれない」といった様子を感じると、突然反抗や非難に転じるなど、「理想化」と「脱価値化」という対人認識が、短期間のうちに移り変わる。しかも、対象の否定的側面と肯定的側面が統合できず、対象の全体像が形成されないために、他者像もさまざまに変化し、一

貫した態度を保つことができない。

また、孤独に耐えられないため、他者を感情的に巻き込んだり、逆に他者の接近に怯えたり、ひきこもるなど、不安定さを示す。

攻撃されると、被害者から反対に攻撃者へと立場を逆転させることもある。

「激しい他者へのしがみつき」や自己破壊的な行動化は、「見捨てられ不安」に対する1つの自己防衛行動ととらえることもできる。

対人操作（対人関係）

境界性パーソナリティ障害の患者は、「相談の名人」といわれている。信頼できると判断した人には必死に相談する。そして、相談を受けた人は、患者の抱えている辛さや必死さに同情し、「この人を助けることができるのは自分だけだ」という感情に支配され、巻き込まれる。

一方で、患者は、「この悩みを打ち明けるのはあなただけ」と言いながら、「あの人は私のことを信じていない」「私のことを影で批判している」など、その人を激しく批判したりする。そのため、悩みを聞く人は、いつの間にか、患者にとって否定的な人としての陰性感情を抱き、批判的な目で見ることになる。そして、ときにはその人との間に争いが生じることもある。

患者には「人を操っている」というような自覚はない。自分自身がわからないことで苦しんでいる患者にとって、自分と同じ意見を言ってくれる人の存在は、まるでその人が自分自身のように思える（投影）ために、それだけで安心を覚えることになる。逆に、自分の意見を否定する人は、不安を増大させる存在である。

このように、境界性パーソナリティ障害の患者の対人関係のあり方が、必然的に争いを引き起こさせることにもつながっていく。

精神症状

多面的で統合的な思考が困難で、非難と希求、あるいは自己誇大視と無力感というような矛盾した思考パターンや、「すべてよい」または「すべて悪い」という極端な思考パターン、「すべては世のなかが悪い、私は犠牲者」という被害妄想的な思考パターンのため、適切な判断や行動ができず、すぐに興奮・激情するために、周囲と著しく調和を欠くことになりやすい。

感情を適切にコントロールできないために、感情が非常に不安定で、極端な激しさがみられる。

さらに、恐れ、絶望感、空虚感、恨み、怒りなどの陰性感情に支配されやすく、憂うつで、強い不快感や、何をしていても満たされない強い空虚感をもつ。そのため、自己評価も極端に低く、深い自己否定感を抱いている。

また、自分や他者のよい部分・悪い部分の同定ができず、孤独に耐えられず、周囲の人を感情的に強く巻き込むケースも多い。一方で、自分は周りの人間からより高い評価を得

られるべきであるとか、高い評価を受けたいという願望もある。

感情の不安定さや極端さ、場面に不適切な感情の表出は、対人関係に支障をきたす要因になりやすい。

妄想様観念、または解離症状、精神病症状に近縁の症状が出現する場合もある。この場合は、他の精神疾患との鑑別が困難になる。

境界性パーソナリティ障害の鑑別の指標として、これらの精神病状態が一過性であるか、部分的であるかが重要な判断材料となっている。

このように、境界性パーソナリティ障害の患者は、つまるところ「自分が自分であること」や「自分の生き方そのもの」が苦痛となってしまっている。

その苦痛を軽減したり、回避する有効な手段があいまいなだけに、患者本人が生き続けるがぎり、その苦痛は持続することとなる。

情緒の不安定さや衝動性、対人関係のもち方など、境界性パーソナリティ障害の患者にみられる特徴の数々は、彼ら自身がもつ数少ない苦痛の軽減・回避手段ともみてとれるのである。

4 治療

境界性パーソナリティ障害の治療は、「人格」の領域に属するものが対象となる。これは、他者である治療者の責任の及ばない領域であり、患者本人しか、最終的な対応ができない。したがって、安定した治療環境と治療関係を設定し、維持することが重要となってくる。

そのため、

- ・治療目的
- ・治療上のルール
- ・治療の頻度
- ・治療者と患者の役割と責任の範囲
- ・プライバシーの守秘義務
- ・治療上の制限
- ・治療プログラム

などに関する治療契約を結び、それを遵守することを条件として、治療を行うことが前提となる。

治療の基本は、精神療法と薬物療法であるが、おもに精神療法が行われ、対症療法的に薬物療法が用いられる。

また、近年では精神療法などの治療に対する補助として、作業療法が用いられることも増えている。さらに社会参加を図るために、集団で活動するデイケアなども、有効な手段と考えられている。

精神療法

精神分析療法、認知行動療法、行動療法などが使われることが多い。

こうした治療法は、境界性パーソナリティ障害の原因を親密な対人関係にまつわる深い葛藤と、苦しみにあると仮定して、人格的側面に目を向け、社会で生きる技能を身につけ、親密な対人関係を築くことを目的として行われている。

　最近では、家族療法、なかでも周囲の関係の悪循環を変化させるシステムズアプローチ、極端な二分法的思考を統合する弁証法的認知行動療法などによって、治療成果を上げてきている。

　これらの精神療法は、

> ①明確な治療枠組みをもって定期的な面接を行う
> ②「今－ここで」の治療者－患者間の対人関係に生じてくる患者の気持ちに共感し、コミュニケーションすることを支援する
> ③治療プロセスを阻害・破壊しようとする患者、あるいは治療者の問題行動を積極的に取り上げ解決していく

という点が中心的要素といえる。

薬物療法

　個々の患者の問題となっている、抑うつ感、感情の激しい起伏、衝動性などの精神症状や、対人関係における過敏さに効果があるとされる抗不安薬、抗うつ薬、気分安定剤、非定型抗精神病薬などが使用され、その効果も報告されている（各種薬物については第2章参照）。

5 予後

　治療を受けた場合は、約60％が良好な予後を示すといわれている。

　また、加齢により自然と症状が治まり、40歳くらいになると治癒する例も多いことから、大部分は30～40歳代で、次第に対人関係や職業面の機能は安定してくるといわれている。

　逆に、最終的な治癒に至らなかったケースの多くは、治療からのドロップアウト（逃げ出し）が大きな原因で、約10％の患者は自殺に至ってしまうと報告されている。

　長期間にわたり治療を継続した患者は、全体の10％程度と少なく、いかに治療を継続させるかが大きな課題といえる。

▶境界性パーソナリティ障害の患者の看護

Summary

看護としての基本的な概念は、患者を「包み込むこと」である。

治療は行動ではなく、認知の修正を求めて行われる。

したがって、看護師が患者と関わる際には、激しく衝動的な言動ばかりに目を奪われるのではなく、患者の心を見つめ、言動の背後に隠されたメッセージを傾聴・共感する姿勢が求められる。

治療観を保持する

常に安定した構えを保持し、協力関係を形成していく必要がある。そのためには、治療観を保持していくことが大切である。

治療スタッフが一貫性をもって関わる

境界性パーソナリティ障害の患者は、感情や対人関係、また、自己イメージも不安定で変わりやすい。

したがって、患者がいかなる状態であろうとも、治療スタッフが一貫性をもって関わることが求められる。

たとえば、入院当初は、相談を受けた際は、患者の話を熱心に聞き、いつも支援するといった態度をとるが、次第に患者の依存傾向が強まってくると、距離をおく。このような関わり方で、一番傷つくのは患者であり、結局は、誰もが自分を見捨てるという人間観を強化してしまうことになりかねない。

反対に、長い間、変わらない気持ちで関わり続けた人がいたということを患者が経験することが、大きな治療的意味をもってくる。

あくまで、治療スタッフという他者としての現実的視点や、一貫性をもった関わりを行うためにも、スタッフ1人ひとりが、自分なりの関わる際のルールや、方針を明確にしておく必要がある。

治療者の視線

患者との間で治療契約を結んだからといって、患者が契約通りに、治療を受けるとは限らない。

境界性パーソナリティ障害の患者の場合、治療契約から逸脱することや、ドロップアウトしてしまうケースは少なくない。

そのような場合、治療者の視線は、「行動のコントロール」に焦点が当てられ、衝動的行動を止めさせることばかりに、意識を向けがちである。

その結果、ますます、本人の言動に巻き込まれ、治療は混乱する、という負の循環に陥ってしまうこともある。

それでは、治療者のほうが傷つき、無力感や脱力感にさいなまれて、「境界性パーソナリティ障害は治らない」「あの患者とはもう関わりたくない」「あの患者は苦手」という、陰性感情を患者に抱いてしまい、治療が失敗に帰してしまう。

定期的なスタッフカンファレンスの開催

チームとして、治療観を保持し、一貫した関わりをするために、定期的なスタッフカンファレンスなどで、患者と関わる際の困難性や、葛藤、患者に適した関わり方などを話し合い、スタッフ間で、治療観を確認・共有することが重要となってくる。

それは、また治療スタッフの精神的な支えとなり、治療の役割・機能を十分に発揮することが可能となる。

治療契約・制限設定を明確にする

治療者の役割があいまいになったり、逆転移感情が生じやすいといった点に対処するために、治療契約・制限設定を明確にすることが必要である。

また、対人操作によるスタッフ間のトラブルや感情的な巻き込まれ、患者の依存、患者との恋愛関係など、治療者側の問題行動の発生を防止するうえで、治療者チームとして、同じ関わりをすることが重要となってくる。

治療の前提

治療契約を結ぶことは、関わる前提としても重要である。

治療契約を明確にする際には、可能なかぎり患者の意見も考慮しなければばらないが、現実的・常識的な視点をもって対応することが求められる。

制限設定の明確化

「治療の場だからといって、大目にみられることはない」「責任の所在は患者本人にある」ということを理解してもらい、「約束は約束」「ダメなものはダメ」と、はっきりと対応し、これを守ることができるようにする。

もし、約束を破った場合や、衝動行為、社会的逸脱行為によって他患者に迷惑をかけた場合には、「隔離室に入室する」という行動制限などの制限を明確にしておくことが大切である。

この制限は、患者に内面化されやすく、後には患者自身が自己コントロールの際の指標に通じるといわれており、この意味からも制限を明確にし、それを守ることができるようにする関わりは、治療的意味をもつものといえる。

一方で制限設定が、治療スタッフ自身にも必要である。

患者は、一度信頼すると、急速に自分をさらけ出すことが多い。場当たり的に話を聞く

と、一気に自分について話し出し、患者本人が不安定になるばかりか、治療スタッフも話す内容に圧倒され、ときとして同情や、巻き込まれて冷静さを失いやすくなる。

共感や受容も、感情豊かに反応することは患者の感情の起伏を大きくさせるため、最小限の反応がよいとされている。

治療契約・制限設定は、その過程そのものが治療的意味をもつと考えられる。それは、患者にとって治療者という他者との信頼関係を形成する過程であり、自分の意見を伝えたり、相手の意見を聞いたり、また、その際のさまざまな感情を体験することになるからである。

自己機能の回復に働きかける

境界性パーソナリティ障害の患者自らが自分の人格特性を自覚すること、自分の起こした問題行動や、自分の抱える問題点を認識することは治療の出発点であり、治療全体に占める割合は高い。

この作業は、患者本人にとって、今までの人生のなかで発展させてきた「偽りの自己」と、「真の自己」とが向き合うことになり、治療者の想像を絶するほどの膨大なエネルギーを必要とする作業である。

この点を十分に踏まえた関わりは、治療関係の土台となる。

患者が自分自身の抱える障害を本当の意味で克服するためには、問題を他人のせいにしたり、他人に頼るのではなく、自分で自分の問題であると認識し、それを引き受けようとすることであるという視点、広義のセルフケア能力の向上という視点から関わっていくことが求められる。

問題の所在を患者に問いかけ、内省を促したり、治療する意思を確認することで、「状況から距離をおいて自分自身を眺める」という、自己観察への働きかけは、基本的な関わりといえる。

患者にとって、この自己観察を続けていくことは、さまざまな視点から自分を認識する可能性が広がり、認識することができれば、自分自身の欲求や行動、他者の存在を考慮して、自分の行動をコントロールできるようになる。また、問題行動の背景にある極端な感情や、価値観とも距離をおいて、客観的に内省することができ、自分の思考や認知を変えて行動することへとつながる。

さらに、患者の自己評価の維持が、治療にとって重要な要素の1つであることから、患者の感情の自覚化・言語化を促し、さまざまな試みや努力を見守り、共感し、肯定的にフィードバックしていく関わりも大切な働きかけといえる。

家族を支える

日本における境界性パーソナリティ障害の患者は、欧米に比べ、家族と同居する割合が高いといわれている。したがって、家族への

支援は不可欠である。

「何とかして助けてあげたい」「私も辛い」「育て方が悪かったからなのでは」などの心理をもつ家族に対する支援には、以下のようなことがあげられる。

障害への理解を進める支援

家族には、一般的な境界性パーソナリティ障害という疾患や、障害に関する基本的な説明、患者の状態と、特徴的な症状に関する説明を行い、患者の言動に対する理解を深めてもらうことで、不安感をやわらげていく。

特に、母親は自責的になっていることが多い。しかし、原因には多くの要素が絡み合っており、親だけの責任では決してないことの説明も重要である。また、積極的に治療に参加してもらうことも不可欠である。

退院時、および外来通院時には、定期的に家族面接や患者・家族の同時面接を行い、家族の抱いている不安や困難を表出してもらい、それを医療者と患者とが共有し、相互理解を促進していったり、家庭における患者が守るべき制限を確認していく。

このことを通じて、家族も現状を理解し、対応を見直すことで、患者と「ほどよい距離」を保ち、患者本人にとっても、安心できる環境をつくれるようにする。

具体的な関わり方を提示する

患者は、家族からのさまざまな投影の受け皿となって、1人の人間として扱われていないと感じている。家族が患者に適切な対応をしていくことも治療のためには重要である。

まずは、患者に対して何かをしてやろうとするより、患者が安心していられる場所と、時間をつくる重要性を説明する。

そして、患者のもつ欲求や、1人になることへの不安について、落ち着いて十分に話を聞き、共感的理解を示す一方で、明確な制限を設定し、一貫性のあるはっきりとした態度を維持することがよいとされていることや、「できることをやり、できないことはやらない」「深追いはせず、拒絶もしない」というのが長続きするといわれていることなど、具体的な関わり方を提示し、支援することである。

また、無意識のうちに、家族の関わり方が患者を依存的にさせ（特に母親、または母親的存在による過保護、過干渉）、無理な要求などをエスカレートさせてしまうケースが多いため、適切な距離感と客観性を保つように指導していくことも重要である。

患者は、家族のなかでは心理的境界が不鮮明になっている状態である。そのため、このような支援は、患者と家族の心理的境界の確立にもつながっていく。

家族が幸せな生活を送れるように支援する

家族がそれぞれの人生を歩んでいる姿が、患者にとってのロールモデルとなり、それを見習い、やがて取り入れ、安心して健全な精神を取り戻すことが可能となる。

また、患者の言葉や行動がコロコロと変わり、予測がつかないことや、頻繁に平然と逸脱行為を繰り返すことが多いため、家族は振り回されたり、一喜一憂していることもある。

そうすると、心身ともに家族が疲れきってしまい、次第に患者との距離をおくようになったり、対応もなげやりになってしまう恐れもある。

まずは、家族自身の心身を少しでもゆっくりと休めるような関わりが求められる。そのためには、外来通院時の面談などを利用して、日々患者と向き合っている労をねぎらい、苦労した分、確実によいほうに向かっていることや、治療は長期戦であり、焦らずあきらめず、向き合うという気持ちが大切であること、そして適度に家族も休むことも必要であることなどを伝えていく。

さらには、精神科病院や精神保健福祉センターなど、患者本人だけでなく、家族自身がサポートを受けることができる、地域の社会資源を紹介することも重要である。

〔関根　正〕

＜参考文献＞
1. 高橋三郎他：DSM-Ⅳ-TR精神疾患の分類と診断の手引き 改訂版、医学書院、2003
2. 成田善弘：青年期境界例．精神科治療学、2（3）、pp.319-326、1987
3. 橋本元秀：境界パーソナリティ障害と自己愛パーソナリティ障害．精神科治療学、2（3）、pp.327-336、1987
4. 三宅由子他：DIB（Diagnostic Interview for Borderlines）による境界例診断の試み．精神科治療学、2（3）、pp.401-409、1987
5. 岩崎徹也：境界例 - 精神療法的立場．懸田克躬他編：現代精神医学体系12 境界例非定型精神病、中山書店、1972
6. 中根晃他：詳解子どもと思春期の精神医学、金剛出版、2009
7. 上島国利他編：知っておきたい精神医学の基礎知識、誠信書房、2007
8. 林直樹：人格障害の臨床評価と治療、金剛出版、2002
9. 町沢静夫：人格障害とその治療、創元社、2003
10. 町沢静夫：ボーダーラインの心の病理―自己不確実に悩む人々、創元社、2005
11. 井上果子、松井豊：ライブラリ思春期の"こころのSOS"（8）　境界例と自己愛の障害―理解と治療にむけて、サイエンス社、1998
12. 皆川邦直：境界性パーソナリティ障害研究の動向 - 家族心理教育プログラム作成に向けて - ．精神療法、29（4）、pp.3-9、2003
13. 成田善弘：境界人格障害への援助．精神科治療学、16（4）、pp.413-417、2001

VI 摂食障害の理解と看護

▶摂食障害の理解

Summary

摂食障害は、食行動異常を特徴とする精神疾患で、おもに神経性無食欲症（anorexia nervosa：AN、拒食症）と神経性大食症（bulimia nervosa：BN、過食症）に分けられる（DSM-Ⅳ-TR：精神疾患の分類と診断の手引）。

好発年齢は、思春期中期～後期で、女性に多くみられる（男性の約10倍）。

■ 病因（明確ではない）

生物学的要因	▶中枢の摂食行動制御の障害 ▶脳内物質であるセロトニンの機能低下　など
心理学的要因	▶心的外傷体験　　　▶ストレス ▶パーソナリティ　　▶家族関係　など
社会・文化的要因 （ダイエット文化との関係）	最近の傾向として ▶気分障害　　　　　▶不安障害 ▶アルコールや薬物依存などの物質関連障害 ▶人格障害との併存（コモビディティ）の増加　など

神経性無食欲症

臨床的特徴として、正常体重の最低限、またはそれ以上の維持を拒否するというやせ願望や、やせているにもかかわらず、その体型をやせているとは自覚していないという身体像の障害（ボディイメージの歪み）、体重増加や、肥満に対する恐怖があげられる。

病型は、むちゃ食いや排出行動（自己誘発性嘔吐、下剤・利尿薬・浣腸・ダイエットサプリメントなどの使用、長風呂など）を伴うむちゃ食い/排出型と、そのような行動を伴わない制限型に分けられる。

精神面の随伴症状

やせ願望、肥満恐怖、身体像の障害、自分は病気ではないという、病識の欠如などの主症状に加え、抑うつや不安、無気力、強迫症状（食物・摂取エネルギーへの強いとらわれ、徹底した摂食制限、運動など）、失感情（葛藤を言語化できない、感情の気づきや表現が困難など）がみられる。

身体面の変化

著しい体重減少と、基礎代謝、および栄養状態の低下が生じ、それにより低体温、低血圧、徐脈、不整脈、無月経、脳萎縮、体毛の変化（産毛の密集、脱毛、頭髪の色艶の消失）、皮膚の変化（弾力性の消失、乾燥、色素沈着）、肝・腎機能障害、浮腫、便秘、骨粗しょう症、易疲労など、多彩な症状を呈する。

また、自己誘発性嘔吐による胃液の逆流を受けて、歯のエナメル質の変色や腐蝕、手指関節部に異常をきたし、吐きだこがみられることもある。

行動の異常

過剰な摂食制限や、拒食、隠れ食い、盗食、過食などの摂食行動の異常や、排出行動がみられたり、体重増加を防ぐために積極的に運動するなど、活動性が亢進する。

また、自傷行為や自殺企図、万引き、薬物乱用などの問題行動がみられることもある。

神経性大食症

臨床的特徴として、「食べたい」欲求をコントロールできず、一定の時間内に大量に食べるというむちゃ食いや、体重増加を防ぐための不適切な代償行動（自己誘発性嘔吐、下剤・浣腸の乱用、絶食など）があげられる。

病型としては、定期的な自己誘発性嘔吐や下剤などの使用の有無により、排出型と非排出型に分けられる。

精神面の随伴症状

食物への渇望（嗜癖性）や強迫観念、肥満恐怖などの主症状に加え、抑うつ気分、無気力、空虚感、倦怠感、思考力・集中力の低下、悲哀感、焦燥感などがみられる。

身体面の変化

過食や排出行動により、耐糖機能異常、下痢、便秘、腹部膨満、腹痛、胃痙れん、胃穿孔、膵炎、う歯、歯のエナメル質の変色・腐蝕、浮腫、吐きだこ、月経異常など、多彩な身体合併症が出現する。

行動の異常

過食、だらだら食い、絶食、摂食制限、隠れ食い、盗食などの摂食行動の異常や、排出行動がみられ、体重増加が進むと活動性も低下する。

また、衝動をコントロールできず、自傷行為、自殺企図、万引き、薬物乱用、アルコール依存、閉居、家庭内暴力、性的逸脱行動（セックス依存、売春行為など）などの問題行動がみられることもある。

摂食障害の治療

直面する問題に対し、不健全な摂食行動によらない健全な対処法の形成を目的とする。

どの患者にも適応できる共通の有効な方法はないが、

- ・精神療法（個人、家族、集団）
- ・認知行動療法
- ・身体療法（輸液、中心静脈栄養、経鼻腔栄養）
- ・薬物療法（抗うつ薬、抗不安薬）
- ・その他、家族療法や芸術療法、カウンセリング

などが状態に応じて選択され、組み合わせた治療法が行われる。

▶摂食障害のある患者の看護

Summary

摂食障害により入院する背景には、神経性無食欲症、神経性大食症ともに、食行動のコントロールが困難となり、それに伴う異常行動により本人の社会生活に支障をきたしているばかりでなく、周囲の人々も巻き込まれている場合が多い。

また、神経性無食欲症では、拒食により著しく体重が減少し、身体症状が多彩で生命の危険性が高い状態にあることも少なくない。

ここでは、臨床の場で接することが比較的多い神経性無食欲症の人への看護を中心として、そのポイントを説明する。

栄養状態の改善を図る

入院時には低栄養状態がみられるため、栄養の補給が重要となる。まず、可能なかぎり本人の意思で食事摂取できるよう援助する。

その際、看護師は患者に食事を強要するなど強制的な態度をとらないよう注意する。

しかしながら、体重低下が持続したり、生命の危険性が高い場合には、個室に隔離しての強制的な栄養補給（経管栄養、中心静脈栄養など）もやむをえない処置として行われる場合がある。

食事摂取の工夫

・食べられそうな食品の種類・量について具体的に聞く
・患者といっしょに変更可能な食事計画を立てる

身体状況を把握する

著しい低体重や、低栄養状態の改善の目安として、体重、食事摂取、および排泄状況の把握が重要となる。

その際、看護師は患者と同様、体重の増減や食事摂取量に注目しがちであるが、この疾患の回復は、単に「体重が増加したり、食べるようになればよい」という問題ではないことを念頭においたうえで関わる。

体重測定

体重測定に際しては、毎日決まった時間、同じ服装で行う。患者は、たとえ100ｇでも体重が増えると、気にすることが少なくないが、体重変動よりも、自分の体調に注意を向けられるよう関わる。

一方、目標体重に到達すると、行動制限が

緩和されるなどの患者にメリットがあるため、主治医との治療契約を早く達成しようとして、下着や靴下のなかに何かを隠し入れたり、大量に水分を摂取してから、体重測定に臨む患者もいるので、注意を要する。

食事摂取・排泄状況の確認

患者の自己申告に任せず、看護師は客観的な行動観察を行う。

食事に関しては、看護師の目を盗んでさっさと下膳し、全量摂取したと、嘘の申告をしたり、食後すぐに席を立って、トイレで嘔吐するなどの排出行動に及ぶ場合もあるので注意を要する。

しかしながら、患者が看護師に監視されているという不快感を抱かないように、十分に配慮する。あらかじめ、どうしても食べられないときには、無理に食べる必要はないことを保証し、食事を捨てる前に看護師に話すよう伝え、食べられたときには、それを支持するよう関わる。

排泄に関しては、便秘を訴え、下剤を要求する場合が多い。看護師は、患者のトイレへの入室状況を何気なく観察し、できるだけ排便状況を確実に把握することが大切である。

食事・体重へのこだわりを軽減する

患者は、1日中、食事のカロリーや体重にとらわれている状態にある、といっても過言ではない。

したがって、看護師は、食事にこだわらず、ゆとりのある態度で接し、看護師のほうから食物や体型を話題にしないようにする。また、患者からそのような話題を持ち出された場合には、深入りしたり、議論しないよう注意する。

不安を軽減する

患者には、

①食べること・体重増加に対する不安
②依存対象を決めることができない不安
③見捨てられるという不安

がある。

①については、日々の患者の言動に表現されることが多く、ともすると看護師も食事や体重にとらわれがちになるが、リラックスできる雰囲気のなかでいっしょに過ごすなどして、このとらわれから少しでも離れる時間が長くなるよう努める。

②については、たとえば「お母さんは小さいときに○○してくれなかった」など、患者は看護師に親への非難を訴えることがあるが、患者の家族に対する気持には両価性があることをふまえ、患者といっしょになって家族を批判したり、その反対に家族を弁護したり、患者を批判することは避けるようにする。

③については、特に病気が回復すると家族

や看護師に関心をもたれなくなるのではないかと不安になり、抑うつ的になったり、看護師を試すような行動をとったり、攻撃的な言動や過度の甘えがみられる場合がある。

看護師は、このような患者の態度が見捨てられ不安に起因することを理解したうえで、患者を批判することなく訴えをよく聞き、いつもと変わらない態度で接することが大切である。

しかしながら、患者の言動によって、傷ついたり、誤解や言いがかりを受けた場合は、看護師自身の悲しい気持ちや、感じたこと、思ったことを明確に伝え、患者の自己への気づきを促し、他者に対する表現方法、特に他者の気持ちに配慮した自己主張ができるような機会とする。これは、神経性大食症にも共通する。

日常生活上の困難を補う

神経性無食欲症および神経性大食症の双方とも、望ましい食行動の再構築を図るのが治療の目標となる。

患者の食行動の異常がどのような状況から引き起こされるのかについて、患者が自分が抱えている問題に気づくよう促し、それによって患者がストレス耐性を高められるようになることを目指す。

また、減量のために入浴時間が非常に長くなる場合がある。患者と話し合いのうえ、入浴時間を取り決めるなど、ルールに沿った日常生活を送ることができるように援助する。

家族への働きかけ

神経性無食欲症、神経性大食症ともに共通するが、入院時から家族へ治療参加を求めることが重要である。確かに、病気になっている人はその患者1人である。しかし、この病気は家族との関係が深いこと、家族の協力なしでは回復が難しいことを家族に伝え、理解を求める。

看護師は、このような働きかけを通じて、患者と家族を切り離して考えるのではなく、家族全体の成長を目指すよう努める。

〔小林美子〕

第4章 高齢者の精神障害の理解と看護

Ⅰ 高齢者の特性と心理・社会面の特徴
Ⅱ 高齢者の精神障害の理解と看護
  1 睡眠障害
  2 抑うつ状態
  3 幻覚・妄想状態
  4 心気症（ヒポコンドリー）
  5 せん妄
  6 認知症

I 高齢者の特性と心理・社会面の特徴

> **Summary**
> 高齢者の精神障害は、感情や人格の発達途上にある思春期や青年期に比べれば、はるかに少ない。その一方で、働き盛りといわれ心身ともに充実し社会的に安定した生活を送っている壮年期に比較すると、高齢者には、かなり高い頻度で精神障害が出現する。それは以下のような、高齢者の一般的な特性や心理的特徴と深く関係していると考えられる。

高齢者の特性

身体の不調や疾病

高齢者は一般に病気に罹りやすく慢性化しやすい。また薬物に対する身体的な反応（下表）も異なってくる。このため身体の不調が起こると、些細なことでも気にかかり、必要以上にとらわれる人がいる。

また、病気が慢性化すると、精神的にも疲れ、うつ状態になったり、認知症様の状態をまねきやすくなる。ことに寝たきりの状態になると、それをきっかけに、もの忘れがひどくなる場合もある。

脳の老化

老年期の精神機能の変化に直線的な関連をもつのが脳の老化である。

人間の脳は、老化とともに神経細胞が減少し、平均7～8％重量が減少する。また、神経細胞自体も樹状突起の変性や消失により萎縮してくる。色素であるリポフスチンが沈着し、神経原線維変化や老人斑などがみられるようになる。このため、もの忘れが起こり、新しい事柄を学習することが困難になり、反応速度が次第に緩徐化してくる。

喪失体験とストレス

老年期は、喪失の時期ともいわれるよう

■ 高齢者と薬物

1	高齢者では肝臓の血流が低下する	薬物の血中濃度が高くなりやすい
2	高齢者では腎臓の機能が低下する	水溶性の薬物、あるいは薬物の腎から水溶性の代謝物の血中濃度が高くなりやすい
3	高齢者では胃酸分泌の低下、消化管の血流や吸収面積の減少などにより、消化管を介した薬物の吸収能力が低下する	薬物の効果発現が遅くなりやすい

前頭連合野の機能低下

20歳から80歳にかけて、後頭葉や側頭葉は、その容積が1%ほどしか減少しないのに対し、前頭葉は約17%減少するとされる。

高齢者では、前頭連合野機能に関係する課題での成績が低下し、前頭連合野の活動性が低下していることがわかる。

ヒトでもサルでも、老化とともに、神経伝達物質であるドパミン、ノルアドレナリンが減少するが、神経作動薬を投与することで、課題遂行における障害が改善される。

に、望ましくない出来事が次々に生じる。

たとえば、退職などによって経済的自立を失うと同時に、社会的つながりも失う。また、配偶者や親しい人との死別も増える。

喪失体験によるストレスに加えて、その後に引き続いて起こる状況の変化に適応していくことが新しいストレスになる。

このようなストレスのために、メンタルヘルス不全を起こしやすくなるのである。

死に関わる問題

老年期に入ると、人は人生の終局が近づきつつあることを自覚し始める。長い間いっしょに生活していた配偶者や、親しい同年輩の人と死別していくうちに、高齢者は死が決して他人のことではなく、次は自分の番であるという状況に迫られる。

死をあくまでも避けたいという心理と、苦しまずに死を迎えたいという心理が高齢者の心のなかで交錯する。

高齢者の精神障害を理解するにあたっては、これらの特性が大きな影響を及ぼしていることを忘れてはならないだろう。

■ 老年期に体験する喪失

対象喪失	▶親、配偶者、友人、人間関係
自己感覚の喪失	▶記憶（最近の出来事）、容貌、感覚機能（視力、聴力など）、自分が自分であるという感覚に対する自信
役割・有用感の喪失	▶職場や家庭での役割の喪失から生きがいの喪失へ、社会から必要とされているという意識
場の喪失	▶仕事（職）の場、逃げ場（行きつけの飲み屋など、ストレス発散のために必要としていた場）

高齢者の心理的特徴

相互作用能力の低下

　老年期になると、視力や聴力が低下し、外界からの新しい刺激や知識を自分のものにすることが難しくなる。また、対話によるコミュニケーション機能も徐々に低下し、社会的なつながりの喪失と相まって自閉的な生活を送らざるをえなくなる場合も多い。

防衛的虚言の出現

　脳の老化によって記憶力が低下するが、もの忘れしやすくなった自分がなかなか受け入れられず、他者にそれを悟られないよう、想起不能の部分を空想で補ってつじつまを合せようとする作話的傾向が出現する場合もある。
　周囲の人からみれば、それは嘘であるが、本人にその自覚はない。それは自尊心を保持するための無意識の心の営みともいえる。

感情の不安定

　老年期には、いわゆる「こらえ性」がなくなる。感情抑制力が低下し些細なことでいらいらし、不平不満をいうようになったり、気分の切り替えが早くできないこととも関連して、悲観的になったり、抑うつ的になったりしやすい。
　また、身体的能力の衰えとともに、これまでは簡単にできたことができなくなってしまう場合も少なくないが、自分が思うようにできないのは、「息子や嫁のせいだ」というように取り繕った愚痴話が増えることもある。
　しかし、そのような愚痴話は、自分の能力を直視できない弱さを守る「心の仕組み」でもある。

人生初期への退行

　好奇心が減退したり、気力が衰えたり、あきらめの気持ちが先立ったりして、周囲の出

高齢者の知能の特徴

　知能の構成要素は多種多様である。記憶、理解、判断、計算、推理、学習能力を含み、経験や知識に負うところが大きい。要素的な一部が減退しても、学習経験や知識の蓄積が、これを補えば総合的な知能は高齢になっても容易に衰退しないし、知能の各要素も一様に低下するわけではない。
　たとえば、言語性テストよりも動作性テストは得点が低い。また、何であれスピードの低下が老年期には明らかなので、知能テストで時間を制限されると、成績は低下する。
　精神的な健康と全身的な健康は、高齢になるほど密接に関連してくる。身体的活動性の高い高齢者は知的水準も高いといわれる。

来事がどうでもよくなる。それにつれて口唇的満足に執着するようになる。つまり、食べるだけが楽しみになってしまう場合もある。

病者役割への固着

社会的なつながりが減少するうえに、コミュニケーション機能も少しずつ低下して、人との関わりが少なくなる。このことで疎外されたと感じている高齢者にとっては、病気であることが他者と交わる唯一の接点になる場合もある。

医療従事者は、少なくとも自分に注意を向けてくれる存在であるために、症状が改善しても、何かと口実を設けて病院に出かける高齢者もいる。

必然的な保守性

高齢になると保守的になりやすい。新しい経験を受け入れる力や柔軟性が弱くなるために、「頑固」に自分の過去の体験に執着したり、「古い」しきたりにこだわってしまう。

高齢者にとっての未来は、「死」であるため、楽しく空想することができなくて、過去に固執することで、未来を考えないようにしているのだともいえよう。

時間意識の変化

時間の長さの感じ方は、歳月とともに変化する。歳をとるにつれて月日が速く過ぎ去っていくと感じるようになる。何かを楽しみに待つという心境ではなくなり、「もう1年が過ぎてしまった」と思い、残された日々が少なくなっていくことに思いを馳せるようになるのである。

人間的欲求の増強

高齢期では、頑固さと自我の縮小傾向は著しくなるが、

- ・認められたい
- ・愛されたい
- ・愛したい
- ・安全でありたい
- ・自信をもちたい

などの欲求は、若いときよりもむしろ強くなるし、権力欲や物欲も必ずしも衰えない。

しかも、これらの欲求をコントロールするための意思の力は低下し、欲求が満たされてないと感じやすく、見境のない過度の欲求として表現される場合も少なくない。

著しい個人差

ここまで記した高齢者の心理的な変化や特徴は、きわめて個人差が著しい。なぜなら、これらの特徴はその人の過去の生活体験や、環境の影響を受けやすいからである。

〔坂田三允〕

Ⅱ 高齢者の精神障害の理解と看護

> **Summary**
>
> 高齢者の精神障害の出現頻度は高く、壮年期に比べると3〜4倍にもなるといわれている。
> 高齢者の精神障害は、高齢になって初めて発症する場合もあれば、青年期に発病し、そのまま高齢になっても何らかの問題を残しているもの、あるいはいったん治癒したかのように思われていたものが、再発する場合などさまざまである。
> 以下に高齢者に生じやすい精神障害とそのケアについて述べる。

■ 高齢者の精神障害の特徴

1 1つの原因ではなく、素質や遺伝的要因、身体的異常、脳器質的変化、環境の問題などのさまざまな原因が重なって生じる

2 一般に高齢者は、複数の身体的疾患に罹患している可能性が高いため、身体疾患を随伴している場合が少なくないことに加えて、心身の相関が青年期や壮年期に比べて顕著である

> たとえば、感染症や骨折などによる身体的な衰弱から、容易にうつ状態や認知症症状が発現する。あるいは、逆にうつ状態や認知症に伴って脱水症状や寝たきり状態になりやすい

3 意識障害や認知症など、脳の器質的な変化と関連する症状を示しやすい

4 あらわれる症状が非定型的であることにも注意が必要である

> たとえば、壮年期のうつ病では、抑止症状によって言動が少なくなり、憂うつ感を訴える場合が多いのに対し、高齢者の場合、抑止症状が著明にあらわれることが少なく、頭重感や肩こり、便秘、食欲低下、疲労などの身体症状を訴える、いわゆる「仮面うつ病」の形をとりやすいことが指摘されている

5 疾患の発症や経過が、環境の変化や状況によって影響を受けやすい

> このことは環境の調整や人間関係のもち方など、「ケアの質」が、障害からの回復過程に大きな影響を及ぼす可能性を示しているともいえる

1 睡眠障害

　睡眠障害は、青年期以降のどの年代にも出現するし、すべての高齢者にみられるものでもない。しかし、睡眠障害の発現頻度は、40～59歳の人々が20％前後なのに対し、60歳以上では30％と高いといわれている。

　高齢者の睡眠障害は、高齢者特有の心理状態などが複雑に絡み合って出現するため、ケアにあたっては細やかな配慮が求められる。

睡眠と加齢

　人間の睡眠の質と量は加齢とともに変化する。一般に子ども時代から20歳代ころまでは、寝つきもよく深い睡眠をとることができる。

　それが30歳代になると、本人にその自覚はなくても、だんだん深い睡眠がとれなくなり、睡眠不足のときにもまとめて眠るということができなくなる。

　さらに、40歳代になると、睡眠に対する満足度が低下し、50歳代で、睡眠障害を訴える人が少しずつ増えていくといわれる。

睡眠障害の概念と定義

　睡眠障害には、
・眠れない、あるいは眠っているが、よく眠れた気がしない
と表現される、いわゆる不眠
・何時間眠っても、眠り足りない気がして、結果的に長時間の睡眠をとってしまう
という過眠がある。

　日常生活や社会生活を営むためには、適切な「質」と「量」の睡眠が必要なのだが、睡眠障害とは、その人にとって、適切な「質」と「量」の睡眠がとれないことを意味する。

　ただし、「十分に眠れたかどうか」は、きわめて主観的な問題である。

　その人が眠っている状態は、その様子を見ることや、あるいは脳波の測定によって、客観的に把握することができる。

　しかし、この客観的なデータと、本人の主観によって感じる「辛さ」は、まったく別のものである。

　本人が、「眠れない」と強く訴えているのに対し、家族が「よく眠っていたよ」ということはしばしば生じるし、「睡眠時間は確かに長いが、眠った気がしない」という訴えが多いのも事実である。

　つまり、睡眠障害の程度は、本人が自分の睡眠に対し、どれだけ満足できているかに大きく左右されるといえよう。

　なお、睡眠状態の分類は、浅い眠りのレム睡眠（急速眼球運動がみられるほか、呼吸数や脈拍数が増える）と、深い眠りのノンレム睡眠（ステージ１からステージ４に区分される）がある。

健常者では、通常一晩の睡眠中に、浅い眠りと深い眠りを4～5回繰り返している。

若年者は、就寝後10分ほどでノンレム睡眠に入り、最も深いステージ4の睡眠までに30分程度である。また、睡眠の後半にレム睡眠が集中して出現する。

一方、高齢者の場合は、睡眠状態に至るまでに40分程度を必要とし、しかもステージ4まで進まず、ステージ2のあたりを、行ったり来たりし、睡眠中の全体に、平均してレム睡眠が出現することが指摘されている。

症状

加齢とともに睡眠は変化する。たとえば、60歳以上になると、

- 布団に入ってもなかなか寝つけない：入眠困難
- 夜中に何度も目が覚める：中途覚醒
- 睡眠はとれるが、夜中や明け方に目が覚める：早朝覚醒
- 深い眠りがとれない：熟睡困難

などを自覚する人が増えてくる。

これらの症状は、高齢者の不眠の訴えの代表的なものである。ときには、これらの症状がいろいろな形であらわれる。

たとえば、
- なかなか寝つけないうえに、眠ったと思ったら、すぐに目が覚めてしまう
- 一晩中ウトウトし、まだ暗いうちに目が覚めてしまうので、よく眠れた感じがしないといった訴えである。

原因

一般的に不眠の原因には、

①physical（身体的）
②physiological（生理学的）
③psychiatric（精神医学的）
④psychological（心理学的）
⑤pharmacological（薬理学的）

の「5つのP」があげられるが、高齢者では、高齢者の特性も絡み合って生じると考えられる。

くわしくは、次頁の表参照。

影響

不眠は翌日の日中に生じる眠気をはじめとして生活に直接影響を及ぼす。また、頭痛や食欲不振、解消されない疲労感など、身体面への影響のほか、不快感から不機嫌になるなど気分への影響も大きい。

それが何日も続けば、昼夜逆転や注意力の低下による転倒の危険性が高まるとともに、栄養障害や原疾患の悪化をまねく場合もある。

■ 高齢者の不眠の原因

①身体的（physical）

1 睡眠の必要量の減少	社会生活から引退した高齢者は、日中身体を動かすことも減少する傾向がある。そのため消費エネルギーも少なくなり、必要とされる睡眠の量も減少する	
2 体温の低下	人間の体温は眠るときに低下する。これは、エネルギー代謝を減少させ、脳の活動を休息させるためといわれる。しかし、加齢ともに最高体温は低くなる。したがって、体温を下げるために必要な時間は短く、睡眠時間も少なくてすむ。また、睡眠時間の減少とも関連して体温変化のサイクルが前方に"ずれる"ことで、体温上昇の時間が早くなり、朝早く目覚めることにつながる	
3 睡眠を促すホルモン（メラトニン）の分泌量の減少	メラトニンは、脈拍や体温、血圧を低下させることによって睡眠と覚醒のリズムを調節し、自然の眠りを誘う働きをするホルモンであるが、加齢とともに分泌量が減少し、眠りの誘発に大きな影響を及ぼすのである ヒトは朝、目覚めて明るい光を浴びると、その情報が視床の後面に存在する松果体に伝わり、およそ14～15時間後にメラトニンが分泌される。なお、メラトニンは2500ルクス以上の明るさがないと生成されにくく、また暗ければ、暗いほど血中への分泌量が増加するといわれる	
4 夜間頻尿	糖尿病や前立腺肥大などの身体的疾患を基礎とした高齢者は夜間頻尿になりやすい。膀胱の容量が減少するとともに排尿筋が敏感になって、少ない尿量でも我慢できなくなるからである。しかも尿量を調節する抗利尿ホルモン（バソプレシン）の分泌が昼夜平均的になる（若年のときには夜間に多く分泌されて、尿量を減少させるというリズムがあるのだが、そのリズムが高齢になるとなくなる）ために、夜間の尿量が増えるという特徴もある また、動脈硬化のために腎臓への血流は減少するが、夜になって眠るために横になると、手や足には多量の血液は必要なくなり、そのぶんが腎臓に流れて夜間に尿量が増えるという現象が起こることから、夜間に排尿回数が多くなるのである 夜間の頻尿には高齢者にとって、転倒、さらには骨折の危険性を高くするという側面もあり、注意が必要である	

次頁につづく

5 疾　患	疼痛やかゆみ、しびれなどを伴う疾患として、たとえば、レストレスレッグ（むずむず脚）症候群や、睡眠時無呼吸症候群、睡眠時ミオクローヌスなどが不眠の原因となる

▶**レストレスレッグ（むずむず脚）症候群（RLS）**
横になったときに手や足が勝手に動き、睡眠障害を引き起こす症候群をレストレスレッグ症候群（RLS）という。原因は中枢神経に働く神経伝達物質（ドパミン）の機能の低下とする説が有力である。

▶**睡眠時ミオクローヌス（周期性四肢運動障害）**
原因は不明だが高齢者の男性に多くみられる。RLS と同様におもに夜間睡眠中に約 30 秒の周期で手や足が痙れんしたり、ピクピク動いたりする

②生理学的（physiological）

睡眠環境の変化として、おもに寝具の適合性や明るさ、音、温度などのほか、起床時間や就寝時間、昼寝の過多、コーヒーやアルコールなど、睡眠に影響を与える嗜好品の摂取がある

③精神医学的（psychiatric）

神経症、気分障害、認知症など、ほとんどの精神疾患の症状として不眠がみられる。ことに高齢者のうつ病では他の年齢層の患者に比べて不眠の訴えが多い

④心理学的（psychological）

高齢者の特性として、さまざまな喪失体験があることや、重い病気に罹患することなどが特徴的なストレッサーとなる

⑤薬理学的（pharmacological）

高齢者は何らかの疾患に罹患し医師から複数の薬を処方されている頻度が高い。薬物の副作用も不眠の原因となる

●睡眠障害のケア

ケアの基本的な考え方

ケアの目標は、本人が満足感をもてるような良質の睡眠を確保し、規則的な生活リズムを形成することである。

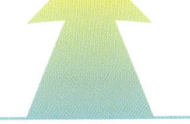

ケアの方向性

客観的に不眠がみられる場合はもとより、本人が不眠を訴えたときには、それが続かないよう援助することが大切である。

看護としては、不眠を訴える高齢者の辛さに寄り添いながら、生活全般を把握し、環境や心理的要因などを可能なかぎり改善するとともに、睡眠薬を使用している場合には、その反応を確認し、副作用の早期発見に努める。

具体的なケア

睡眠障害の状態を把握する

前述のように睡眠障害では、個人の主観が重要である。客観的に「いびきをかいてぐっすり眠っていた」と把握されたとしても、本人がその眠りを心地よいものと感じていなければ、その状態は本人にとっては大きな問題なのである。

したがって、まずは、

- 寝つきはどうか
- 寝つくまでに要する時間
- どの程度の時間眠れたのか
- 途中で目が覚めたのかどうか
- 不快の程度はどれくらいなのか
- 朝起きるのが辛かったか
- なかなか目が覚めなかったのか
- 朝目覚めたとき、疲れが残った感じがするのか
- 現在の気分はどうか

といったことをできるだけくわしく聞く。

ケアの目標
良質の睡眠を確保して、規則的な生活リズムが形成できる

↑

ケアの方向性
▶生活全般を把握し、環境や心理的要因を改善する
▶睡眠薬の反応を確認し、副作用の早期発見に努める

主観的睡眠評価尺度（ピッツバーグ睡眠質問票、エップワース眠気尺度、スタンフォード眠気尺度、関西学院式眠気尺度など）を参考にするのもよいが、質問票を渡して、記入してもらうよりは、具体的に直接話を聞いたほうがよい。

睡眠障害の原因を改善する

看護の力だけでは解決できない問題も多々あるが、少なくとも環境の調整や睡眠を妨げる要因の除去に努める。

睡眠環境の調整

高齢者は、もともと眠りが浅いうえ、些細なことでも気にしやすいことから、環境は睡眠に大きな影響を及ぼす可能性が高い。

しかし、これらの問題は比較的改善しやすいものでもあるので、細やかな配慮が望ましい。

たとえば、「枕が変わると眠れない」という人は多い。睡眠環境にまず注目してみよう。枕、マットレス、シーツ、掛物、温度・湿度、照度、音、においなど、気にならない人には何ということもないものであっても、

■ 具体的な質問事項とおもなケア

質問事項	眠りの状態の把握	▶寝つき、寝つくまでの時間 ▶眠った時間 ▶中途覚醒の有無
	眠りに関する本人評価	▶不快の程度 ▶起床の困難度 ▶覚醒までの時間、疲れが残っていないか、現在の気分
おもなケア	環境の改善	▶寝具（枕、マットレス、シーツ、掛物など）のチェックと配慮 ▶室内環境（温度、湿度、照度、音、においなど）の調整
	妨害要因の除去	▶日中の過ごし方（昼寝の時間や長さ）、水分や食べ物の摂取状況、痛み、かゆみ、空腹感の有無、陰部や臀部の汚れ、心配事など
	睡眠の促進	▶入浴、半身浴、足浴、手浴 ▶食事の時間 ▶運動 ▶生活リズムを整える ▶ストレスマネジメント
	薬物の使用	▶作用や副作用の出現に注意する

入眠困難に悩む高齢者には大問題である場合も多い。

[枕]

合わないようであれば、家で使用していたものを持参してもらってもよいだろうし、頸部や頭、肩などを圧迫しない高さのものを選んで使ってみてもらうのもよい。

[マットレス]

布団の寝心地とは微妙に異なる。あまり殿部の沈まないやや硬めのもの、ことに腰痛がある人にはボードなどの使用も考えてよい。

[シーツ]

可能なかぎりピンと張っておく。寝返りなどでしわができやすいからこそ、あまりしわにならないような張り方の工夫が大切である。

[掛物]

好みには個人差がある。一般的には保湿性がよく寝返りを妨げない軽いものがよいが、重い布団がかかっていないと落ち着かないという人もいるので、配慮が必要である。

[温度や湿度]

1人ひとりの好みに合わせるのは難しいが、高齢者はどちらかといえば体温が低いので、あまり低温でないほうがよいだろう。

[照明]

最も重要である。覚醒しているときには可能なかぎり明るくしておくとよい。晴天の場合、室外の照度は10000ルクス程度である。曇っていても1000ルクス程度はあるといわれる。睡眠と覚醒に関わるホルモンであるメラトニンの生成に必要な2500ルクス程度を確保するとよい。

夜間は、睡眠のためには暗いほうがよく、頻尿でトイレに行く場合に備えて、足元を照らす明かりは30ルクス以下に抑えるとともに、何らかの処置や治療を行う場合も手元だけを照らすようにして、患者の目から光情報が入らないように配慮することが大切である。

[音]

静かな夜には、廊下で話しているささやき声なども響くものである。巡視のときの靴音、ドアの開閉の音などにも注意をはらうことが大切である。

[におい]

避けることが難しい。吐物や便、尿などの排泄物は、そのつど除去することはいうまでもないが、換気にも気を配り、ときには消臭剤の使用も考慮する必要があるかもしれない。

睡眠を妨げる要因の除去

睡眠環境を整えたうえで、日中の過ごし方、つまり昼寝の時間や長さ、水分や食べ物の摂取状況、痛み・かゆみ・空腹感の有無、陰部や臀部の汚染状況などを確認して、可能なかぎり睡眠を妨げる要因を取り除いておくことが望ましい。

さらに、昼間は気が紛れてあまり気になら

●部屋の温度や湿度と寝床気候によってふとん内の温度、湿度は異なる。季節によって、寝具を変え、寝床気候を調節する。理想的な寝床温度は33℃±1℃、湿度50%±5%と、されている。

なかったとしても、1人で布団のなかにいると、思い出してしまうさまざまな心配事もあるかもしれないし、眠れないことへのこだわりが、大きな心配事になる可能性もある。

看護師に心配事を話しているうちに、気持ちがやわらぐ場合もあるので、患者が話したいようであれば、静かに耳を傾けることも大切である（興奮させないように話を聞く）。

眠りの促進を試みる

快適な眠りが得られるように、以下のような眠りを促進する方法を積極的に取り入れる工夫も必要である。

(1) 入浴、半身浴、足浴、手浴の効果

入浴は、心身をリラックスさせる効果があり、不眠対策の第一にあげられるが、方法を間違えると、逆に目が冴えてなかなか眠りにつけないという事態も起こりうるので、正しい入浴法を勧めなければならない。

睡眠には、体温の低下が重要な要因なので、眠る1～2時間前に38～40℃のぬるめの湯に20分程度浸かるようにする。これは、お風呂から出て1～2時間経過するころに、ちょうど体温が低下して、眠気を引き起こすからである。

いかに湯がぬるくても、20分を超えると体温が上昇し、目が冴えてしまうので注意する。

また、半身浴や足浴、手浴もリラックス効果や体温を下げる効果があり、眠りを促進するとされている。

湯の温度は、半身浴の場合はぬるめの湯がよいが、足浴はやや高めの41℃程度、手浴はさらに高めの42℃程度の湯に10～15分間浸けるのがよいとされる。

(2) 食事の時間

食事の時間も睡眠の質に関連する。

食後2時間以内は、胃で食物が消化されている最中なので、この時間に眠ると睡眠の質が低下するだけでなく、消化が不十分なまま朝を迎えることになり、起床時の気分もよくない。

逆に、食後3時間以上経過し、胃で食物が消化されてしまうと、空腹を感じる可能性が高まるので、夕食は睡眠の2～3時間前に摂取できるように配慮する。

(3) 運動

夜間に副交感神経を働きやすくするために、日中に適度な運動をするのがよい。高齢者の場合、夕方30分程度の散歩をするのがよいとされる。

いうまでもなく、眠る直前の激しい運動は体温を上昇させ、かえって眠りを妨げるので、もし眠る直前に運動を行うのであれば、軽いストレッチ程度の運動がよい。

(4) 生活リズムを整える

質量ともに適切な睡眠を確保するには、活動と休息のバランスを整える必要がある。覚醒して活動しているときと、休むときのメリハリがはっきりつくように生活を整えていく。

このとき、気をつけなければならないことは、病院での生活リズムは、入院前の生活リズムとは異なるかもしれないということである。

無理に病棟の時間に合わせようとはせず、退院後のことも考慮し、その人のいつもの時間の流れを中心に考える必要があろう。とはいえ、その人の生活リズムに問題がある場合には、それを改善する必要があることはいうまでもない。

(5) ストレスマネジメント

ストレスマネジメントの方法はいろいろあるが、高齢者にとって新しく学習しなければならないようなものは適切とはいえない。

最も簡単に取り組むことができて効果が高いのは、「笑い」の要素を生活に取り入れることであろう。

レクリエーションの時間に、みんなで笑い合えるようなプログラムを工夫したり、個人であれば、「落語」や「漫才」を聞くことを勧めるのもよい。笑うことで心の緊張が緩めば、身体の緊張も解けて質のよい眠りが促進される。

上記のケアは単独で、あるいは同時にさまざまな方法を試みることになるが、いろいろ工夫しても効果が得られない場合は薬物を使用することになる。

薬物の使用

薬物は、睡眠障害の種類によって半減期の短いものが使用されたり、長いものが使用されたり、組み合わせられたりするので、その作用や副作用の出現に気を配らなければならない（睡眠薬については、63頁参照）。

また、一般に高齢者の場合、薬物が蓄積されやすく、突然に作用が強く出現して、全身状態が悪化することもあるので注意が必要である。

2 抑うつ状態

抑うつ状態は高齢者に頻発する。狭義のうつ病は他の年齢層よりも発症頻度が低いが、抑うつ状態は65歳以上の10〜15％にみられるといわれている。

症状

持続する抑うつ気分、物事への関心や興味の低下、活力の低下、疲労感などが症状としてあらわれるのは、他の年齢層の人々と変わらないが、高齢者に特有の症状もあり、また症状のあらわれ方にもいくつかの特徴がある。

- 著しい抑うつ感やおっくう感はあまり訴えないが、生きがいや興味の喪失、漠然とした不安感を訴えることが多い
- 睡眠障害や食欲の低下、頭痛、頭重、発汗、口渇、腰痛、胃部不快感、便秘、下痢などの多彩な身体的な愁訴が表面に出やすく、精神症状は前面に出にくい（仮面うつ病）

- 他の年齢層の患者に比べて妄想を形成しやすい

  罪業妄想、貧困妄想、心気妄想などの微小妄想が形成されやすく、ことに身体的な愁訴に関連した心気妄想を形成しやすい。「誰かが自分の悪口を言っている」というような被害妄想も少なくない
- 不安感、焦燥感がとても強いので、片時もじっとしていられない状態になったり、興奮状態になってしまう場合もある

原因

配偶者との死別や、退職などの生活環境の変化が、発症のきっかけになることが多い。また、身体疾患を契機にして起こる場合も少なくない。

さらに、高齢者では多数の薬剤を服用している人も多く、薬剤の副作用としてうつ状態が出現することもある。

脳の加齢とも無関係ではないといわれる。特に、加齢に伴う神経伝達物質の変化、ことにセロトニン活性の低下や、ドパミン生成の減少が、抑うつ状態を引き起こしやすくするといわれている。

影響

自殺が多い

わが国では、最近、高齢者人口が増加しているので自殺者全体に占める割合は低いものの、実数としては60歳以上の人が全体の1/3を超えている。また、自殺の原因のうち、最も多いのがうつ病であり、高齢者の自殺の70〜80％は背景にうつ病があるといわれて

■ 抑うつ状態の症状（高齢者の特徴）

非定型的	▶抑うつ感は少ない／生きがいや興味の喪失、漠然とした不安感を訴える ▶多彩な身体的な愁訴が表面に出やすく、精神症状は前面に出にくい ▶妄想を形成しやすい ▶不安感、焦燥感が強い
自殺が多い	▶致死的手段をとることが多い ▶予告徴候を見せずに実行する
認知症との区別困難	▶思考制止や集中困難、記憶障害が目立ち、認知症と間違えられやすい ▶認知症の始まりにうつ病の症状が出る場合もある
意識障害	▶身体的な変化と薬物が要因の意識障害
薬物の副作用	▶抗うつ薬や、抗不安薬による過鎮静、転倒、せん妄など

> **事例**
>
> Sさん。76歳女性。1人暮らし。
>
> 18歳で結婚以来現住所に住み、夫とともに農業を営むかたわら2男1女を育てあげた。子どもたちはそれぞれ教員、銀行員などになり、農業を継がなかったため、8年前、農地を売却し、家も建て替えて夫婦水入らずの生活を楽しんでいた。
>
> 自分たちが食べるだけの野菜と、別の県に住む2人の息子たちや、近くの町に住んでいる娘に送る分の野菜を作るほか、2人で旅行に出かけることもしばしばあったし、別々に老人クラブの行事に参加することもあった。Sさんとしては申し分のない老後を送っているつもりであったのだが、2年前夫が病に倒れ、2か月ほどの療養生活の後あっけなく亡くなってしまってからは、何もする気が起こらず、畑も荒れ放題となるありさまだった。
>
> Sさんのことを心配した娘が、自分が住んでいる町に評判のよい医者がいるからと受診するように勧めたことにより、隣町の精神科クリニックに通院することになった。クリニックの医師とは相性がよく、元気を取り戻していった。近隣の人や友人にもクリニックを勧める広告塔のような雰囲気さえ漂わせていた。
>
> 通院し始めてから1年半ほど経過したとき、次回の診察日を予約し、笑顔で帰っていったSさんが、次の日縊首し自らの命を絶ってしまった。その日は夫の命日であった。

いる。

高齢者の自殺は、致死的手段をとることが多く（縊首が男女とも7割を超している）、しかも、自殺をほのめかすような素振りをしたり、遺書を書くなどの予告徴候を見せたりすることなく、実行してしまうという特徴があるので、注意が必要である。

認知症と間違えられやすい

高齢者のうつ病は、思考制止や集中困難、記憶障害が目立つことがあり、認知症と間違えられやすいのも特徴の1つである。「回復可能な認知症を伴ううつ病」などと呼ばれる。

日付や曜日がわからなかったり、ご飯を食べたかどうかを答えられなかったり、あるいは意欲が低下して動作や反応が鈍くなることに加えて、本人も物覚えが悪くなったと訴えるため、認知症と思われてしまう。しかし、検査では記憶機能に障害はみられず、思考制止のために考えが思うように浮かばないことから、そのように間違えられるのである。

ただし、認知症の始まりに、うつ病の症状が出る場合もあり、注意が必要である。

実際、アルツハイマー型認知症の患者の30％、あるいはそれ以上に抑うつ状態がみられることが報告されている。

意識障害を起こしやすい

食欲の低下によって脱水を起こしやすいなどの身体的な変化と、抗うつ薬などの薬物が要因となって、せん妄などの意識障害をきたしやすい。

薬物の副作用が出やすい

抗うつ薬や、抗不安薬によって過鎮静、転倒、せん妄などの副作用が出やすい。

抑うつ状態のケア

ケアの基本的な考え方

　高齢者であっても、抑うつ状態の患者に対するケアは基本的には変わらない。ただ、高齢者の場合、心理的に身体状況や生活環境の影響を受けやすいので、高齢者がどのような心理状態で生活しているのかを理解し、それを基盤としてケアをする必要がある。

　最初に述べたように、高齢者は変化した自分の状態や新しい環境に適応しにくくなり、それを受け入れるまでにさまざまな反応を示す。

　それが「頑固」「拒否」という形で表現されることが少なくないので、焦らずに見守りつつ、個々人がそのような状態になってしまった背景を理解するよう努めることが大切である。

ケアの方向性

- 焦りや不安、自信喪失の状態にある辛さや、悲しみの気持ちが軽くなるように、穏やかに寄り添う。
- 叱咤激励のような力強い励ましは、それに応じることができない自分を責める結果になりやすいので、「ここまでできました。もう少しですね（頑張ってみましょうか）」というように、そっと後押しするような穏やかな励まし方をする。
- 患者の訴えや行動を批判したり、否定したりせず、患者が自分のペースに合わせて安心して気持ちを表現できるような雰囲気をつくる。
- 患者の反応がないからといって何度も声かけしたり、行動を促そうと手を差し伸べることは患者を急がせることにつながる。しばらくは見守り、待つ姿勢をもつことが大切である。
- 看護師には些細としか思えないような身体的異常の訴えを無視せず、身体疾患の可能性を考えて対応する。

具体的なケア

自殺を予防する

　前述のように、うつ状態の高齢者の自殺率は高い。しかも、予告サインやほのめかしなしに（少なくとも周囲の人が気づかないうち）実行してしまううえに、致死率の高い手段を選ぶという特徴があるので、細やかな観察が必要である。

　何かの記念日（誰かの命日、誕生日など）に実行する場合も少なくないので、個人の記念日などに関してあらかじめ情報を把握しておくことも重要となる。

　さらに、回復期に危険性が高まることは高齢者であっても変わらない。

この時期は、看護師は患者がよくなったという実感をもっているために、笑顔の奥に秘められた決意を見逃しやすい。看護師は、患者の表情の微妙な変化や、いつもと違う服装、履物、行動の変化、丁寧な挨拶など、ちょっとひっかかる違和感というような、手がかりに注目することが大切といえる。

- 他者と関わるということは、うつ状態のときにはことのほかエネルギーを消耗させる。人との関わりを避け、1人になりたがる傾向が強い。しかし、1人でいると考えが悪いほうへ向かいやすく、堂々巡りしたあげくに自分を抹消したくなるということになりかねないので、現実的な働きかけを穏やかに行う。

日常生活の援助

焦燥感が強く、「しなければならない」ことに追い立てられるような気持ちはあるが、簡単な日常生活行動ができない場合（トイレに行って下着を降ろすというような簡単な動作など）も多いので、食事、排泄、洗面、入

■ 抑うつ状態への対応

穏やかに寄り添う	▶焦りや不安、自信喪失の軽減
穏やかな励まし	▶叱咤激励は、それに応じることができない自分を責める結果になりやすい
気持ちを表現できるような雰囲気	▶患者の訴えや行動を批判したり、否定したりしない
見守り、待つ姿勢	▶患者を急がせない
身体疾患の可能性	▶身体的異常の訴えを無視しない
自殺を予防する	▶記念日に注意する ▶表情の微妙な変化や、いつもと違う服装、履物、行動の変化、丁寧な挨拶など、ちょっとひっかかる違和感が手がかりになることもある
現実的な働きかけ	▶1人でいると考えが悪いほうへ向かいやすい
さりげない支援	▶負担感を感じない程度に日常生活を補う
できることに注目	▶患者はできないことに目を向けがちである
心気的訴えに対応	▶訴えを受け止め、できるケアを行う
薬物の副作用に注意	▶薬物が蓄積されやすく、過鎮静、呼吸抑制が出現することがある
家族関係への介入	▶うつ状態の遷延化には環境の影響も大きい

浴、更衣などの行為に対する援助を行うとともに、食事量、時間、水分摂取量、排泄回数や量などを把握する必要がある。

援助にあたっては、患者が「こんなことまでしてもらって申し訳ない」、あるいは「こんなこともできなくて情けない」と感じないように、さりげなく行うことが大切である。
- 患者はできないことに注目しがちなので、できていること、行っていることを患者が認められるように伝えていく。

特に注意する点

ケアにあたって、特に注意しなければならないのは以下の点である。
- 身体的な衰えを気にするあまり、心気的な訴えを執拗に繰り返す場合があるが、訴えはしっかり受け止め、そのつど大丈夫であると伝えるとともに、症状に対するケアがあれば行う（肩を揉む、マッサージをする、湿布を貼るなど）。
- 薬物の効果があらわれる前に、副作用が出現する場合が多いことに加えて、高齢者の場合は、薬物が蓄積されやすいため、適量を超えて作用することになる。
- 過鎮静、呼吸抑制が出現することがあり、立ちくらみや転倒のリスクが高くなる。本人には、夜間の排泄時や覚醒直後には急に立ち上がらないよう伝えるとともに、頻回にラウンドして睡眠状態を把握するようにする。

抑うつ状態の遷延化を予防する

高齢者の抑うつ状態の遷延化には、脳の老化や慢性の身体疾患の存在が大きく関与しているが、環境の影響も無視できない。

嫁姑問題や、定年後の配偶者との関係など、家庭内の人間関係や役割の喪失によっても遷延化は起こるので、家族に協力を求めるなど、積極的な介入が必要になる。

ことに支配的、干渉的、高圧的、批判的、攻撃的な配偶者の患者への対応は過度になりやすいので、面会を制限したり、面会時に同席して介入をコントロールするなどの配慮が大切である。

3 幻覚・妄想状態

認知症やうつ病など、高齢者のほとんどの精神障害には、幻覚・妄想状態が出現する可能性がある。

症状

妄想の内容としては、

- 隣の人に嫌がらせを受ける
- 家や敷地に他人が入ってくる
- 物を盗られた

というような被害妄想が最も多く、その他、身体的な不調を基盤とした心気妄想、嫉妬妄想、誇大妄想などがある。

通常、具体的で現実的な内容であることが特徴的で、妄想の対象も、隣人や家族など、身近な人がなりやすいことが指摘されている。

また、幻覚としては、幻聴が多く、音楽や壁を叩く音などの非言語的なものから、「2階の人が、自分の悪口を言っている」というような、話しかけたり、批判したりする幻聴がある。

幻視は、せん妄のときにしばしばみられ、

- 小さな兵隊が行進している（小人幻視）
- 壁や床、天井などに大仏さま、ダルマさんが見える

というようなものもある。

■ 妄想の内容による分類の例

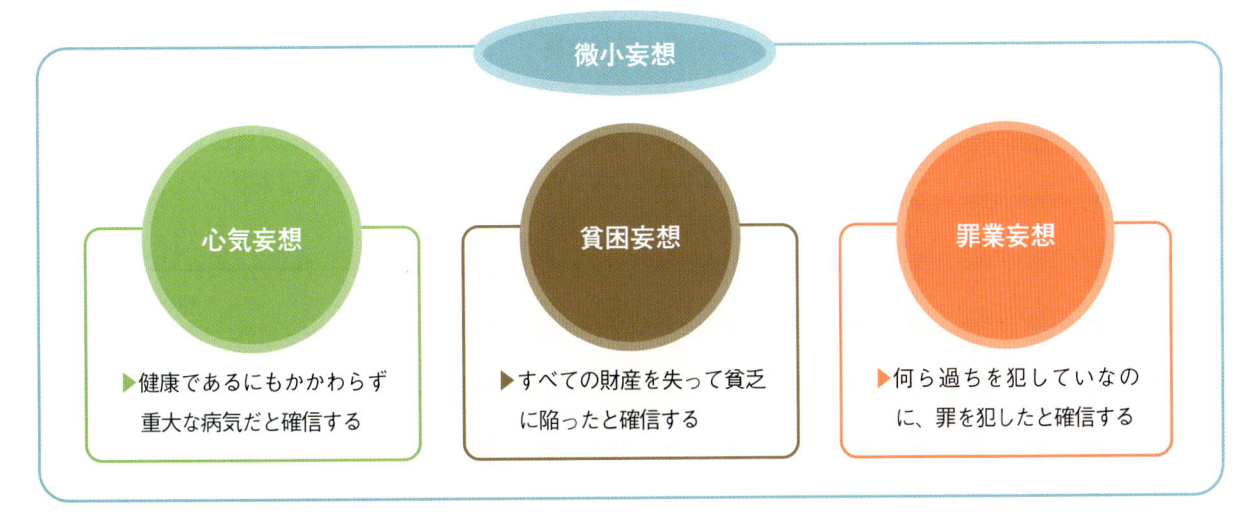

微小妄想

- **心気妄想**
  ▶健康であるにもかかわらず重大な病気だと確信する

- **貧困妄想**
  ▶すべての財産を失って貧乏に陥ったと確信する

- **罪業妄想**
  ▶何ら過ちを犯していなのに、罪を犯したと確信する

■ 代表的な妄想と特徴

物盗られ妄想	▶現実に自分が所有していた物が、盗まれたという内容の妄想である ▶所有物はきわめて身近なもので、財布や貯金通帳のように財産的な意味のあるものから、衣類、身の回りの小物など、日常的なものまで多岐にわたる ▶女性に多くみられる ▶認知症と関連するものが多く、脳血管性の認知症に比べてアルツハイマー型認知症に圧倒的に多い ▶認知症初期にみられる「物盗られ妄想」は、確信度が高く、妄想対象が固定化し、激しい攻撃が身近な介護者に向けられるのに対して、中期にみられる妄想は確信度が弱く、妄想の対象が漠然とし、攻撃性も比較的弱く、作話傾向が強いという説もある ▶「自分がしまった、置いたはずだ」という体験を保てないことから「なくなったと感じる」そして「誰か（身近にいる人）が盗ったと疑う」という流れである
体感幻覚	▶体感とは、運動感覚や平衡感覚、生命感覚、臓器感覚など、漠然とした身体感覚のことである。そして、他者には理解できない、現実にはありえない感覚を訴えるものを体感幻覚という。たとえば、「脳味噌が溶けてしまう」など、苦痛や不快感を伴う ▶高齢者の場合、口腔内体感幻覚が多いといわれる。また、特徴的なものとして皮膚寄生虫妄想がある。「身体のある部分から虫が体内に入り込み、別の部位から出てくる」という訴えや瘙痒感が出現し、夜になるとそれが強く感じられ、虫がいると思われる部分を傷つけたりすることもある ▶統合失調症や器質性精神病に関連するものが多いが、単独で出現する場合もある
嫉妬妄想	▶アルコール依存症の患者に出現することが多いが、認知症に伴ったり、単独で出現する場合もある。 ▶男性の妄想：「妻が浮気している」という訴えや、妻が外出すると「男のところに行くのだろう」といって責め立てる、あるいは性的交渉を強要する場合などがある。 ▶女性の妄想：「夫のところに若い女が来る」「夫が新しい奥さんをもらった」というような、別の女が家に入り込んでくるというものがある。 ▶高齢者は、性衝動はあっても、性機能が低下していて、その不満を相手に投影したり、見捨てられる不安が強まったりするのだといわれる。

> **事例**
>
> 今年72歳になるTさんは、華道の師範として独身のまま生きてきた。
>
> 几帳面な性格で、その指導はかなり厳しいものであったというが、弟子は多かった。
>
> 70歳を過ぎて弟子をとることを止め、しばらく気ままに旅に出たり、美術館めぐりをしたりして過ごしていたのだが、最近近所の人が自分の寝ている間に毒ガスを撒きにくると言い出し、近隣との付き合いをいっさいしなくなってしまった。
>
> しかも、家中の窓やドアを締め切り、ガムテープを張り巡らして生活するようになった。あまり外出もしないので、食事などをどうしているのだろうと、心配した近所の人や弟子が保健所に相談し、入院することになった。
>
> 食事はきちんと摂れていなかったようで、やや衰弱がみられたが、身体的に大きな問題はなかった。
>
> 入院後のTさんは身の回りのことなどは、すべてきちんとしており、生活にはまったく問題がなかった。話をすれば、近隣の人のことをあれこれ語るときもあるが、病院にいれば嫌がらせもないし、安心だと語り、体調もよくなったので退院することになった。
>
> 退院後しばらくは安定していたが、2か月を待たずに妄想が再燃し、再入院することになってしまった。

原因

高齢者のもともとの性格が、非社交的で、猜疑心が強い、周囲の環境の変化に敏感、あるいは難聴や視力障害などの感覚障害をもつ場合は、これらの状況が社会的孤立をいっそう深め、周囲の状況を被害的に解釈することで、幻覚や妄想が生じるのではないかと考えられている。また、老年期には不安、不信、猜疑心などが生じやすく、それらが脳の老化や環境条件によって助長され、妄想が出現する、あるいは知覚の低下、および判断力の低下があいまって幻覚・妄想状態を引き起こしやすいとも考えられる。

幻覚・妄想の対象

幻聴を中心とした幻覚と妄想が密接に結びついている場合は、前述のように妄想の対象が周囲の人々にかぎられるため、家族や近隣の人との間にトラブルがしばしば発生する。

入院生活においても妄想の対象になるのは、患者の身近にいる同室者や看護師である場合が多い。

しかし、1人暮らしの高齢者が周囲の人々に対して妄想を抱くのは、その根底に1人暮らしの不安が存在するためである場合も多いので、入院によって安心し、妄想が消失することが少なくない。

ただし、このような場合、元の環境が変わらないまま退院すると、再び同様の妄想が出現し、入退院を繰り返すという事態をまねくことも多い。

●幻覚・妄想状態のケア

　高齢者の妄想や幻覚は、現実の生活での出来事や、患者のもともとの性格、感情の状態、周囲の状況などが引き金になって出現したと考えられるものが多く、了解可能である場合が少なくない。

　また、妄想が体系化されることも少なく、妄想そのものを否定することはできないまでも、看護師の誘導や説明に強い拒否を示すことも少ない。

訴えに耳を傾け、患者の信頼を得る

　全般的に訴えは、執拗で回りくどいが、まずは患者の訴えに耳を傾け、相手の思いを把握する。

　相手の話に矛盾があったり、明らかに間違いがあると思っても、話の腰を折らずに最後まで聞く。

　看護師が相手の話を途中で訂正したり、矛盾を指摘したりすると、患者は話の全体がわからなくなって混乱し、いらだって頑固に自分の言い分を主張することにもなりかねない。

　看護師が聞き手に徹することで、言いたいことを言ったと患者が感じられれば、看護師を信頼し、看護師の言うことも聞いてみようという気持ちも出てくる。

　そのようになってから、看護師がおかしいと思ったところや、辻褄の合わないところを伝えると「あら、そうですね。私の勘違いだったのかしら」と、考え直す余裕も生まれてくる。

妄想や幻聴が生じる気持ちに寄り添う

　妄想や幻聴そのものに対応するのではなく、そこから生じる気持ちに寄り添うことが大切である。

　財布を「盗られた」というのが明らかに間違いであっても、患者は財布がなくて「困っている」のは間違いではないので、「困っている」気持ちを受け止め、いっしょに探せばよい。このとき、おそらくは置き忘れであろうから、その人がしまいそうなところを示して、「ここは探してみましたか」などと誘導し、患者自身が見つけ出せるようにする。

　看護師が先に発見すると、やっぱり、看護師が「盗った」と、思われてしまう場合もあるからである。

　また、発見できたときには「よかったですね」と、いっしょに喜ぶことが大切で、「ほら、あったじゃないですか。しまい忘れですよ」などと批判がましい言い方をしないように注意する。

　せっかく見つけた財布を再びしまい忘れる可能性が高いときには、なくなってしまったら困るので、「お預かりする」か、「いっしょ

にしまう」ことも必要である。

相手のペースに合わせる

　感覚器官の機能低下によって妄想や幻覚が生じていることも少なくないので、眼鏡や補聴器を適切に使用できているかを確認し、合わない場合には上手に活用できるよう働きかける。

　耳が遠いようなときには、はっきりゆっくりと話すことを心がけ、肩に手を置く、背中をさするなどの非言語的なコミュニケーションを活用して、警戒心や不安をやわらげるような関わり方が求められる。

4 心気症（ヒポコンドリー）

　心気症は、自分の身体や健康状態について、過度のとらわれや、不安をもっている状態である。常に自分の心身の状態を観察し、その変動に苦慮している。

　精神生活の大部分が、自分の身体の状態への関心で占められており、朝から晩まで自分の身体の不調を訴え続ける。

　これは高齢者、ことに女性にきわめて多い。

症状

　症状は、身体のすべての部位に出現する可能性があり、そのあらわれ方も多様である。適切な検査をしても、身体疾患やその訴えに見合う医学的根拠は発見できない。

　しかし、しびれ、頭痛、違和感、胸痛、腹痛、背部痛、関節痛など、身体各部の疼痛や吐き気、便秘、下痢などの消化器症状、めまい、耳鳴りなど、いわゆる不定愁訴といわれる訴えが執拗に繰り返され、異常がないと言われると、調子の悪いところが変わっていく症状のシフトがみられる場合もある。

原因

　社会的な変化や、加齢による生物学的な変化が、「不安」のもとになったり、不安を増幅させることが最も大きな原因とされる。

　普通は、何らかの身体的不調を感じても、医療機関を訪れ、検査などを受けて、異常がないと保証されれば、不安は解消されるのだが、心気症の高齢者は異常がないと保証されても、「器械が壊れていたのではないか」「検査はあれだけで十分なのだろうか」という新たな不安をもつ。

　現代社会は、多くの情報があふれており、さまざまな疾患の情報が簡単に手に入るようになっていることや、健康関連の商品が多数販売されて、健康に目を向けざるをえないような状況になっていることも、影響を及ぼし

ているのではないかという説もある。

また、高齢者の心気症は、訴えが深刻でないという特徴があり、死に対する恐怖とは直接結びつかず、身体的快感や満足感を脅かす些細な身体変化にとらわれている場合が多いなどのことから、「疾病恐怖」ではなく、自己愛的な退行現象と考えられている。

意味ある対人関係がもてないと、誰でも自分の身体的不調を訴えて保護的な労りや、慰めを獲得しようとするのだとも考えられる。

●心気症（ヒポコンドリー）のケア

訴えを聞く

高齢者は身体的疾患に罹患している率が高いうえに、社会的なつながりが少なくなっていることも加わって、自分の身体への関心が高い。したがって、訴えが多くなるのも当然のことといえる。

同じような訴えを執拗に繰り返し、異常がないという説明にも納得できない状況は、看護師に「またか」という気持ちを抱かせやすいが、精神的なものと決めつけて聞き流し放置してはならない。

自分の身体の違和感や、不都合をうまく伝えられない場合もあるし、高齢者の身体疾患は、もともと症状がはっきりしないものもあるからである。

高齢者の訴えには、耳を傾けるとともに、訴えだけにとらわれずに、行動や日常生活の状況を観察して、本当の身体的異常を見逃さないように、きちんとアセスメントすることが大切である。

日常生活を整える

心気的な訴えを繰り返している高齢者は、その症状のために日常生活に支障をきたすことがしばしば生じる。

腹痛を感じていれば、食事も十分に摂れないし、頭痛がすれば、眠れないことも起こりうる。

看護師には、そのような高齢者の生活を整えるための支援が求められる。

活動を促したり、休息を勧めたり、十分に眠ることができるような援助をするとともに、食事も好みに配慮しつつ、十分な栄養を確保できるようにすることが大切である。

また、高齢者の場合、薬物が体内に蓄積されやすいので、排泄が促進されるように、水分の摂取に気を配るとともに、副作用の早期発見に努める必要がある。

5 せん妄

せん妄とは、意識混濁、失見当識に、錯覚や幻覚・妄想、さらに衝動行為、拒絶、独語などの精神運動興奮が加わった、急性に経過する状態像である。

突然始まって、数時間～数日間、原因と状態の重篤さによっては、長期にわたって続くこともある。

入院、薬物中毒、高熱、脱水、感染症、術後、認知症などで出現する。

ことに高齢者では出現する率が高い。

症状

注意力がなくなる

集中力が低下し、新しい情報が処理できなくなったり、最近の出来事を思い出せなくなったりする。

突然、時間や自分が今いる場所がわからなくなる場合もある。落ち着いて考えることができず、うろうろ動き回ったり、意味不明の行動をとることもある。

■ せん妄を引き起こす原因

身体的要因
- ▶中枢神経系の疾患（脳血管障害、脳炎、外傷など）
- ▶一般の臓器疾患（うっ血性心不全、腎不全、肝機能障害、糖尿病など）
- ▶感染症（脳炎、髄膜炎 尿路感染症、肺炎、インフルエンザなど）
- ▶薬物（アルコール、睡眠薬、抗不安薬などの中断による禁断現象、抗パーキンソン薬、抗結核薬などの副作用）

環境要因
- ▶感覚遮断（刺激に乏しい単調な環境）
- ▶環境の変化（入院、施設入所、引越し、独居、同居など）

心理状態
- ▶不安や疼痛などによって正常な睡眠が妨げられている場合
- ▶夜になるのを恐れている場合

意識レベルが不安定になる

意識混濁の程度は、軽度から中等度で変動しやすい。昼間は覚醒していて、夜になったら眠るという自然なリズムが崩れ、はっきり目覚めたかと思うと、急に半分眠ったような、寝ぼけたような感じになってしまう状態が続く。せん妄状態では、正常な睡眠は起こらず不眠である。

意識レベルは、夜間に低下しやすく、また夜間には刺激が乏しくなるため、初期の段階では、夜間のみ、せん妄状態を呈することがしばしばある（夜間せん妄）。重篤になると昼間でもせん妄状態を呈するようになる。

落ち着かない

精神運動興奮のため、じっとしていることができない。眠ったと思っても短時間で起き出して、目的がはっきりしない行動をとったりする。

また、大工をしている人が釘を打つ仕草をするなど、日常やり慣れた仕事の動作を繰り返し行うこともある（作業せん妄）。

意識混濁が強い場合には、着ている物や寝具をまさぐるような、無意味な手足の運動をすることがある（捜衣摸床）。

錯覚・幻覚・妄想が出現する

錯覚・幻覚では、錯視・幻視が多いのが特徴的である。壁のしみが怪物やダルマ、大黒様などに見える錯視や、亡くなった人があらわれて手招きする、狐や蛙などの動物の群れが動いているなどの幻視がよく訴えられる。これに伴って、強い不安や恐怖心を示すことが多いが、ときには恍惚状態となる場合もある。殺される運命にあるなどの妄想を抱くことも多い。

原因

せん妄は、脳の機能が急激に障害されたときに起こる急性器質性の脳症候群であり、どのような病気であっても、重症になるとせん妄が生じる可能性があるといわれるほど、基礎疾患はさまざまである。

その他、環境や心理状態、服用している薬物なども発症の要因となる。

影響

精神運動興奮のため、動きが激しく、ケガをする危険性が高い。

たとえば、夜間に、突然ベッドの上に立ち上がったり、幻覚で、外に誰かいないか確認しようとして、意識がはっきりしないままベッドから転落したり、動き回って転倒した際、ベッドや床頭台に身体をぶつけてケガをすることもある。

さらに、点滴のラインや留置カテーテルを抜去する。隣の患者に「お前は誰だ！」などと大声で怒鳴る、といった事故・事態が生じやすい。

■ せん妄の発症要因

身体的要因

中枢神経系の疾患	▶脳血管障害、脳炎、外傷など脳に器質的障害があると、軽い身体的不調によっても脳の代償不全に陥りやすいため、せん妄を起こしやすいとされる
一般の臓器疾患	▶うっ血性心不全、腎不全、肝機能障害、糖尿病などで血液中のカルシウム、ナトリウム、マグネシウムなどの電解質の濃度が異常値になると、神経細胞の代謝活動が妨げられてせん妄が生じるとされる。脱水、貧血、低栄養などでも起こりうる
感染症	▶脳炎、髄膜炎などは直接脳に影響を及ぼす感染症であるし、尿路感染症や、肺炎、インフルエンザなどは間接的に脳に影響を及ぼす感染症である
薬物	▶アルコール、睡眠薬、抗不安薬などの中断による禁断現象、あるいは離脱現象として起こる場合と、抗パーキンソン病薬、抗結核薬などの副作用として起こる場合がある

環境要因

感覚遮断	▶健康な人でも外界からの感覚刺激がまったく遮断された環境では、せん妄を起こすことが知られている ▶軽度であっても脳に何らかの障害がある場合は、刺激に乏しい単調な環境でせん妄を起こしやすい。ICUで生じるせん妄はこのためである ▶手術後にみられるせん妄は、感覚遮断に加えて、手術そのもののストレス、麻酔薬の使用、術後の鎮痛薬の使用などが重なって生じると考えられている
環境の変化	▶入院、施設入所、引越し、独居、同居などの環境の変化も、せん妄の要因になりうる。入院した高齢者の10～20％が入院中にせん妄を起こしているという説もある

心理状態

▶疾患に対する不安や疼痛などによって正常な睡眠が妨げられた場合は、せん妄を起こしやすい。また、夜間せん妄を起こした人が、夜がくるのを恐れていると、室内の照明の程度や看護師の会話などを錯覚したり、妄想的に解釈したりする場合もある。

● せん妄のケア

環境の調整と睡眠の確保

　睡眠不足や疲労は、判断力や処理能力を低下させ、落ち着きのなさや不安を増強させる。
- 光や音の適度な刺激があり、落ち着ける、静かな環境を提供するとともに、活動と休息のバランスが保てるように介入することが必要である。
- 日中は活動を促し、夜間にはほどよい疲れを感じて眠りにつけるようにする。過度の活動は興奮につながりやすいので、適宜休息を促すような配慮も大切である。
- 場所や時間の感覚を取り戻せるようにカレンダーや時計を置いたり、日中と夜間の照明にめりはりをつけることなどを工夫する。
- 本人の見慣れたものを周りに置くこともよい。入院するからといって、何もかも新しいものを揃えるのではなく、湯呑み茶碗、スリッパなど、支障のない範囲で本人が使用していたものを持ち込めるようにする。

■ せん妄のケア

環境の調整と睡眠の確保	▶落ち着ける、静かな環境を提供する ▶活動と休息のバランスを保つ ▶場所や時間の感覚を取り戻せるような工夫をする ▶本人の見慣れたものを周りに置く ▶錯覚や幻覚を誘発するものを除去する
栄養の確保	▶食事や水分の摂取状態に注意（脱水、栄養障害の予防） ▶口腔内の状態や、嚥下状態、義歯の適合に注意
不安の軽減	▶顔を見ながら、ゆっくりはっきりと話す ▶今何をしているのかをわかりやすく説明する ▶タッチングを試みる ▶リアリティ・オリエンテーションを導入する
危険の防止	▶看護師の目が届く場所にいてもらって見守る ▶ベッドを低くし、床にマットレスを敷き、ベッドからの転落によりケガをしないように配慮する ▶点滴ラインを抜去するような場合は拘束（ミトンの使用）も考える

- 壁やカーテンのしみなど、錯覚や幻覚を誘発するものはできるだけ取り除くか、隠せるような工夫をする。同様に部屋の外で家族とひそひそ話をしたり、看護師同士で話し合ったりしないようにすることも大切である。

栄養の確保

- 電解質のバランスが崩れたり、脱水に陥らないよう、食事や水分の摂取状態に注意する。
できることはかぎられるかもしれないが、食事の摂取状態が悪いときには、本人の好みのものや、食べられそうなものを間食できるようにする。
- 口腔内の状態や、嚥下状態、義歯の適合に注意を払い、不具合がある場合には速やかに改善されるように対処する。

不安の軽減

- 話をするときには、相手にきちんと伝わるように、顔を見ながら、ゆっくりはっきり話す。高い声よりは低めの声のほうが落ち着くという報告もある。
- ケアをするときには、今、自分が何をしているのかをわかりやすく説明する。
- 触られることに抵抗がなければ、手や背中をさする、軽くトントンと叩くなどのタッチングを試みるのもよい。

- 「私は看護師の○○です」「今は夜です」などのリアリティ・オリエンテーションが効果を発揮する場合もある。

危険の防止

看護師が無理に動きを止めようとすると、看護師を怒鳴ったり、手をかけると払いのけたりするなどのことから、患者自身や周囲の人を傷つけないようにする必要がある。

- 動き回ることを止めようとしたり、睡眠を促そうとして室内を暗くするよりも、ナースステーションなど、看護師の目が届く場所にいてもらって見守るほうがよい。
- ベッドからの転落に対しては、ベッド柵などが考えられるが、柵を乗り越えようとしてかえって危険な場合もあるので、ベッドを低くし、床にマットレスを敷くなど、ケガをしないように配慮する。
- 点滴ラインを抜去してしまう場合は、拘束用具（ミトン）の使用も考えなければならないが、身体的拘束は、かえって患者の興奮や不安を増強する場合もある。きちんと説明することはもとより、できるだけ頻繁に訪室して患者の様子を確認する。
そばについていられる間は解放し、できるだけ早く拘束を解除できるように、その他の方法を工夫する。

6 認知症

病態

　認知症は、後天的な脳の器質的障害によって、いったん正常に発達した高次の精神機能が持続的に低下し、その人の日常生活や社会生活に明らかに支障をきたすようになった状態である。認知症の症状は、脳の器質的障害によって引き起こされる認知症の人に必ずみられる中核症状と、その人の身体状況や、環境、性格や素質によって、二次的に出現する精神機能的な、いわゆる周辺症状（behavioral and psychological symptoms of dementia：BPSD）に分けられる。

　なお、中核症状は、脳の障害の程度によって進行するが、周辺症状は、すべての患者にみられるわけではなく、病気の進行とともに

認知症を引き起こす主要な疾患と、おもな症状

1. アルツハイマー病（alzheimer's disease：AD）

　ADは脳の萎縮、神経細胞の著しい変性と脱落、老人斑と神経原線維の変化を特徴とする。真の病因は不明で、年齢とともに発病の危険性が高まる。臨床的には、便宜的に記憶障害を主徴とする初期、精神症状や行動異常が前景に立つ中期、それに日常生活機能を失い寝たきりになる末期に分けられる。

　現在、対症療法以外、根治的な治療法はない。

　［おもな症状］記憶障害・見当識障害が初期症状。実行機能障害、失語・失認・失行、妄想、抑うつ、徘徊、失禁など

2. 血管性認知症（vascular dementia：VD）

　VDは、CTやMRIなどの画像検査で脳血管障害が確認でき、急性発症と階段状の進行によって特徴づけられる。

　脳神経症状（片麻痺、構語障害、失語症、嚥下障害、パーキンソニズムなど）や、仮性球麻痺症状として強制笑い（泣き）も認められる。前頭葉の損傷では意欲の低下、側頭葉と辺縁系の損傷では情動不安定がみられる。

　［おもな症状］転倒傾向・尿失禁が初期症状。記憶障害、実行機能障害、運動機能障害、覚醒・認識・情動の変動、抑うつ、意欲低下、人格の先鋭化・易怒性など

3. レビー小体型認知症（dementia with lewy bodies：DLB）

　DLBは、ADとパーキンソン病の特徴を併せもつ疾患で、近年、ADを本症と訂正する例が増えている。

　本症は、①黒質線条体病変によるパーキンソニズム、②認知機能低下と皮質病変、③自律神経障害をまねく交感神経系の障害による。症状が変動しやすく、鮮明な幻視もみられる。

　［おもな症状］幻視・妄想が初期症状。注意力散漫、記憶の混乱、パーキンソン症状、抑うつ、不安、転倒、視覚認知・視覚構成障害、気分の変化

4. 前頭側頭型認知症（fronto-temporal dementia：FTD）

　FTDは、ピック病を含む複数の疾患から構成される。これらの疾患は、おもに初老期に発病する。前頭葉と側頭葉の萎縮に起因する病状は慢性に経過し、末期には高度の認知症となる。通常、人格の変化の後に記憶障害が出現する。無分別な行動、盗み、性的逸脱行為など、異常な言動がしばしばみられる。また、無感情、多幸症、意欲の低下、無頓着、無関心といった独特な症状を示す。

　［おもな症状］脱抑制、無関心、無気力・常同行為・食行動異常・被影響性亢進・人格変化が初期症状。注意力散漫、易怒性、時刻表的生活形成、失禁など

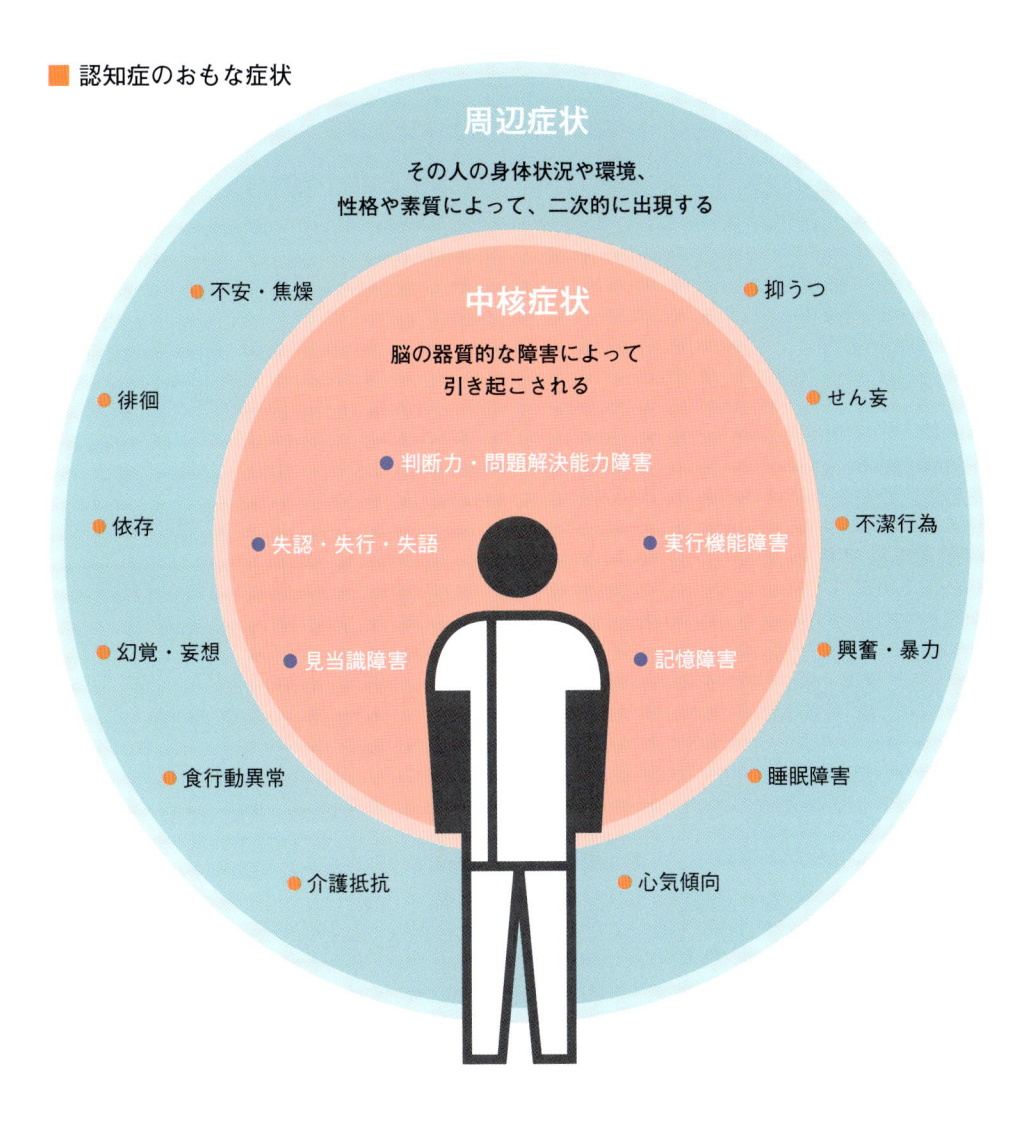

Ⅱ 高齢者の精神障害の理解と看護

■ 認知症のおもな症状

周辺症状
その人の身体状況や環境、性格や素質によって、二次的に出現する

中核症状
脳の器質的な障害によって引き起こされる

中核症状：
- 判断力・問題解決能力障害
- 失認・失行・失語
- 実行機能障害
- 見当識障害
- 記憶障害

周辺症状：
- 不安・焦燥
- 徘徊
- 依存
- 幻覚・妄想
- 食行動異常
- 介護抵抗
- 抑うつ
- せん妄
- 不潔行為
- 興奮・暴力
- 睡眠障害
- 心気傾向

● ICD-10 による認知症の分類
F 00：アルツハイマー病の認知症
F 00.0：アルツハイマー病の早発性認知症
F 00.1：アルツハイマー病の晩発性認知症
F 00.2：アルツハイマー病の認知症非定型または混合型
F 00.9：アルツハイマー病の認知症詳細不明
F 01：血管性認知症
F 01.0：急性発症の血管性認知症
F 01.1：多発梗塞性認知症
F 01.2：皮質下血管性認知症
F 01.3：皮質および皮質下混合性血管性認知症
F 01.8：その他の血管性認知症
F 01.9：血管性認知症詳細不明
F 02：他に分類されるその他の疾患の認知症
F 02.0：ピック病の認知症
F 02.1：クロイツフェルト・ヤコブ病の認知症
F 02.2：ハンチントン病の認知症
F 02.3：パーキンソン病の認知症
F 02.4：後天性免疫不全症候群（エイズ）の認知症
F 02.8：他に分類される、その他の明示された疾患の認知症
F 03：詳細不明の認知症

増悪するわけでもないという特徴がある。

中核症状

記憶障害

【脳血管性認知症】
　脳梗塞の発作の繰り返しで段階的に悪化したり、合併症によって一気に悪化したり、原因疾患の治療で進行が緩やかになるなど、病態によって記憶障害の進行の差が大きい。

【アルツハイマー病】

● 初期
　初期の段階から即時記憶、短期記憶の障害が目立ち、ほとんど同じような経過をたどって進行する。
　認知症が進行すると、次第に近い過去の記憶にも障害があらわれるようになる。時間的な見当識も障害されるので、たとえば、親戚の結婚式に出席したのが昨日だったのか、1週間前のことだったのかというような、時間の経過がわからなくなる。また、何年も前の出来事をまるで昨日のことのように話すというような状況がみられる。

233

中核症状と特徴

記憶障害	▶即時記憶、短期記憶の障害が目立つ「思い出せない」「覚えられない」状態
見当識障害	▶時間、今いる場所、他者・自分に関する認識の障害時間の観念がなくなる ・進行するといつも日にちを忘れている ・自分の年齢もわからなくなる ・季節の感覚もわからなくなる ・季節に合った着衣ができなくなる ・よく知っている場所でも迷う
判断力、問題解決能力、実行機能の障害	▶自発的、計画的に段取りよく、また途中の経過をみながら調整して効果的に行動を遂行する能力の障害
失認・失行・失語	▶衣服を正しく着ることができない：着衣失行 ▶描画、積み木、肢位模倣など、空間的形態がつくれない：構成失行 ▶空間的位置関係や地理的関係が認識できない：視空間認知障害 ▶相手の言っていることが理解できない：言語理解の障害

● DALY
世界保健機関（WHO）によるDALY（disability-adjusted life year）とは「死が早まることで失われた生命年数と、健康でない状態で生活することにより失われている生命年数を合わせた時間換算の指標」で、病気やケガがどれだけ社会にダメージを与えるかを測るものである。

●日本の現状
日本の65歳以上高齢者の認知症有病率は、調査によって異なるが3.0～8.8％といわれ、2026年には10％以上に上昇すると推計されている。また、年間発症率は65歳以上で1～2％であるが、75歳以上になると急速に高まり、80～84歳では10％以上にも上る。
認知症は、死因には大きな影響を及ぼしてはいないが、2004（平成16）年の統計では、要介護者の介護が必要になった原因の第4位になっている。

●中期
意味記憶にも障害があらわれる。
手続き的記憶は保たれており、決まりきった仕事であれば、それなりにこなすことができるし、歌の題名は忘れても、過去に習い覚えた歌は歌えるし、ピアノが弾けたりする。

●後期
一部の過去の記憶以外のほとんどの記憶が障害される。生活技能の記憶も障害され、たとえば、箸を手に持っても、何をしてよいのかわからなくなる。

●末期
あらゆる記憶が障害され、家人のみならず自分の名前も思い出せず、最終的には言葉もなくなり、行動もしない無為・自閉のような状態になる。

初期の中核症状

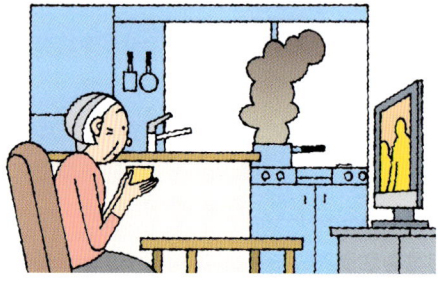

▶数分前のことを忘れる
▶同じことを何度も言ったり、尋ねる
▶煮炊きしていたことを忘れ、鍋を焦がす
▶忘れたことを取り繕うため、その場しのぎの作話がみられる場合もある

中期の中核症状

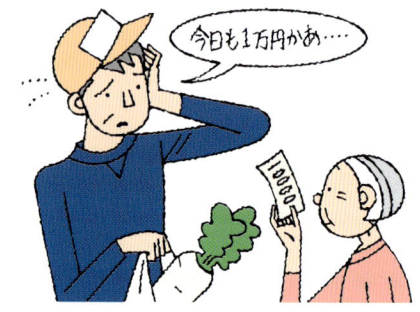

▶買い物の際に、小銭が使えず、毎回1万円札で支払う
▶物の名前がわからず、「あれ」「それ」「これ」という代名詞が多くなる

見当識障害の進行過程

見当識には時間、および場所に関するものがある。

認知症で最初に障害されるのは、時間に関する見当識である。ただし、その日が何月・何日かということを常に聞かれるわけではないので、認知症の初期には周囲の人に気づかれないことも多い。

場所に関する見当識障害は、時間に関する見当識障害の後に出現するが、初期には慣れない場所で迷うという程度なので、「たまたま迷ったのだろう」と思いやすい。

障害が顕著になると、

- ・朝なのに、夜だと主張する
- ・夏なのにセーターを着込む
- ・外出して家に戻れない
- ・自分の家のトイレに行けない
- ・家にいるのに「うちに帰る」と言う

などの症状が出現する。

また、末期にあらわれるのが人物誤認である。

①家族の見分けがつかず、娘を母親と思い込む
②家族に対して「どなたでしたか」と尋ねる
③自分の息子が帰宅したのに「知らない男が入ってきた」と騒いだりする

といったことが起こる。

判断力、問題解決能力、実行機能の障害

自発的、計画的に段取りよく、また途中の経過をみながら調整し、効果的に行動を遂行する能力が障害され、

①筋道を立てて考えることができない
②些細な変化や、いつもと違う出来事など、予想外のことが起こると混乱し、対処できない
③2つ以上の情報が重なると、うまく処理できない
④観念的なことと、具体的なことが結びつかない
⑤計画を立てたり、手順を考えることができない

という状態のため、たとえば、「糖尿病で、食べすぎはよくない」とわかっていても、目の前のお菓子を食べてよいかどうか判断できなかったり、「倹約することは大切」と言いながら、高価な宝石を購入したりする。

食事の準備をしようと買い物に行き、大根が冷蔵庫に残っているのに大根の味噌汁を作ろうと思い、大根をまた購入する。ところが、実際に食事の支度にとりかかるときは、大根の味噌汁のことは忘れてしまい、冷蔵庫を開けて目についたワカメの味噌汁を作ってしまうというようなことが起こる。そして、冷蔵庫内には同じ食材が残るという結果をまねく。

こうしたことから、周囲の人に食事管理

や、金銭管理ができないと思われてしまう。

失語

【脳血管性認知症】

冒される脳の部位によって出現する症状が異なる。

● 左前頭葉の障害（ブローカ失語）

相手が話している内容は理解できるし、頭のなかで返事もわかっている。しかし、話そうと思っても、言葉が浮かんでこない状態である。

この場合、患者は話せないことがもどかしく、いらいらして怒りっぽくなったり、抑うつ的になったりする。

● 左側頭部の障害（ウェルニッケ失語）

相手が話している内容が理解できない。また、自分が表出した言葉に間違いがあっても修正することができない。

さらに、たとえば、猫をネキ、耳をミズ、新聞をチンプンなど、言い間違い（錯語）が多くなる。

● 重度の障害（ジャルゴン失語）

多弁で早口にしゃべり続けるが、接続語や助詞、副詞の使い方が乱れ、言葉の意味が了解不能となる。

【アルツハイマー型認知症】

言語中枢が障害されたわけではない。したがって、失語のあらわれ方は緩やかである。

● 初期

記憶障害のところでも述べたように、物の名前を想起できず、「あれ」「それ」「これ」などの代名詞を乱発するが、発語量や流暢性は失われない。

したがって、他者と単純で具体的な世間話をする程度のことであれば問題はない。それでも、抽象的な事柄についての会話が徐々に困難になってくる。

● 中期

文章の構成力は保たれているが、言葉を想起する能力が低下し、話にまとまりがなくなり、会話を続けることが難しくなる。

理解力も低下し、理解していないのに、最もらしい相槌を打つというようなこともみられるようになる。

● 後期

発語、理解の両方とも障害が進行し、目的とまったく無関係の言葉を発したり、文章の構成も乱れ、オウム返しや、自分の言った言葉の繰り返しも多くなり、話を理解することが難しくなる。

● 末期

寡黙になり、最終的にはまったく発語がなくなる。

運動麻痺、失行

【脳血管性認知症】

障害された脳の部分によって、後遺症として運動麻痺が残り、日常生活行為ができなくなる場合がある。

【アルツハイマー型認知症】

運動機能が損なわれていないのに、行為ができなくなる。

Ⅱ 高齢者の精神障害の理解と看護

●失行の病態

①MMSE検査（238頁参照）で、空間認知や均等性を要求される図形の模写が難しい：構成失行
②自分の意思では両手を上げられても、それを他者に命じられるとできない：観念運動失行
③日常的に行っている動作の順序が混乱する：観念失行
④服を後ろ前に着たり、眼鏡を上下逆さまにかける、ズボンの片方に両足を入れる：着衣失行（進行すると脱ぐ動作も困難になる）
⑤文字が書けなくなる：失書

などがある。

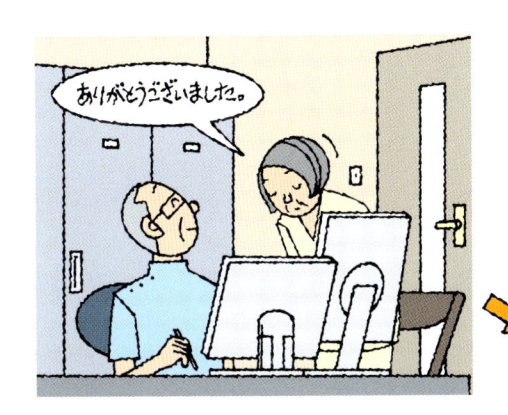

失認

感覚機能に障害がないにもかかわらず、対象を認識できない状態を失認という。対象物がどこにあるのかわからなかったり、2つの対象物の大きさや位置関係がわからず、対象物を手でつかもうとしてもズレてしまう。

また、たとえば、診察が終わった後、出口がわからず診察室の奥に進んでしまったり、ロッカーを開けてしまうという視空間失認は、アルツハイマー型認知症の中期ごろからみられるようになる。

障害が重度になると、大脳半球の反対側の視空間を無視し、絵を模写させても半分しか描けないということもある（238頁、設問11参照）。

視空間無視は、脳血管障害で右側の頭頂葉や後頭葉が冒されたときにも起こる。

足元に目が向かず、段差に気づかなかったり、鏡に映った自分のことを認識できない場合もある。

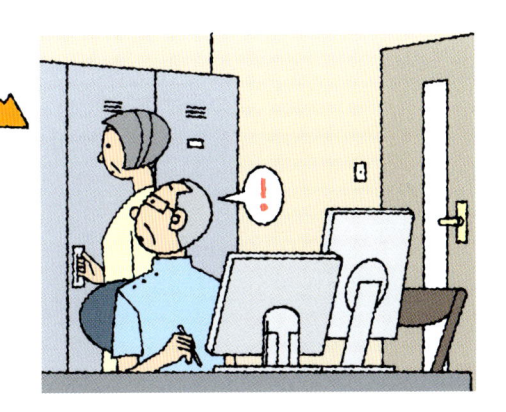

●鏡像認知障害
鏡に映った自分の姿に話しかける、鏡の後ろに回って対象を探す、鏡に映った自分に物を渡そうとするなどの症状を鏡像認知障害といい、自己認知の障害や記憶障害、視空間失認、失行などが複雑に影響し合ってあらわれる。アルツハイマー型認知症でみられる。

237

MMSE（Mini-Mental State Examination）検査

1）検査方法

Folstein 夫妻の開発した、精神現在症（Mental State）の臨床評価の簡略版である。通常、静かな部屋や場所で実施する。原則として、質問は設問1から始める（途中から質問することも可能だが、その場合でも、設問3から設問5までは続けて実施する）。なお、途中に短い休息を入れることは問題ない。

■ MMSE 検査票

設問（配点）	質問内容	回答	得点
設問 1（5点）	今年は何年ですか	（　　　年）	0　1
	今の季節は何ですか	（　　　）	0　1
	今日は何曜日ですか	（　　曜日）	0　1
	今日は何月何日ですか	（　　　月）	0　1
		（　　　日）	0　1
設問 2（5点）	この病院の名前は何ですか	（　　病院）	0　1
	ここは何県ですか	（　　　県）	0　1
	ここは何市ですか	（　　　市）	0　1
	ここは何階ですか	（　　　階）	0　1
	ここは何地方ですか	（　　地方）	0　1
設問 3（3点）	物品名3個（桜、猫、電車）《1秒間に1個ずつ言う。その後、被験者に繰り返させる。正答1個につき1点を与える。3個全て言うまで繰り返す（6回まで）》		0　1　2　3
設問 4（5点）	100 から順に7を引く（5回まで）。		0　1　2　3　4　5
設問 5（3点）	設問3で提示した物品名を再度復唱させる		0　1　2　3
設問 6（2点）	（時計を見ながら）これは何ですか		0　1
	（鉛筆を見ながら）これは何ですか		0　1
設問 7（1点）	次の文章を繰り返す「みんなで、力を合わせて綱を引きます」		0　1
設問 8（3点）	（3階段の命令）「右手にこの紙を持ってください」		0　1
	「それを半分に折りたたんでください」		0　1
	「それを私に渡してください」		0　1
設問 9（1点）	（次の文章を読んで、その指示に従ってください）「右手をあげてください」		0　1
設問 10（1点）	（何か文章を書いてください）		0　1
設問 11（1点）	（次の図形を書いてください）		0　1
		得点合計	

2) MMSEの検査の具体的手技

設問1	「今年は、何年ですか」と聞きます。何年については、「平成何年ですか」と聞いても、OKです。正しい回答なら、言い直しても「正答」です。次に、「今の季節は何ですか」「今日は、何月何日ですか」「今日は何曜日ですか」と、同様に聞きます。なお、日については、1日でも間違った場合は、誤答とします。
設問2	「この病院（診療所）の名前は、何ですか」と聞きます。正確な名称でなく、通称や略称でも正答です。次に、「ここは何県ですか」「ここは何市（何町）ですか」「ここは何階ですか」「青森県は東北地方ですが、ここは何地方ですか」と聞きます。
設問3	「これから言う3つの言葉を覚えてください」と言った後、「桜、猫、電車」または「桜と、猫と、電車」と、1語ずつおよそ1秒間隔で言います。耳が遠い人もおり、繰り返しができるまで、幾度も繰り返してください。なお、6回繰り返しても3つの言葉を繰り返せない場合は、その時に言えた言葉の数を記入してください。最後に、「今覚えた3つの言葉を後でまた聞きますので、覚えておいてください」と念を押してください。
設問4	100から7を順に引く場合、まず「100から7を引いてください」と聞きます。「93」と正解した場合は、「それからもう一度7を引いてください」と聞きます。この場合、「93から7を引いてください」とは聞かないでください。「86」と正解した場合は、「それからもう一度7を引いてください」と聞きます。この場合も、「86から7を引いてください」とは、聞かないでください。この質問の形で、7を連続5回引いてゆきますが、間違えた場合には、その時点で中止します。
設問5	「先ほど覚えてもらった3つの言葉を、思い出してください」と聞きます。順番は問いません。また、「動物」「植物」「乗り物」などのヒントを与えてもいいです。
設問6	時計を見ながら、「これは何ですか」と聞きます。次に、鉛筆を見せながら、「これは何ですか」と聞きます（これは、健忘失語、または視覚失認の有無をみるもので、身の回りのものなら、他のものでもよいです）。
設問7	「次に言う文章を繰り返してください」と言ってから、「みんなで力を合わせて、綱を引きます」と、はっきりと、また、ゆっくり伝えます。1回のみで評価します。1つの言葉でも、言い間違えた場合は、誤答です。
設問8	「私の言うとおりにしてください」と言ってから、「右手にこの紙を持ってください」と、相手の正面に紙を差し出します。紙を右手で持ったのを確認した後、「それを半分に折りたたんでください」と言います。次に、紙を折りたたんだのを確認した後、「私に渡してください」と言います。途中で混乱した場合、そこで指示を中止します。ただし、耳の聞こえにくい人の場合、指示を繰り返すことは問題ありません。 各段階ごとに正しく作業した場合、正答とします（これらは失行の有無をみる検査です）。
設問9	「右手をあげてください」と書かれた仮名をふったボードを示し、「紙に書いてある言葉を声を出して読んでください」と言います。正しく読んだことを確認した後、「その動作をしてください」と言います。 右手をあげた場合は正答ですが、左手の場合は誤答になります。 また、「字が読めない」などとして実施しなかった場合にも、誤答です（これは失読の有無をみる検査です）。
設問10	「何か文章を書いてください」と言い、鉛筆と白紙を渡します。自分の名前などでなく、1つの文章（主語と述語が含まれているのがいいのですが、厳格にはしません）を書くように求め、正確に書けた場合に正答とします。 なお、実施しなかった場合には、誤答とします（これは失書の有無をみる検査です）。
設問11	重なった5角形の図形の書かれた用紙を渡し、「同じものを書いてください」と言い、それを模写してもらいます。5角形が2つ、1か所で交差していれば、正答とします。手指の震えは無視してください。六角形は誤答です。

周辺症状

不安・焦燥

　認知症の患者は、自分が認知症であるという病識をもつことはないが、今までしてきたことができなくなることや、もの忘れがひどくなっているという感覚（病感）があることは珍しいことではない。それによって不安や焦燥が出現する場合もある。

徘徊

　徘徊は「無目的に歩き回る行動」と定義されるが、実際には理由があることが多い。しかし、患者本人が当初の目的をすっかり失念していたり、うまく説明できないために、周囲の人々には目的が理解されない。アルツハイマー型認知症に特徴的で初期のうちからみ

■ 周辺症状とその特徴

不安・焦燥	▶今までしてきたことができなくなることや、もの忘れがひどくなっているという感覚から不安や焦燥が出現する
徘　徊	▶見当識障害によるもの、記憶障害によるもの、認知障害によるもの、感情障害によるものなどがある
依　存	▶強い不安や焦燥から、家族にしがみつき家族の後をついて歩く
不潔行為	▶弄便：便失禁のときの不快感による ▶進行すると便が出たという感覚も消失し、便を便として認識できない ▶放尿は、場所についての見当識障害による場合が多い
興奮・暴力	▶幻覚・妄想状態やせん妄状態の場合、不満の爆発
食行動異常	▶一度に大量の食べ物を食べる：多食 ▶大量の食べ物をひっきりなしに食べる：過食、頻食 ▶他者のところにあるもの、冷蔵庫にあるものなどを食べる：盗食 ▶ティッシュペーパーなど、食べ物ではないものを食べる：異食 ▶少ししか食べない、または食べたり、食べなかったりする：不食 ▶食事を拒否する：拒食
介護抵抗	▶自分のしていることを止められたり、注意されたとき、あるいは嫌なことを口で伝えられないとき、痛みを訴えられないとき、眠くて機嫌が悪いとき、幻覚・妄想状態のときなどに起こる
その他	▶抑うつ、せん妄、幻覚・妄想、心気症、睡眠障害など

られるが、進行につれて出現頻度が高くなる。脳血管性認知症ではあまり多くはみられない。

徘徊の原因には、見当識障害、記憶障害、認知障害、意識の変容などがある。

●見当識障害による徘徊

記憶障害とも密接に関連しているが、たとえば、自分の住んでいる家がわからず、昔住んでいた家を探して歩き回ったり、自分の家のトイレがわからずに、徘徊してしまう。

●記憶障害による徘徊

たとえば、過去と現在を混同し、退職した会社に出社しようとする、夕食の買い物に出かけようとする、子どもを迎えに行こうとするなどして徘徊する場合や、物を置いた場所を忘れ、探しているうちに、何を探していたのかを忘れて徘徊する。

●認知障害による徘徊

周囲の状況がよくわからないため、何をしてよいか判断できず、うろうろしたり、初めは目的があって歩き始めてみたものの、実行機能障害のために道順がわからず混乱し、徘徊するという状態である。

●意識障害（意識変容）による徘徊

せん妄の際、幻覚などに対処しようとして家から飛び出そうとしたり、被害的な妄想に支配されて歩き回ることもある。

また、認知症が進行すると、漠然とさ迷ってしまうこともあるし、同じ場所を行ったり来たりする常同的な徘徊もみられるようになる。

依存

1人になると、強い不安や焦燥から落ち着かず、常に家族にしがみつき、家族の後をついて歩く。

不潔行為

おもな不潔行為には、弄便と放尿がある。

●弄便

便失禁のときの不快感から、その後始末を何とか自分でしようとして便を持ち歩き、結果として衣類や寝具を汚す状態である。

認知症が進行すると、便が出たという感覚も消失し、便を便として認識できず、便を食べたり、便をこねて遊ぶという、通常では考えられない状況もみられる。

●放尿

場所についての見当識障害から起こることが多い。たとえば、トイレを探してうろうろしているうちに、間に合わなくなってトイレではない場所で排尿したり、他の場所をトイレと勘違いして排尿してしまう。

興奮・暴力

体力的に十分元気な認知症発症初期に起こりやすい。記憶障害や認知障害などで、自分の思い通りにできないという焦燥感や、不安感が原因となることが多い。

患者の行動を止めようとしたり、注意したときに不満が爆発し、暴言を吐いたり、暴力を振う場合もある。

幻覚・妄想状態や、せん妄状態で、他者に怒鳴ったり、攻撃しようとしたりすることがある。

食行動異常

食行動の異常には、

①一度に大量の食べ物を食べる：多食
②絶えず食べ続けている：頻食
③大量の食べ物をひっきりなしに食べる：過食
④他者のものや冷蔵庫にあるものなどを食べる：盗食
⑤ティッシュペーパーなど食べ物ではないものを食べる：異食
⑥少ししか食べない、または食べたり食べなかったりする：不食
⑦食べることを拒否する：拒食

などがある。

【アルツハイマー型認知症】
● 初期
食行動の混乱として、

①同じ食品ばかり購入する
②食べ物を腐らせる
③味覚や嗅覚の変調

認知症の進行につれて、

①食べたことを忘れる
②徘徊や興奮に伴い運動量に見合わない過食
③摂食行動やマナーが悪くなる：汚す、箸が使えず手づかみで食べるぼろぼろこぼす。嚥下せず、口腔内に食べ物をためる。他人の食事に手をつける

さらに進行すると、異食（中期から終期にかけて生じやすい）が始まる場合もある。
● 末期
食べ物であるという認識ができず、食事に手をつけなくなる。

嚥下はするが、咀しゃくが不十分で、嚥下障害が出現するため、誤嚥性肺炎を引き起こすリスクが増大する。

■ 異食の原因と予防

原因	予防
①視力の低下で勘違いをして食べてしまう ②食事への欲求の表現として何でも食べてしまう ③食べられるものか、食べられないものなのかの判断がつかずに口に入れてしまう	①口に入れそうなものは開けにくい収納ケースや、手の届かないところに片づける ②綿などを食べないように寝具を片づける ③ごみ箱は蓋をつけ、中身が見えないようにする（蓋は足で踏む形式がよい） ④患者が口にものを入れる以外のことに注意が向くように誘導する

飲水行動異常

口渇を訴えず、積極的に飲水することもないので、飲水量が顕著に減少して脱水を起こし、せん妄・循環不全（心筋梗塞、脳梗塞など）などが発生する。薬物動態にも影響し、副作用が生じやすくなる。

介護抵抗

- 自分のしていることを止められたり、注意された
- 嫌なことを口で伝えられない
- 痛みを訴えられない
- 眠くて機嫌が悪い
- 幻覚・妄想状態のとき

■ 入浴を拒否する理由の推測

▶ 裸になることに対する不安・恐怖感
▶ 裸になることに対する羞恥心（特に女性の場合）
▶ 脱衣・着衣が面倒
▶ 脱いだ衣服が盗まれたり、自分がいない間になくなってしまわないか心配
▶ 浴室のなかで何をされるのか不安
▶ 水や浴槽に入ることが怖い
▶ 入浴が嫌い
▶ 入浴の仕方を忘れ、連続した動作や用具の使い方がわからない
▶ 以前に介助した看護師のやり方が適切でなかった

などに抵抗を示す。

認知症の患者は、入浴を嫌がることが多いが衣類の着脱がうまくできない、浴室の床で転びやすいなど、運動機能や条件反射が低下しているための不安、水への潜在的な恐怖が関連しているのではないかと考えられている。

抑うつ

抑うつ気分や活動性の低下が、認知症の初期症状として出現することは多い。本人がそれを自覚して不安に感じたり、焦ることで、さらに抑うつ気分や気力低下が強くなる場合も少なくない。

- 精神症状：悲しさ、不安感、無気力、悲観的、疲労感など
- 身体症状：食欲低下、不眠、慢性頭痛など

がみられる。

脳血管性認知症では、抑うつ気分が併発する割合が、60％以上という報告もある。

不安を訴えることが多い。

右大脳半球に病変があると、意欲や自発性が低下する。

アルツハイマー型認知症では、40～50％にうつ症状が出現する。

初期には、身体の衰えや、記憶力低下からくる喪失感、見当識障害から自分がいる状況を認識できず、自分を失うことへの強い不安（ドパミン神経系やノルアドレナリン神経系の神経細胞数の減少によるといわれる）がみ

●うつ病と認知症
アルツハイマー病の初期に、記憶障害を訴えずに抑うつ症状を強く訴えるとうつ病と誤診される（うつ病では症状を実際より強く訴え、アルツハイマー病ではより軽く訴える傾向がある）。

られ、進行すると、病識がなくなり、外見上は多幸的に見えるが、「何が何だかわからない」という訴えも聞かれる。

アルツハイマー型認知症による抑うつの特徴

▶悲哀感に乏しい
▶深刻さがない
▶自分の状態に対する関心がない
▶放置すると何もしない
▶症状の動揺が少ない

せん妄

認知症でせん妄が発生する確率は、10〜18％といわれる。

【脳血管性認知症】

せん妄の頻度が高い（初期症状の半数を占める重要な初発症状）。

夜間せん妄が多い。昼間は覚醒していてはっきりした受け答えするが、夜間になると不穏になる。

【アルツハイマー型認知症】

中期以降に出現する。アルツハイマー型認知症そのもので出現することはまれである。

骨折、拘束、不適切な薬物投与、配偶者の死、転居などのストレスが誘因となる。

せん妄は、急激に発症・進行し、症状が変動する。

【レビー小体型認知症】

夜間せん妄が出現する。

幻覚

【レビー小体型認知症】

初期からせん妄を伴わない幻覚、特に鮮明で具体的な幻視が出現する。

たとえば、「壁に虫が這っている」「子どもが枕元に座っている」などと訴える。

また、「ふとんが人の姿に見える」などの錯視もある

【アルツハイマー型認知症】

せん妄の一症状として幻視が出現することが多い。

人物に関する幻視が多く、「子どもたちが来ている」「誰か知らない人が入ってきた」などといった訴えが多い。

妄想

【物盗られ妄想】

財布や貯金通帳のように、財産的な意味をもつものから、衣類、身の回りの小物など、日常的なものまで多岐にわたる。女性に多くみられる。

脳血管性認知症（8％）に比べてアルツハイマー型認知症（43％）に圧倒的に多い。

●初期

「物盗られ妄想」は確信度が高く、妄想対象が固定化し、激しい攻撃が身近な介護者に向けられる。

●中期

妄想は確信度が弱く、妄想対象が漠然としていて、攻撃性も比較的弱いことから作話傾

向が強いという説もある。
　「自分がしまった、置いたはずだ」という体験を保てないことから、なくなったと感じる、そして、「誰か（身近にいる人）が盗ったと疑う」という流れで「物盗られ妄想」に発展するのである。

睡眠障害

　睡眠－覚醒パターンが断片的で、まず日中はウトウトするのに、夜になると頭がさえて眠れなくなるという概日リズム（サーカディアンリズム）の乱れがみられる。
　認知症が進行し、時間見当識が障害されると、暗くなっても、夜だと認知できなくなり、昼夜の逆転が起こったり、昼夜別なく、寝たり、起きたりを繰り返すようになる。
　睡眠と覚醒のリズムは、深部体温の変化に関連しており、

> ・体温が低下すると眠くなる
> ・体温が上昇すると覚醒するのだが、高齢になると、リズムの振幅が小さくなり、認知症ではより小さくなる

といった特徴がみられる。
　アルツハイマー型認知症では、夜間睡眠の分断と、レム睡眠の低下が特徴的である。

●夕暮れ症候群
夕方になると、興奮・落ち着かない、怒りっぽくなる、感情不安定、外出しようとする、夜間せん妄などの状態が生じることの総称である。

●睡眠障害の比率
東京都の調査では、在宅の認知症高齢者のうち、睡眠障害を訴える人は26.9%であった。

●認知症のケア

看護師の関わり方の基本

　認知症の患者が入院するのは、症状がある程度進行し、中核症状はもとより周辺症状が日常生活で問題となり、家族や施設の人々の手に余るようになったときである場合が多い。

　したがって、看護師にとっても対応が難しく、ときにはため息をつきたくなるような事態も生じる。しかし、看護師として、患者と関わるときの基本は常に同じである。

　患者のペースに「合わせ」て、患者のもっている力を「活かし」、患者ができないところを「補い」、もう少しでできそうであれば「励まし」、患者がしようとしていることを「支える」のである。

認知症に関する理解を深める

　認知症のある患者をケアする際に基盤となるのは、患者の気持ちにどれだけ寄り添えるかということであり、患者をどれだけ理解しているか、アセスメントできているかということであろう。

　認知症は、誰もが発症する可能性のある病であり、自分だったらそうなったときにどう生き抜くかを考えること、そしてそのためには、認知症とはどういう病なのかの理解を深めることが重要なのだといえよう。

　しかし、頭のなかで理解することと、心の底からそのことを納得しているということには大きな隔たりがあることも事実である。

対応は自分の問題である

　何度も何度も同じことを繰り返し、失敗している患者がいる。それに対して「何度言ったらわかるんですか」と叱っている人を見かけることがある。

　その人も本当は、知識では記憶障害なのだから、それは仕方がないことだ、と理解していると思われる。しかし、一方でため息をつきたくなる自分が存在するであろうことも容易に想像できる。

　問題はため息をつきたい自分をどう表現す

■ 患者との関わりの基本

- ペースに **合わせる**
- もっている力を **活かす**
- できないところを **補う**
- できそうなことを **励ます**
- しようとしていることを **支える**

るかである。

それによって、そのときの対応が決まるのであり、相手にどう対応するかは、100％自分の問題なのである。

具体的な接し方

自尊心や羞恥心を傷つけない

高齢者の感じ方や考え方、人生観、価値観には著しい個人差がある。したがって、過去の生き方や価値観を尊重した対応をすることが大切である。

「何を言っても、どうせわからない」「自分では何もできない」などの理由で、無視したり、幼児扱いをしないことも重要なことである。

このような態度は、患者の自尊心を傷つけ、ときには残存能力まで奪うことになりかねない。

また、失敗も多いが、それに対し間違った行動であるという判断ができない場合も多い。それを叱ったり、訂正しても、間違いが改まることはなく、むしろ叱られた悲しみや、屈辱感だけが残ってしまうことになる。

その結果として、ケアに抵抗を示したり、何もしなくなってしまうこともある。

したがって、間違っていても、すぐに訂正したり、叱ったりせず、たとえば、失禁を発見した場合は、着衣を着替えるなどの必要な援助を手早くすませることである。

待つ

患者の行動を先取りせず、時間がかかっても、患者ができることは自分でしてもらい、看護師は手助けが必要な部分だけを、さりげなく支援する。また、何か行動する際に患者を急がせると失敗する率が高くなり、本当は、患者ができることなのに、看護師の目にはできないと映ることがある。したがって、看護師は「何とかしなければ」という焦りをもたずに、ゆったりとした雰囲気で関わることが大切である。

コミュニケーション能力を把握する

一般に認知症の患者は、意思の疎通が図りにくいが、個人差が大きいので以下のようなコミュニケーション能力を把握する。
①話の内容の理解の程度
②自分の意思や気持ちなどを伝えられる程度
③脈絡のある話ができるか
④話の繰り返しの程度
⑤使用する言語が状況に適しているか
⑥言語的コミュニケーション以外の方法（文字、絵、身振り、手振り）が利用できるか
⑦視力や聴力の低下の程度

環境を整え生活リズムを保つ

危険物を周囲に置かないなど、身の回りを整理・整頓し、安全を図り、規則的な日常生活を送れるように配慮して、患者の健康状態を維持できるようにする。

■ コミュニケーションを成立させる工夫

1	▶ **ゆっくりとした穏やかな口調で表情豊かに話す** 早口でまくしたてるような話し方では、一般的にも相手に話が伝わりにくい。ましてコミュニケーション能力が低下している患者にとってはいっそう伝わりにくい また、早口は相手の気持ちを焦らせ、言葉が出しにくい状況をつくり出すし、話し手が無表情では相手に感情が伝わりにくくなる
2	▶ **注意が話し手に向けられるように、相手の名前を呼んで向き合って話す**
3	▶ **患者の気分が落ち着いているときに話したほうが、会話に集中できて理解されやすい**
4	▶ **一度に多くの内容を話さない** 2つ以上のことを話すと、うまく処理できない場合が多い。混乱をまねかないように、1つずつ話していく
5	▶ **短く明解で簡単な言葉を選んで話す** 看護師の回りくどい話は患者を混乱させる
6	▶ **質問する場合は、1つずつ確認する** できるだけ、簡単に答えられるように、質問の仕方（はい、いいえで答えられるような質問がよい）を工夫する
7	▶ **患者の言葉を補ったり、伝えたいことを推測して、看護師が把握した内容を患者に返しながら話を進める** 「あなたのお話は○○ということですね」というように伝えていく
8	▶ **認知症が進んで会話をするのが難しくなったら、手をつなぐ、肩を抱くなどのタッチングを試みる**
9	▶ **昔話を積極的に勧める** 高齢者は誰でも昔話が好きである。認知症の患者であってもそれは変わらない。昔使っていたような生活道具をきっかけに会話が進むこともある 患者が語る話は正確ではないかもしれないし、自分に都合のよいように歪曲されたものかもしれないが、昔話をすることで落ち着きを取り戻したり、自尊心が高まったりする可能性は高い

日常生活の援助の例と注意

食事摂取の援助
- ▶適切な栄養と水分が摂取できるようにすることが基本である
- ▶安心して摂取することができるようにすることが基本である
- ▶食事を自力で摂取できるようにすることが基本である
  - ・食べる姿勢を整える
  - ・動作にふさわしい食事を工夫する（手で食べられるものを用意する、箸の代わりにスプーンを、汁物にはとろみをつける）
  - ・食べ方の工夫（全部いっしょに出さず一の膳、二の膳に分ける、一口分ずつ取り分ける）
  - ・エプロンの着用
  - ・テーブルの配置を考える（他者の食事に手が伸びないように）
  - ・食べない、食べられない原因を考える（口腔内のトラブルはないか、嗜好、抑うつ、ストレス、内科疾患）、
- ▶水分不足にならないように注意する

> ⚠ **やってはいけないこと**
> - ・叱る、責める
> - ・食べやすさだけを優先した食事内容にする
> - ・時間をかければできることまで介助する
> - ・喉に詰りやすいものを不用意に置く
> - ・飲み込んでいないのに無理に口に詰め込む
> - ・安易に点滴や経腸栄養に頼る

清潔保持の援助
- ▶洗顔や入浴を促す
- ▶洗顔や入浴を介助する
  - ・入浴や洗顔についての習慣を家族から聞く
  - ・温泉に行きましょうなど、その人に適した誘い方を工夫する
  - ・脱衣介助が必要なときには、必ず言葉をかけてから介助する
  - ・本人のペースに合わせつつ、さりげなく次の行動を促す
  - ・できることを活かせるように患者のペースに合わせて介助する。
  - ・石けんなどの異食に注意する

> ⚠ **やってはいけないこと**
> - ・説明せずに介助する
> - ・急かす
> - ・本人の習慣を無視して強制する
> - ・汚い、くさいなどと口に出す
> - ・叱る

次頁につづく

排泄の援助	▶自力で排泄できるように援助することが基本である ▶トイレに誘導することで失禁が減る、または、なくなる ・観察によって排泄パターンがわかったら誘導する ・排泄に関するその人のサインをみつける ・できない動作を援助する ・トイレ内の安全を確保する。 ・できることを活かせるように工夫する **⚠ やってはいけないこと** ・自立しているのにオムツをする　・恥らいを無視する ・失敗を責める　・水分を制限する
更衣の介助	▶更衣で生活のメリハリをつけることや、好きな衣類を身につけることで、生活に意欲が出るようにする ・着替える習慣をつける ・きれいですよ、お似合いですねなど、積極的に声かけをする ・本人の希望を重視して着衣を選ぶ ・着脱しやすい衣類を選ぶ ・着る順番に並べる ・1枚ずつ手渡す ・ちぐはぐな着方にはさりげなく援助する ・脱衣の原因を探り取り除く（皮膚疾患、便秘、失禁） **⚠ やってはいけないこと** ・急がせる　・できることまで介助する ・咎める　・好みでない衣類を着せる ・一方的に指示する

問題行動への対処

　問題行動とは、認知症の行動心理学的症候（behavioral and psychological symptoms of dementia：BPSD）のあらわれである。

記憶障害や認知障害によって、常識とされることが理解できなかったり、味覚や嗅覚の障害も加わって清潔、不潔の区別ができない高齢者が、自分の思いや、欲求を表現する唯一の方法が問題行動となってあらわれてい

る、つまり、認知症高齢者の第2の言葉として、問題行動を受け止めるようにする。

ごはんはまだですか

ついさっき食べたばかりなのに、そのことを忘れて、食事を催促するのはよくみられる症状である。

大切なのは「食べた」「食べない」と事実を争うことではない。本人が「食べる」という気持ちを忘れて、ほかのことに気持ちを向けてもらえるように、「もうすぐ用意できますからね。ご飯の準備ができるまで、あっちで○○しましょう」と、散歩や活動への参加を促したり、話をして過ごすようにする。

あるいは、日ごろから患者の好物を把握しておき、カロリーや下痢、肥満などに配慮したうえで、食べやすい間食を用意し、「もうすぐ用意できますから、それまでこれで我慢してくださいね」といって、食べてもらうなどの対応がよい。

ポイントは「忘れること」を利用して、注意を別のことに向けることにある。

財布を盗まれた

置き忘れ、しまい忘れのものを盗まれたと考える妄想も頻繁に出現する。幻覚・妄想のケアは224頁参照。

今日は何日ですか

「○日です」と答えたばかりなのに、何度も何度も同じことを繰り返し聞かれることもよく起こる。

この場合、日にちが知りたいというよりも、今がいつで、ここがどこなのか、自分はどうしてここにいるのだろう、といった不安が強いことが考えられる。

「さっきも言ったでしょ」などという、つっけんどんな返事をされると、患者の心は萎えてしまう。

しかし、看護師は忙しいときに、何度も同じことを聞かれることに、付き合っていられないという思いをもつ場合もある。

大きな日めくりカレンダーを病室にかけておいて、いっしょにその前に行き、「ほら、今日はこの日ですよ」、「ああ、今日はこの日なのね」と納得してもらって、その場を離れるなどの対応もよいかもしれない。

あなたはどなたですか

毎日、顔を合わせているのに、なかなか覚えてもらえない場合や、「ああ、○○さん」とまったく違う人と見間違われることもある。

それが患者にとって親しい好感情をもっている人なら、その人になりきってしまうのもよいが、泥棒だとか、長年嫌っていたような人と勘違いされた場合には、興奮したり、暴言を吐かれたりすることにもなる。しかし、このようなときに、むきになって否定しても問題は解決しないので、とりあえず一度退散し、しばらく時間をおいてから再度訪室するようにしたほうがよい。

家に帰らせていただきます

自分の家ではないところにいるので、居心地がよいとはいえず、落ち着かない気分でいることも多い。

「ご家族が、お迎えに来られたらお知らせしますよ」といって、部屋に戻ってもらっても、また出て来るということが繰り返される場合も少なくない。

閉鎖病棟であれば、鍵を開けなければ出て行くことはできないので、椅子などを用意して「おかけになってお待ちください」と、疲れないように配慮すればよいが、開放病棟の場合は、そのまま出かけ、道に迷ってしまうことも考えなければならない。

ナースステーションに案内し、誰かの目が必ずあるようにする。あるいはしばらく気を紛らわせるようなことに誘ってみるなどの工夫をする必要がある。

> ⚠ **やってはいけないこと**
> ・無視する
> ・事実を述べて説得する
> ・目立つ名札をつける
> ・叱る

攻撃的な行動

高齢者は一般的に感情をコントロールする力が低下しているので、ちょっと気に入らないことでも、すぐに攻撃的になり、暴力的な行動を起こす。

体格のよい男性患者だと看護師のほうがケガをすることもありうる。

自尊心を傷つけられた場合や、考え方が違う場合などによくみられるが、自分の思いを

■ 攻撃的な行動への対応

- 看護師が患者の興奮に驚いて、冷静さをなくすと、かえって攻撃対象が増幅される可能性がある
- ▶極度の興奮は長く続かないので、話題を変え、注意を別のことに向けられるようにする
- ▶周囲に攻撃の矛先を向けられそうな患者がいなければ、いったんその場を離れて、患者が忘れるのを待つ
- ▶平常時にコミュニケーションを十分にとる
- ▶きっかけとなる言動を避ける（観察を密にして攻撃的になりやすい言動を把握しておく）
- ▶患者同士のトラブルの場合は、止めに入り、双方の話を聞く
- ▶危険なものを周囲に置かないようにして見守る

> ⚠ **やってはいけないこと**
> ・無視する　　　　　　　　　　・一方的で不用意な言動をとる
> ・感情的になって同じレベルで反応する　・安易に拘束したり隔離したりする

うまく表現できないもどかしさや、焦りが根底にあることが多い。

徘徊

前述したように、徘徊はさまざまな理由で起こるが、患者がエネルギーを消耗することに変わりはない。患者には疲れたという感覚はないが、疲労した足がもつれて転倒する危険もあるので、十分に注意する。

徘徊の場合は、無理に止めようとしても、あまり効果は期待できない。それでも、「もう随分歩きましたね。一休みしませんか」と誘ってみることや、「汗が出ていますから、一度お部屋に戻って着替えましょう」と促してみると、ときにはそれにのってくれることもある。

また、いっしょに歩きながら、周囲にあるものに目が向くように、「今日はいいお天気ですね」「空の色がきれいですよ」などと話しかけ、ペースが落ちるように工夫してみるのもよいだろう。

なお、歩いている患者に後ろから声をかけると、振り向いたときに身体のバランスを崩して転倒する危険性があるので、声をかける位置関係にも配慮が必要である。

また、患者の履物は滑りにくく安全性の高いもの、衣服も動きを妨げないものを選ぶことが大切である。

見当識障害のために、トイレの場所がわからない、自室がわからないなどの理由でウロウロしていると思われるときには、「お手洗いにいらっしゃるのですか、こちらから行かれたほうが近いですよ」「お部屋までごいっしょしましょう」などと、患者がわからないことを咎められていると、感じられないように声をかけて誘導する。

■ 徘徊への対応の仕方

- ▶他のことに関心を向け、外出を思いとどまらせる
- ▶夜間、徘徊する場合には、間食（おにぎりや、バナナなど）を出してみる
- ▶日課に散歩を組み入れる
- ▶行きたがる場所にときどきいっしょに行く（歩くだけでなく、ドライブに誘う）
- ▶徘徊しても危険のない環境を整える
- ▶無制限に長時間歩くときは、声をかけて休ませたり、お茶やお菓子を出して気分を変える
- ▶外に出て行く場合は、看護師が後からついていく。氏名、連絡先などを衣類に縫いつける、バッチをつける、ペンダントを下げるなど工夫する
- ▶近所の苦情対策、および地域へ協力を要請する（交番、駅の改札口など）
- ▶やむをえない場合は、施錠する（鍵は隠す）

新しいことを記憶できないのだから、部屋に印をつけることはあまり意味がないという説もあるが、ドアに造花やきれいな風景画を貼るなどして、何度もそこに案内し、「○○さんのお部屋のドアはきれいですね」などと印象づけていると、少しずつ間違えなくなる患者もいるので、試みることは無駄ではない。

トイレまでの通路に、床にテープを貼る、矢印をつけるといった工夫をしてみることも大切である。

異食

食べ物以外のものは、患者の目につかないところ、手の届かないところに置くことが基本だが、それがなかなか難しい。

看護師がいくら共通の場所にあるものを片づけても、他の患者が床頭台に置くティッシュペーパーの箱や、その他の雑貨類までを片づけるのは限界がある。

定期的におやつを食べてもらう、食べ物を探すような行動がみられたら、お菓子や果物などを渡して気をそらせる、ゴミ箱は施錠するなどの工夫もしてみる価値はある。

また、異食を発見した場合には、すぐに取り除き、可能なかぎり、何を口にしたかを確認し、物によっては身体症状の観察や検査などの処置が必要である。

口腔内や口周囲の傷の有無、嘔吐の有無、便の性状、食欲の変化、活動性の変化などを注意して観察する。

便を食べる場合、排便の早期発見を心がけ、オムツを早めに取り替え、後始末をきちんとすることはいうまでもない。

> ⚠ **やってはいけないこと**
> ・安易な隔離
> ・拘束
> ・不必要な物を乱雑に放置する

不潔行為

弄便や放尿は、トイレの場所がわからない場合や、失禁後の不快感から生じる場合が多いので、排泄状態を観察し、排便の習慣をつけてトイレに誘導し、失禁を予防することや排泄動作でできないところを看護師が「補う」ことが必要である。

このとき、患者にとって、排泄は羞恥心や屈辱感を伴う行為であることへの配慮を忘れてはならない。「歳をとっているんだから恥ずかしくないだろう」という感覚は間違いである。

また、弄便がおさまらないときには、拘束用具（ミトン）の使用や、つなぎの衣類を着てもらうことになる。しかし、できるかぎり短時間で拘束をすすますように、排便の有無を頻繁に確認する必要がある。

性的逸脱行為

異性との交流は、高齢者の精神活動を活性化させ、人生を豊かにする要素となりうるものだが、性器を露出したり、他者の身体に触れようとする性的逸脱行為がみられた場合に

■ 不潔行為の予防

トイレ誘導	▶看護師は患者の排便のリズムを把握し、決まった時間にトイレに誘導する たとえば、 ①そわそわし出す ②目をきょろきょろさせる ③手をズボンのなかへ入れる ④突然ドアや出口のほうへ歩き出す ⑤ズボンを下げるような仕種をする ⑥女性の場合、スカートの裾を上げながら歩く などの排泄のサインを発見したら、すぐにトイレに誘導する。
陰部の清潔の保持	▶排泄物で肛門や皮膚を汚染したままにしておくと、皮膚障害の原因になり、かゆみが生じやすく、それが不潔行為に結びつく したがって、排泄後に陰部を洗浄した後、濡れたタオルで清拭し、いつも清潔にしておく。また、汚れた下着は速やかに交換する
便秘の予防	▶高齢者の便秘は、大腸の緊張低下、運動低下による弛緩性の便秘が多い。また腸蠕動の減少、腹筋の緊張低下、体重減少、食事量の減少、胃・結腸反射が弱くなることなどが関連している。抗コリン剤など、内服薬によっても便秘傾向となるので、服薬している薬剤に注意する

は、患者の気持ちを傷つけないように配慮しながら止めさせる。

厳しく拒絶したり、強く叱ったりすると、気分がいっそう高ぶることもあるので、静かに、しかし、きっぱりと「こういうことは止めましょう」と伝え、患者の手を取り除くようにして止めさせる。

その他

認知症の患者を看護していると、前記のほかにも、さまざまな問題行動にぶつかる可能性がある。

対応の方法は一様ではない。患者の行動の1つひとつが、患者1人ひとりの生きてきた過程を反映しているともいえる。また、患者のその日、そのときの気分のあり様によって、昨日はうまくいった援助方法が、今日はまったく役に立たないということもしばしばある。

看護師としては、途方に暮れ、ため息をつきたくなる日もあるしれない。しかし、認知症の人々は、決して何もできず、何も感じな

い人々ではない。

厚生労働省の政策レポート（認知症を理解する）には、

> 「認知症の人、は自分の障害を補う『杖』の使い方を覚えることができません。
> （中略）
> 認知症の人への援助には、障害を理解し、さりげなく援助できる『人間杖』が必要です。
> 交通機関や商店など、街のあらゆるところに、温かく見守り、適切な援助をしてくれる人がいれば、外出もでき、自分でやれることもずいぶん増えるでしょう」

と述べている。

看護師は、施設内にいて、認知症の人々をさりげなく援助する「人間杖」の役割を担う必要があるだろう。

治療的働きかけ

> ①回想法
> ②リアリティ・オリエンテーション
> ③音楽療法
> ④作業療法
> ⑤アニマルセラピー
> ⑥化粧療法

などがある。

なかでも回想法は、

> ・過去は生き生きとした話題を提供することができる
> ・残されている長期記憶を活用する

ことで、情緒を表現する機会を提供できる、という点で有効である。

具体的には、以下のような方法を試みる。

● 個人回想法

・家族の写真や若いころの写真、思い出の品を見ながら、スタッフが話を聞く
・元気だったころの話、小さいころの話、仕事をしていたときの話を、折にふれて聞く（いっしょにタイムトラベルを!!）。

● グループ回想法

・数名のグループで行う（固定メンバーの場合と自由参加の場合がある）
・テーマの設定に規定はない
・地域性や時代性に共通するテーマがよい
・記憶を呼び戻すきっかけになるような刺激（写真、絵、レコード、食べ物など）を用意するとよい
・テーマから離れた話題に変わっていっても無理に戻さない

それぞれが思い出を語ることで、メンバーに共感が生まれ、それをきっかけとして自分の体験を見つめ直す可能性も生まれる。

なお、設定されたテーマに関する思い出は、個々人で微妙に異なるので、プライバシーに踏み込まないように注意する。

〔坂田三允〕

索引

あ
愛情飢餓　187
愛着形成不全　184
アカシジア　54
悪性症候群　19、54、106
アクティングアウト　187
亜昏迷　81
アセスメント技術　11
アセチルコリン　53、54、65、137
焦り　102、159
アドヒアランス　20、23、86
アドボカシー　24
アドボケイト　24
甘え　104
アルツハイマー病　65、217、232、233
合わせる　10、246
安心感　89

い
活かす　10、246
意志　82
維持期　144、163
意識混濁　228
意識障害　54、106、217、241
意識レベル　228
意志決定過程　17
意志的操作　86
異常発汗　54
異食　242、254
依存　38、46、85、241
依存症　63、141
遺伝的素因　134
易怒性　122
易疲労感　123
意味記憶　234
意欲　81、85
医療保護入院　31
イレウス　54、96
飲水行動異常　243
陰性感情　188

陰性症状　78、82、85、104
インフォームド・コンセント　48

う
ウェルニッケ失語　236
うつ病　122、216
うつ病エピソード　130
うつ病相　130
運動制限　42
運動麻痺　236

え
栄養状態　92
嚥下困難　102
嚥下食　102
援助技術　18
エンパワメント　23

お
嘔吐　61
横紋筋融解症　106
補う　10、246
悪心　61、66
おっくう感　123
思い込み　15

か
介護抵抗　243
外出制限　46
快ストレス　139
回想法　256
外的ストレッサー　139
外的体験　32
概日リズム　18、245
海馬　139
外泊　118
外泊目標　119
回避行動　133
回復意欲　20
回復期　85、115
カウンセリング治療　144
過覚醒　85、92

257

覚醒　84
確認強迫　169
隔離　18、42、44、154
隠れ食い　197
過呼吸発作　173
過剰適応　186
過小評価　156
過食　55、125、197、242
下垂体　139
仮性認知症　123
画像検査　85
家族　30、119、157、162、180、193、200
家族関係　120
家族教育　115、120
価値観　16、29、41、161
家庭内葛藤　31
家庭内暴力　186
寡動　54
下腹部不快感　96
過眠　133、146、207
カメレオン人格　187
仮面うつ病　124、215
寛解　144
環境的ストレス　165
環境要因　134、139
関係妄想　79
頑固　204、218
看護環境　27
看護計画　16、29
看護実践　10
看護診断　16
観察　11
患者役割　86
感情　38、85
眼症状　54
感情転移　38
感情鈍麻　82
感情抑制力　204
浣腸　96
観念運動失行　237
観念失行　237

観念奔逸　124
漢方薬　147
管理的観点　47

き
記憶障害　83、123、233、241
気質　134、135
希死念慮　122、153
器物損壊　93
気分安定薬　60、62
気分循環症　129
気分障害　122
気分転換　162
気分反応性　133
気分変調症　132
基本訓練モデル　69
基本原則　22
基本的人権　18、22、27
決めつけ　15
偽薬　66
虐待経験　183
逆転移　39、192
客観的データ　11
急性期　84、89、142、151
急性ジストニア　53
休息　89、102
休養　143、145、151、159
境界型　181
境界性パーソナリティ障害　181
境界パーソナリティ構造　182
共感的理解　19
共生　23
鏡像認知障害　237
強迫観念　167
強迫行為　167、173
強迫症状　166
強迫神経症　167
強迫性障害　165、166
強迫的性格　167
恐怖　169
恐怖刺激　171
恐怖症　165

拒食　125、197、242
拒食症　196
強迫神経症　60
拒薬　19、105
許容　21
起立性低血圧　54
キーワード　22
筋弛緩　59、64
緊張感　84
緊張性興奮　81
緊張病性昏迷　81

く
空間恐怖　171
空笑　79
くせ　149
苦痛　19
グループ回想法　256

け
軽症・慢性型うつ病　132、134
経静脈栄養法　93
軽躁状態　129
継続期　144、159
傾聴　176
経鼻チューブ　93
痙れん誘発作用　55
下剤　96、199
化粧　112
血圧低下　54、59、64、91
欠陥症状　78
血中濃度　60、63
血統妄想　124
下痢　60、92
幻覚　19、78、84、221、228、244
幻覚・妄想状態　221、224
衒奇症　81
幻嗅　79
言語性幻聴　78
幻視　79、221、228、244
現実感　112
現実検討力　18

原始的防衛機制　181
原則　25
倦怠感　85
幻聴　78、221
見当識障害　235、241
幻味　79
権利擁護活動　24

こ

更衣　91、102、112
行為基準　25
抗うつ薬　60、148
交感神経中枢抑制薬　66
口腔ケア　98
口腔内崩壊錠　66
攻撃性　60
抗幻覚・妄想作用　55
恍惚状態　228
抗コリン作用　54、60、60、63
高次脳機能障害　141
抗自閉作用　55
抗酒薬　66
口唇的満足　204
構成失行　237
抗精神病作用　52
抗精神病薬　52、55、91、148、156
向精神薬　52
抗躁作用　55、60
抗躁薬　60、148
肯定的　149
肯定的側面　110
抗てんかん薬　62
行動化　21
行動心理学的症候　250
行動制限　27、42、46、89、192
行動パターン　38
抗ドパミン作用　55
抗認知症薬　65
光背効果　15
抗パーキンソン病薬　53、63
抗不安作用　59
抗不安・焦燥作用　60

抗不安薬　59、91、148
興奮　61、81、241
公平　31
高齢者　12、202
呼吸抑制　63、91
個人回想法　256
個人情報保護法　31
個性　41
午前3時症候群　125
誇大妄想　79、124、221
個体要因　134
固着　204
固定化　15
孤独感　184
コーピング　165
コーピングスタイル　38
個別性　28、46
個別的対応　46
コミュニケーション能力　115、247
こらえ性　204
根治療法　146
コンプライアンス概念　23
昏迷　81
昏迷状態　95

さ

剤形　66
罪業念慮　131
罪業妄想　124、216
再燃　20、84、103、114、159
再発防止（うつ病）　163
再発予防　115
再発率　164
催眠作用　52
サーカディアンリズム　18、245
作業　72
作業記憶　83
作業種目　72
作業せん妄　228
作業場面　74
作業療法　72
作為体験　80

錯語　236
錯視　228、244
錯乱　61
作話傾向　244
支える　10、246
サポートシステム　20

し

死　203
自我　79
自我意識　79
自我境界　32
視覚刺激　104
しがみつき　187
時間意識　205
視空間失認　237
視空間無視　237
自己イメージ　186
思考　79
思考形式　80
思考察知　80
思考吹入　80
思考制止　123、130、155、217
思考奪取　80
思考伝播　80
思考途絶　81、82
思考内容　79
思考パターン　161、188
自己観察　193
自己肯定感　109
自己同一性　181
自己破壊　187
自己評価　110
自己誘発性嘔吐　196
自殺　54、60、61、123、153、159、
　　　216、218
自殺企図　122、153
自殺未遂　186
自殺目的　65
視床　139
自傷　89
視床下部　139

259

自傷行為　89、116、186
自責感　131
持続性注射剤　67
自尊心　247
自体意識　80
自他区別意識　80
失禁　93
失語　236
失行　236
実行機能　235
失書　237
嫉妬妄想　79、221、222、245
失認　237
疾病恐怖　171、226
自動思考　149
支配　101
私物　44、92
自閉　82
自閉状態　104
社会恐怖　165
社会参加支援　86
社会資源　118
社会生活技能　68
社会的環境　115
社会的入院　48
社会不安障害　133、165
射精不全　55
ジャルゴン失語　236
自由　22
集団活動　71、73、76、112
羞恥心　99、247
集中力　227
周辺症状　232、240、246
就眠儀礼　169
主観的データ　11
熟睡困難　208
宿題　68
熟眠感　146
熟眠障害　125
手術前　63
受信技能　69
受容　21、145

受療行動　172
循環器系副作用　55
循環気質者　129
循環器症状　54、60
症候性うつ病　141
症状自己管理　68
焦燥感　122、133、219
情動　122
衝動行為　81、187
常同症　82
衝動性　185
情動不安定性パーソナリティ障害　181
消耗期　85、103、104
食行動　111、242
食事摂取　198
食事動作　101
職場結合性うつ病　131
食欲　111、125
食欲減退　130
徐脈　54
処理技能　69
自律　22
自律神経症状　54、104、106
自立生活技能プログラム　71
心因　130
人格検査　85
人格荒廃　87
人格障害　141、181
新型うつ病　132、134
心気症　177、178、225、226
心気妄想　124、216、221
神経原線維変化　202
神経細胞　202
神経症　63、165
神経症性うつ病　132
神経症的人格構造　181
神経性大食症　196、197、200
神経性無食欲症　125、196
神経伝達物質　53、136
人権　18
人生観　41

真正妄想　79
身体化障害　177
身体醜形障害　177、178
身体的拘束　27、42、89
身体表現性障害　177、179
心的外傷後ストレス障害　66、165、175
人物誤認　235
信頼関係　36、40
心理カウンセリング　149
心理学的検査　85
心理学的治療法　149
心理療法　149

す

遂行機能　83
錐体外路症状　53、54、106
睡眠　93、104、154、207
睡眠覚醒リズム表　125
睡眠環境　93、212
睡眠時間　104、146、207
睡眠時ミオクローヌス　210
睡眠時無呼吸症候群　64
睡眠障害　125、146、207、211、245
睡眠薬　63、93、211
スキーマ　149
スティグマ　23、86
ステレオタイプ化　15
ストレス　139、163、203
ストレス因子　169
ストレス応答系　139
ストレス関連障害　140
ストレス対策　149
ストレス耐性　139、200
ストレスマネジメント　215
スピリチュアル　22
スプリッティング　184、186

せ

生活環境　120、216
生活技能訓練　68、116
生活障害　82、84

生活パターン　161
生活リズム　104、214
清潔保持行為　111、155
制限設定　192
静座不能　54
清拭　98
誠実　40
精神運動興奮　54、81
精神運動制止　123、130
精神障害　10、18、206
精神症状　124
精神的健康　10
精神的混乱　89
精神病的人格構造　181
精神療法　149
性的逸脱行為　186、254
生物学的治療法　149
生物学的要素　136
摂食障害　125、196、198
セルフケア　111、115、117、173
セロトニン　55、137
セロトニン症候群　61
セロトニン選択的再取り込み阻害薬　61
セロトニン・ノルアドレナリン選択的再取り込み阻害薬　61
前駆期　84
洗浄強迫　169
尖端恐怖　171
前頭前野機能　184
前頭側頭型認知症　232
前頭葉機能　83
前頭連合野　202
先入観　15
洗髪　100、112
全般性不安障害　165、166
洗面　98、111
せん妄　54、217、221、227、230、244

そ

捜衣模床　228

躁うつ病　63、128
双極性感情障害　128
操作的診断法　126
喪失体験　203
躁状態　30、124、128
送信技能　69
早朝覚醒　125、146、208
躁転　61、129
即時記憶　233
足浴　214
咀しゃく困難　102

た

退院　115、117、119
体温　209
体感幻覚　79、222
退行　39、204
退行現象　226
体重増加　55、133、197
体重測定　199
対症療法　51、146
対処行動　19、161
対人関係　68、112、115、133、140
対人関係技術　11
対人操作　188、192
対話性幻聴　78
多因子遺伝　134
他害行為　42、89
他者配慮性　130
脱価値化　187
脱水　92、243
多動障害　65
単一恐怖　165
単一性意識　80
短期記憶　233
短期目標　68
単剤投与　57

ち

地域生活者支援　76
知覚　78
秩序性　130

知的障害者　23
知的能力　82
知能　205
知能検査　85
遅発性ジスキネジア　53
着衣　92
着衣失行　237
注意機能　83
注意欠陥多動性障害　65
中核症状　232、233、246
中枢刺激薬　65
中途覚醒　125、208
聴覚刺激　104
長期入院患者　12
長期目標　68
腸閉塞　96
治療観　191
治療環境　12、189
治療関係　189
治療契約　189、192
治療的観点　46
鎮静作用　52、55、61

て

低栄養状態　155、198
定型抗精神病薬　55
適応障害　140
摘便　96
手続きの記憶　234
デポ剤　67
転換性障害　177
伝統的診断法　126

と

同一性意識　80
同一性障害　186
等価用量　57
統合失調症　63、78、141
統合失調双極性障害　129
疼痛性障害　177、178
独語　79
特殊注射剤　67

ドクターショッピング　177
突然死　54、65
ドパミン　53、55、137
ドロップアウト　190
頓服薬　50、67

な

内因性うつ病　130、131
内省　149、193
内的ストレッサー　139
内用液　66
ナルコレプシー　65
難治性うつ病　145

に

日内変動　123、131、133
二分法的思考　190
入院生活技能訓練療法　68
入院治療　18、143
入眠困難　125、146、208
入浴　99、111、214、243
尿意　93
尿道カテーテル　94
尿閉　54、93
尿路感染　95
人間杖　256
認知　161
認知機能障害　78、82、85
認知行動療法　68、149
認知症　123、141、217、232、246

ね、の

念慮　124
脳血管性認知症　232、233、236
能動意識　80
脳波検査　85
ノーマライズ　23
ノーマライゼーション　23
ノルアドレナリン　55、137
ノルアドレナリン作動性・特異的セロトニン作動性抗うつ薬　61
ノンレム睡眠　146、207

は

徘徊　240、253
排泄障害　93
排尿困難　61、93
排尿障害　93
排尿痛　93
排便困難　96
排便障害　93、95
排便反射　95
バイポーラースペクトラム　129
バイポーラリティ　129
吐きだこ　197
パーキンソン症状　54
曝露療法　176
励ます　10、246
波状経過　144
パーソナリティ障害　141、181
パーソナリティ要因　135
パターナリズム　18、27
発達障害　141
発熱　54
発揚気質者　130
パニック障害　133、165
パニック発作　165、171
バリアー　34
反響症状　81
反復行動　169
反復性うつ病　132

ひ

ピアサポート　164
被害妄想　79、114、216、221
ひきこもり　85、145、156
非欠陥症状　78
微小妄想　124、156、216
ヒステリー　177
非定型うつ病　125、133
非定型抗精神病薬　55
非定型精神病　62、129
ヒポコンドリー　225、226
評価　41、72

ふ

不安　84、122、133、165、231、240、243
不安障害　140、165
不安神経症　165
不安性パーソナリティ障害　133
賦活作用　52
副作用止め　52
服薬　28、105、117、151、163
服薬アドヒアランス　23
服薬自己管理　68
不潔行為　97、241、254
父権主義的介入　18、27
不定愁訴　124、225
不眠　65、125、130、207、208
プライバシー　31
プラセボ　66
ブローカ失語　236
分離不安　38

へ

便意　95
偏見　18
便失禁　95
便秘　54、92、95

ほ

防衛的虚言　204
放尿　97、241、254

病感　84
病識　84、105
病識欠如　48
病者役割　204
病前性格　130、134
病的体験　91
平等　31
病棟活動　112、162
広場恐怖　166
貧困妄想　124、216
頻尿　93
頻脈　54

放便　97
保護室　30、42、44、91、154
母子密着　184
保守性　204
ボーダーライン　181
ボディイメージ　196
ほめる　69

ま、み

マイナー・トランキライザー　59
待つ　218
ミオクローヌス　61
水中毒　54
見捨てられ不安　184、200

む

無為　82、104
無気力　85
むずむず脚症候群　210
むちゃ食い　196

め

命令　101
メジャー・トランキライザー　52
滅裂思考　81
メラトニン　209
メランコリー親和型　131、145、146

も

妄想　19、79、84、124、216、228、244
妄想性うつ病　124
妄想体系　79
妄想様観念　79
目標　17
モジュール　70
物盗られ妄想　222、244
問題解決能力　235
問題行動　19、197、250
問題対処能力　115

や

夜間せん妄　228、244
夜間頻尿　209
約束　31
薬物療法　50、143、146

ゆ、よ

夕暮れ症候群　245
よい子　186
陽性症状　78、84、104、114
予期不安　165
予期憂慮　166
抑うつ気分　122
抑うつ症状　104
抑うつ状態　116、215、218
抑うつ神経症　132
抑うつ性パーソナリティ障害　132
欲求　21、80
欲動　81、125

ら、り

烙印　23
ラベリング　41
リアリティ・オリエンテーション　231
リカバリー　22
リーガルアドボカシー　24
離人症　80
理想化　187
離脱症状　59
臨界期　85、103
倫理　25

れ

レストレスレッグズ症候群　210
レビー小体型認知症　65、232
レム睡眠　146、207
連合弛緩　81

ろ、わ

老年期　203

弄便　97、241、254
ロールプレイ　69
ワーキングメモリー　83
笑い　215

監修者経歴

坂田三允（さかた　みよし）

1969年	聖路加看護大学卒業
1970年	伊藤忠商事
1976年	四方会有沢橋病院
1979年	千葉大学看護学部
1992年	立正大学仏教学部卒業
1992年	東京大学医学部附属病院
1997年	長野県看護大学
2001年	群馬県立精神医療センター
2005年	日本精神科看護技術協会
2007年	名寄市立大学保健福祉学部
2009年	新新会多摩あおば病院

●新ナーシングレクチャー

精神疾患・高齢者の精神障害の理解と看護

初版発行　2012年5月1日
第4刷　　2019年6月1日

監修者	坂田三允
発行者	荘村明彦
発行所	中央法規出版株式会社
	〒110-0016 東京都台東区台東3-29-1 中央法規ビル
	営　　業　TEL03-3834-5817　FAX03-3837-8037
	書店窓口　TEL03-3834-5815　FAX03-3837-8035
	編　　集　TEL03-3834-5812　FAX03-3837-8032
	https://www.chuohoki.co.jp/
編集・制作	株式会社フォーエム
印刷・製本	新津印刷株式会社
装幀	矢部竜二
レイアウト+デザイン	矢部竜二
イラストレーション	山口有史

本書のコピー、スキャン、デジタル化等の無断複製は、著作権法上での例外を除き、禁じられています。また、本書を代行業者等の第三者に依頼してコピー、スキャン、デジタル化することは、たとえ個人や家庭内の利用であっても著作権法違反です。

落丁本・乱丁本はお取替致します。
定価はカバーに表示してあります。

ISBN978-4-8058-3626-2